Ulrich Hegerl (Hrsg.)

Neurophysiologische Untersuchungen in der Psychiatrie

EEG, EKP, Schlafpolygraphie, Motorik, autonome Funktionen

Springer-Verlag Wien GmbH

Prof. Dr. med. Ulrich Hegerl
Psychiatrische Klinik und Poliklinik, Ludwig-Maximilians-Universität,
München, Bundesrepublik Deutschland

Das Werk ist urheberrechtlich geschützt.
Die dadurch begründeten Rechte, insbesondere die der Übersetzung, des Nachdruckes, der Entnahme von Abbildungen, der Funksendung, der Wiedergabe auf photomechanischem oder ähnlichem Wege und der Speicherung in Datenverarbeitungsanlagen, bleiben, auch bei nur auszugsweiser Verwertung, vorbehalten.

© 1998 Springer-Verlag Wien
Ursprünglich erschienen bei Springer-Verlag/Wien 1998
Softcover reprint of the hardcover 1st edition 1998

Die Wiedergabe von Gebrauchsnamen, Handelsnamen, Warenbezeichnungen usw. in diesem Buch berechtigt auch ohne besondere Kennzeichnung nicht zu der Annahme, daß solche Namen im Sinne der Warenzeichen- und Markenschutz-Gesetzgebung als frei zu betrachten wären und daher von jedermann benutzt werden durften. Produkthaftung: Für Angaben über Dosierungsanweisungen und Applikationsformen kann vom Verlag keine Gewähr übernommen werden. Derartige Angaben müssen vom jeweiligen Anwender im Einzelfall anhand anderer Literaturstellen auf ihre Richtigkeit überprüft werden.

Gedruckt auf säurefreiem, chlorfrei gebleichtem Papier – TCF
SPIN 10637833

Mit 75 Abbildungen

Die Deutsche Bibliothek – CIP-Einheitsaufnahme

Neurophysiologische Untersuchungen in der Psychiatrie
EEG, EKP, Schlafpolygraphie, Motorik, autonome Funktionen /
Ulrich Hegerl (Hrsg.) – Wien ; New York : Springer, 1998
ISBN 978-3-7091-7325-1   ISBN 978-3-7091-6447-1 (eBook)
DOI 10.1007/978-3-7091-6447-1

ISBN 978-3-7091-7325-1

Geleitwort

Beim Aufkommen der neuen bildgebenden Verfahren in Radiologie und Nuklearmedizin konnte man glauben, das EEG hätte seinen Wert für die Diagnose zerebraler Störungen eingebüßt. Funktionen des Gehirns und deren Störungen werden aber durch Bilder von Gehirnstrukturen nicht besser diagnostiziert. Gemüt, Emotion, Empfinden und geistige Leistung hängen nicht nur vom Bau des Gehirns ab. Schizophrenie läßt sich in keinen befriedigenden Zusammenhang mit dem Ventrikeldurchmesser bringen, und für Panikattakken ist das vermeintliche Substrat im Hippokampus noch nicht bestätigt worden.

Wo das EEG bisher nur verwendet wurde, weil es die besseren radiologischen Methoden noch nicht gab, ist es überflüssig geworden. Dieses Zurücknehmen wurde aber durch den Einsatz in neu erschlossenen Bereichen bei weitem wettgemacht. Sehr zum Erstaunen der Neurologen hat der Bedarf an EEG-Untersuchungen zugenommen. Der Bedarf an Ausbildung in Form von Büchern, Zeitschriften und Kursen für Ärzte und MTA ist gleich geblieben.

Für die Psychiatrie scheiterte das EEG seit Bergers hoffnungsvoller Entdeckung an einer schier unüberwindlichen Voraussetzung: Empfinden und Denken sind nicht an einem Ort des Gehirns konzentriert, sondern auf Neuronale Systeme von kosmischen Dimensionen verteilt. Das von 19 Elektroden an der Schädelaußenfläche abgeleitete EEG erfaßt die Summe der miteinander durchflochtenen Potentialschwankungen von einem Dreißigstel der Module von Neuronalen Systemen der gesamten Kortexoberfläche. Dieses EEG für Psychophysik und Psychiatrie zu verwerten ist dem Vorgehen von Archäologen vergleichbar, die aus den verbliebenen Säulenresten der Akropolis auf die Lichtverhältnisse im Inneren des Raumes schließen wollen. Psychiatrische Elektroenzephalosophie wird erst möglich werden, wenn man mit viel mehr Elektroden die stets wechselnde Tätigkeit in den Furchen zwischen den Windungen des Kortex und in der Tiefe darunter registrieren kann. Dazu bedarf es einer noch ausstehenden Entdeckung, vergleichbar dem Gegentaktverstärker des Jahres 1932 bei dem Neurographen von Tönnies oder vor Jahrzehnten des SQUID bei der ersten Magnetelektroenzephalographie.

Aber der Weg zum Überwinden dieser Hürde wird erkennbar. Vom Dogma, daß das EEG nur die Tätigkeit der Hirnrinde ausdrücke, muß man sich frei machen. Schon gibt es rechnerische Möglichkeiten, sich den Dipolen von subkortikalen EEG-Generatoren zu nähern. Der Begriff der Synchronisation von Neuronalen Systemen und die Befunde von ihrer ereignisbezogenen Desynchronisation, die nun auch meßbare Kohärenz der EEG-Tätigkeit vieler kleiner Systeme innerhalb der Hemisphäre sowie die Erfahrungen der Stereoenzephalographie mit Tiefenableitungen eröffnen neue, für die Psychiatrie bedeutsame Aspekte

Noch ist es aber notig, die bestehenden Möglichkeiten des Ableitens und Analysierens von EEG-Kurven mit den verfügbaren Registriermöglichkeiten benachbarter Disziplinen zu kombinieren Dazu haben die Autoren eine Bestandsübersicht in ihren Beiträgen zusammengefaßt Sie stecken kritisch die Grenzen der einzelnen Verfahren ab, um das Streben nach sinnvollen Kombinationen vorzubereiten Sie geben zu, wo sich die Hoffnungen auf Marker für „States" oder „Traits" von psychiatrischen Erkrankungen nicht erfüllt haben, um nach der „Via regia" zu suchen Bewußt haben sie nach den zuletzt erschienenen Büchern über die Elektroenzephalographie in deutscher Sprache die Einführung in Grundlagen der Elektroenzephalographie begrenzt, um sich der vordringlichen Aufgabe einer Systematik der neurophysiologischen Methoden für die Psychiatrie zuzuwenden Diese Systematik soll Interessenten das erforderliche wissenschaftliche Rüstzeug verfügbar machen und Ausgang für weitere Verbesserungen der psychiatrischen Diagnostik werden

Au, April 1998   Johann Kugler

Vorwort

Die nach wie vor lückenhafte Kenntnis der biologischen Grundlagen psychiatrischer Erkrankungen erschwert deren Klassifikation, Diagnose, Prävention und Therapie. Bei der Schließung dieser Lücken kommt neurophysiologischen Untersuchungsverfahren aus mehreren Gründen eine zunehmende Bedeutung zu:

Erstens ermöglichen heute rasante methodische Entwicklungen völlig neue Analysen von Hirnfunktionen. Genannt seien z.B. die verbesserte Analyse der hirnelektrischen Massenaktivität durch Separierung von sich überlappenden Subkomponenten (z.B. Dipolquellenanalyse) oder neueste elegante Verfahren zur Feinanalyse der Motorik und Mimik.

Zweitens ist unser Wissen über die biologischen Grundlagen neurophysiologischer Parameter wie z.B. über die Elektrogenese des EEG oder der EKP in den letzten 15 Jahren entscheidend verbessert worden. Dies ist Voraussetzung für die Verknüpfbarkeit mit anderen biologischen Untersuchungsverfahren (Biochemie, Molekulargenetik, strukturelle und funktionelle Bildgebung) und die biologische Interpretierbarkeit von neurophysiologischen Befunden bei psychiatrischen Patienten.

Drittens werden von neurophysiologischen Untersuchungsverfahren einzigartige Einblicke in die Hirnfunktion geliefert. Als Instrumente zur Funktionsdiagnostik stehen sie in einem komplementären Verhältnis zu Verfahren der strukturellen Bildgebung, und gegenüber Verfahren der funktionellen Bildgebung besitzen sie den Vorteil, daß sie neuronale Massenaktivität nicht indirekt über Aspekte des Metabolismus, sondern direkt und zudem mit einer höheren zeitlichen Auflösung abbilden. Mit indirekten Verfahren kann beispielsweise nicht zwischen einer vermehrten inhibitorischen oder exzitatorischen neuronalen Aktivität unterschieden werden.

Eine zusammenfassende Darstellung der Rolle und der faszinierenden Perspektiven moderner neurophysiologischer Untersuchungsverfahren für Klinik und Forschung in der Psychiatrie ist Ziel dieses Buches.

Danken möchte ich meinen Mitarbeitern, Herrn Thomas Frodl, Herrn Wolfgang Kotsowilis und Herrn Carl Schulz, für die kräftige Unterstützung bei der Ausarbeitung dieses Buches, und ganz besonders Herrn Prof. Johann Kugler für seine Kritik und die zahlreichen wertvollen Anregungen.

München, im Juni 1998   Ulrich Hegerl

Inhaltsverzeichnis

1. Einleitung *(Ulrich Hegerl)* — 1
  1 1 Allgemeine Vorbemerkungen — 1
  1 2 Charakterisierung neurophysiologischer Auffalligkeiten bei psychiatrischen Patienten — 2
  1 3 Neurophysiologische und psychische Phanomene — 3
  1 4 Literatur — 6

2. Elektroenzephalographie *(Jurgen Gallinat, Ulrich Hegerl)* — 7
  2 1 Einleitung — 7
  2 2 Entstehung des EEG — 8
  2 3 Apparative Voraussetzungen und Ableitung des EEG — 14
  2 4 Terminologie und Beschreibung des EEG — 21
  2 5 Rechnergestutzte EEG-Analyseverfahren — 28
  2 6 Das normale EEG des Erwachsenen — 33
  2 7 Neurologische Storungen und EEG — 42
  2 8 Psychiatrische Storungen und EEG — 47
  2 9 Pharmaka und EEG — 71
  2 10 Zusammenfassung und Ausblick — 88
  2 11 Literatur — 90

3. Ereigniskorrelierte Potentiale *(Ulrich Hegerl)* — 95
  3 1 Einfuhrung — 95
  3 2 Grundlagen — 96
  3 3 Elektrogenese — 99
  3 4 EKP und kognitive Funktionen — 104
  3 5 P300 — 105
  3 6 Contingent negative variation (CNV) — 122
  3 7 Mismatch negativity (MMN) — 126
  3 8 N400 — 129
  3 9 Lautstarkeabhangigkeit der akustisch evozierten Potentiale (LAAEP) — 132
  3 10 Literatur — 137

4. Schlafpolygraphie *(Michael H Wiegand)* — 141
  4 1 Grundlagen der Schlafpolygraphie — 141
  4 2 Die Schlafpolygraphie in der psychiatrischen Diagnostik — 149
  4 3 Ausblick — 160
  4 4 Literatur — 160

5. Motorik *(Georg Juckel)* — 163
  5 1 Einfuhrung — 163
  5 2 Allgemeine motorische Aktivitat — 165

5 3	Motorik des Gesichts Mimik	168
5 4	Motorik des Auges	174
5 5	Motorik von Arm und Hand	180
5 6	Ausblick	187
5 7	Literatur	188

6. Autonome Funktionen *(Thomas Rechlin)*   191

6 1	Einfuhrung	191
6 2	Elektrodermale Aktivität (EDA)	197
6 3	Herzfrequenzvariation (HRV) als Beispiel eines autonomen kardiovaskularen Parameters	205
6 4	Hautdurchblutung	218
6 5	Zusammenfassung	221
6 6	Literatur	222

Sachverzeichnis   223

Ulrich Hegerl

1. Einleitung

1.1. Allgemeine Vorbemerkungen

Die Bedeutung des Zentralnervensystems (ZNS) für unser Verhalten und Erleben wird durch die bekannte und bemerkenswerte Tatsache evident, daß die Einnahme von Bruchteilen eines Milligramms einer neurotropen Substanz in dramatischer Weise psychotisches Erleben und Verhalten induziert. Der Frage nach den zentralnervösen Grundlagen psychiatrischer Störungen wurde deshalb in Form der biologisch-psychiatrischen Forschung in den letzten 100 Jahren intensiv nachgegangen, verstärkt durch die Erfolgsgeschichte der Psychopharmakotherapie in den letzten 50 Jahren. Verglichen mit den therapeutischen Fortschritten sind unsere Kenntnisse über die zentralnervösen Pathomechanismen oder hirnfunktionellen Korrelate psychiatrischer Erkrankungen jedoch rudimentär geblieben. Dies liegt zum einen an der ungeheueren Komplexität des ZNS, die raschen Fortschritten im Wege steht. Zum anderen haben wir trotz der modernen Verfahren der funktionellen und strukturellen Bildgebung nur sehr begrenzte Möglichkeiten, um Einblick in die Funktion bzw. Dysfunktion des ZNS zu gewinnen. CCT (Craniale Computer Tomographie) und MRT (Magnetresonanztomographie) liefern mit hoher räumlicher Auflösung Information über die Hirnstruktur, jedoch nicht über die funktionellen Korrelate psychischer Störungen. SPECT (Single Photon Emission Computer-tomography), PET (Positronen Emissions Tomographie) und funktionelles MRT liefern mit relativ guter räumlicher Auflösung Information über funktionelle Aspekte wie Hirndurchblutung, Sauerstoffsättigung oder Glucoseutilisation im ZNS, erlauben jedoch nur indirekte Rückschlüsse auf die neuronale Aktivität und haben nur begrenzte zeitliche Auflösung. Alle diese Verfahren wiederum sind weit entfernt von den Prozessen und Interaktionen, die auf der Einzelzellebene ablaufen.

Neurophysiologische Verfahren wie das EEG oder die ereigniskorrelierten Potentiale (EKP) haben nur eine relativ geringe räumliche Auflösung, sie sind jedoch nach wie vor die einzigen Verfahren, die unmittelbar Auskunft über die neuronale Massenaktivität beim Menschen liefern, und dies mit hoher zeitlicher Auflösung. Auch zunehmende Möglichkeiten der Feinanalyse motorischer Aspekte und der Funktionen des autonomen Nervensystems liefern Einblicke in die Funktion des ZNS. All diese neurophysiologischen Verfahren können in der Psychiatrie für Klinik und Forschung einen Beitrag leisten.

– als diagnostische Hilfsmittel,
– als Instrumente zur Bildung pathogenetisch homogener Untergruppen innerhalb der psychiatrischen Erkrankungen (z B als phanotypischer Marker einer genetischen Disposition),
– zur Pradiktion von Verlaufsaspekten (z B Therapieresponse),
– zur objektiven Therapieevaluation,
– als biologische Indikatoren kognitiver Dysfunktionen,
– als Instrumente zur Klarung der Pathomechanismen psychiatrischer Symptome und Erkrankungen,
– zur Klassifizierung und Charakterisierung neuer Psychopharmaka (Nachweis einer ZNS-Wirksamkeit, minimale wirksame Dosis, Wirklatenz usw)

1.2. Charakterisierung neurophysiologischer Auffälligkeiten bei psychiatrischen Patienten

Psychische Erkrankungen wie affektive oder schizophrene Storungen erfassen alle Lebensbereiche der erkrankten Person und es ist deswegen nicht verwunderlich, daß sie mit vielfaltigen biologischen Veranderungen einhergehen Der Nachweis neurophysiologischer Auffalligkeiten bei psychiatrischen Patienten ist deshalb lediglich ein erster Schritt Wichtiger und muhsamer ist die weitere Charakterisierung dieser Auffalligkeiten, z B hinsichtlich ihrer pathogenetischen oder klinischen Bedeutung Auf diesem Weg stellen sich immer von Neuem eine Reihe von Fragen, die in Tabelle 1 1 zusammengestellt sind Diese Fragen, die die zentralen Prufsteine der biolo-

Tabelle 1.1. Charakterisierung biologischer Merkmale bei psychiatrischen Patienten

---

1 Wie entsteht das Merkmal?
– genetisch festgelegt
– erworben   vor Erkrankungsbeginn
              nach Erkrankungsbeginn

2 Womit steht das Merkmal in Zusammenhang?
– mit Grunderkrankung oder zeitstabilen Erkrankungsaspekten (Trait-Marker)
– mit zustandsabhangigen Krankheitsaspekten z B Psychopathologie oder Erkrankungsepisode (State-Marker)

3 Wie ist der konditionale Aspekt des Zusammenhangs?
Merkmal ist   – notwendig und hinreichend (*pathognomonisches Merkmal*)
              – hinreichend aber nicht notwendig (*spezifisches Merkmal*)
              – notwendig aber nicht hinreichend (z B starker Vulnerabilitatsmarker)
              – weder notwendig noch hinreichend (z B schwacher Vulnerabilitatsmarker)

4 Wie ist der kausale Aspekt des Zusammenhangs?
Merkmal ist   – kausaler Faktor der Erkrankung
              – Folge der Erkrankung   – direkt
                                           – indirekt
              – Epiphanomen

---

gisch-psychiatrischen Forschung sind, sollen nur hinsichtlich einiger weniger Punkte erläutert werden.

Zu dem Punkt 1 mit der Frage, ob ein Merkmal genetisch festgelegt oder erworben ist, sei angemerkt, daß die erworbenen und genetischen Anteile an einem Merkmal nicht in einem reziproken Verhältnis stehen müssen. Denkbar wäre z.B., daß ein Merkmal Folge bestimmter Umweltfaktoren ist (z.B. virale Infektion), die jedoch ausschließlich bei einer bestimmten genetischen Disposition wirksam werden. Ein eindeutiger Erbgang schließt deshalb eine z.B. infektiöse Genese einer Störung nicht aus.

Bezüglich der 3. Punktes der Tabelle 1.1, dem konditionalen Aspekt des Zusammenhangs zwischen Merkmal und psychischer Störung, ist zu konstatieren, daß sich im Bereich der neurophysiologischen Forschung, aber auch in den übrigen Bereichen der biologischen Psychiatrie bisher weder „pathognomonische Merkmale" noch „starke Vulnerabilitätsmarker" finden ließen. Als Grund für diese relative Erfolglosigkeit wird die pathophysiologische und pathogenetische Heterogenität der zentralen psychiatrischen Erkrankungen angeführt. Für spezifische Merkmale gibt es in der Psychiatrie nur wenige Beispiele wie der auf dem Chromosom 14 gelegene Gendefekt, der mit dem Auftreten einer präsenilen Demenz vom Alzheimer-Typ einhergeht. Dieser Gendefekt liegt nur bei sehr wenigen Patienten mit Alzheimer'scher Erkrankung vor, jedoch alle Personen mit diesem Gendefekt erkranken ab einem bestimmten Alter. Häufiger sind „schwache Vulnerabilitätsmarker", die mit der Erkrankung korrelieren, aber nicht bei allen erkrankten Personen aufzufinden sind und andererseits auch bei nicht-erkrankten Personen anzutreffen sind.

Neurophysiologische Merkmale, die eine kausale Rolle im Pathomechanismus spielen, wären von größtem Interesse, da sie einen unmittelbaren Ansatzpunkt für therapeutische Überlegungen liefern könnten. Der Nachweis eines kausalen Zusammenhangs ist jedoch schwierig, da meist aufwendige Langsschnittuntersuchungen nicht zu umgehen sind. Hinzu kommt, daß bei einem hoch-rekursiven System wie dem zentralen Nervensystem, die Trennung von Ursache und Folge oft künstlich und willkürlich sein kann, da innerhalb des pathologischen Prozesses die Folge selbst wieder zur Ursache wird. Eindeutiger ist die Situation bei genetischen Merkmalen, die zwar ein Epiphänomen, jedoch nicht Folge der Erkrankung sein können.

1.3. Neurophysiologische und psychische Phänomene

Wenn wir Zusammenhänge zwischen neurophysiologischen Aspekten und psychischen Störungen untersuchen, so berühren wir alte geistesgeschichtliche Fragen nach dem Zusammenhang zwischen Leib und Seele. Welcher Zusammenhang besteht zwischen der Hirnaktivität, wie wir sie beispielsweise in EEG messen und dem Verhalten und Erleben der untersuchten Person. Bestehen kausale Zusammenhänge? Ist die Frage falsch gestellt? Auf die Frage nach der Beziehung zwischen körperlichen und seelischen Vorgängen sind sehr unterschiedliche Antworten gegeben worden, und es ist nicht leicht, hier rasch zu einer gemeinsamen Sprache zu kommen, da tief verwurzelte individuelle

Unterscheidungen und Konzepte ins Spiel kommen. Andererseits haben diese grundlegenden impliziten oder expliziten Konzepte große praktische Konsequenzen für die psychophysiologischen Forschungsaktivitäten, da sie bestimmte Forschungsansätze nahelegen, andere als abwegig oder als Pseudoproblem erscheinen lassen und so die Forschungsenergien kanalisieren. Wegen ihrer großen praktischen Konsequenzen ist deshalb ein völliges Ausklammern derartiger grundlegender Fragen nicht gerechtfertigt, auch wenn diese persönlichere und wissenschaftlich weniger harte Bereiche beruhen. Im folgenden soll kurz ein auf Maturana (1982) zurückgehendes epistemologisches Konzept skizziert werden, das zumindest einigen Kapiteln dieses Buches zugrundegelegen hat und das geeignet erscheint, größere Klarheit in die psychophysiologische Forschung zu bringen:

Wenn man die Autonomie und Eigenaktivität des Beobachters ernst nimmt, ist Wahrnehmen nicht die möglichst getreue Repräsentation einer unabhängig von uns existierenden Außenwelt, sondern ein aktiver Vorgang, der darin besteht, eine Unterscheidung zu treffen, eine Grenze zu ziehen, einen Gegenstand von dem was er nicht ist abzugrenzen. Grenzen wir ein physikalisches Objekt ab, so ergeben sich unmittelbar durch diesen grundlegenden Akt der Unterscheidung immer genau zwei völlig getrennte Beschreibungsbereiche für dieses Objekt. Zum einen können wir das Objekt als ganzes in seiner Interaktion mit der Umgebung beobachten, zum anderen können wir die Interaktion der Bestandteile dieses Objektes untersuchen. So können wir zum einen bei einem Stein die kristalline Struktur analysieren zum anderen können wir aber auch die komplexe Flugbahn beschreiben wenn ein Stein den Berg hinunterrollt. Beobachten wir nun einen Organismus, so haben wir ebenfalls genau zwei Beschreibungsbereiche. Der Bereich der Beziehungen zwischen den Bestandteilen wäre

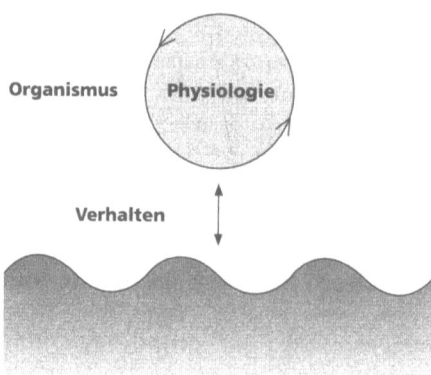

Abb. 1.1. Beschreibungsbereiche des Organismus Der Bereich der Beziehungen zwischen den Bestandteilen wäre der physiologische Beschreibungsbereich Der Beschreibungsbereich, in dem wir den Organismus als ganzen in seiner Interaktion mit der Umgebung beschreiben, wäre der Verhaltensbereich

der physiologische Beschreibungsbereich dieses Organismus, der Beschreibungsbereich in dem wir den Organismus als ganzen in seiner Interaktion mit der Umgebung beschreiben, wäre dessen Verhaltensbereich, wobei hier Verhalten im weitesten Sinne gemeint ist (verbales und averbales Verhalten, Abb 1 1) Diese beiden Beschreibungsbereiche befinden sich auf unterschiedlichen logischen Ebenen, die sprachlich getrennt gehalten werden mussen

Begriffe wie Gedachtnis, Aufmerksamkeit, Emotion konnen umgangssprachlich vollig unproblematisch verwendet werden, erweisen sich aber bei Verwendung in der Wissenschaft als schillernd Dies liegt daran, daß bei umgangs-sprachlicher Verwendung dieser Begriffe die Beschreibungsbereiche vermischt werden, d h , daß mit ihnen sowohl Verhaltensphanomene als auch physiologische Phanomene bezeichnet werden

Ein Beispiel

Wenn wir einem Patienten Gedachtnisstorungen zuschreiben, in welchem der beiden Beschreibungsbereiche befinden wir uns dann? Wir sprechen von Gedachtnisstorungen, wenn der Patient den Nachhauseweg nicht mehr findet, drei Worte nicht nachsprechen kann oder berichtet, sich nichts merken zu konnen, d h wir beobachten den Menschen in seinem averbalen und verbalen Verhalten in Relation zur Umgebung Mit Gedachtnis oder Gedachtnisstorung bezeichnen wir demnach ein komplexes verbales und averbales Verhaltensmuster Es ist jedoch auch ublich, Gedachtnis als ein physiologisches Phanomen anzusehen, als etwas, das im ZNS sitzt oder ablauft, als einen operationalen und moglicherweise lokalisierbaren Bestandteil des ZNS Gedachtnis hätte dann zwei sehr unterschiedliche Bedeutungen Ich ziehe bei strengem wissenschaftlichen Sprachgebrauch vor, Gedachtnis und Gedachtnisstorungen als Verhaltensphanomene anzusehen Diese Verhaltensphanomene werden durch die Plastizitat des ZNS und damit durch gedachtnisassoziierte physiologische Phanomene ermoglicht Diese physiologischen Phanomene ebenso wir das entsprechende Verhaltensmuster mit dem gleichen Begriff „Gedachtnis" zu bezeichnen, stiftet jedoch Verwirrung

Zudem kommt komplizierend ein dritter Beschreibungsbereich ins Spiel, das ist der Bereich der introspektiven Phanomene, der Gefuhle, in diesem Fall das Gefuhl des sich Erinnerns Gefuhle sind nichts was wir an Organismen als physikalischen Objekten beobachten konnen, weder in dem Beschreibungsbereich des Verhaltens, noch im physiologischen Bereich Gefuhle grenzen wir im introspektiven Beobachtungsbereich ab Sie beziehen sich namlich nicht auf einen Organismus als physikalischen Gegenstand, sondern auf eine nichtphysikalischen Einheit, die man mit ICH bezeichnen konnte Das Gefuhl „ich erinnere mich" nehmen wir nicht wahr, wenn wir uns von außen betrachten Auch wenn wir noch so genau in den Spiegel schauen, werden wir es nirgends sehen Wenn wir dagegen die Augen schließen und Introspektion betreiben ist es wahrnehmbar Gefuhle sind bekanntlich intersubjektiv nicht zuganglich und deshalb fur die Wissenschaft direkt nicht greifbar Déjà-vu-Erlebnisse belegen zudem die Unabhangigkeit des introspektiven Phanomens des „Sich-Erinnerns" von dem Verhaltensmuster Gedachtnis

Drei Beschreibungsbereiche müssen demnach bei einem wissenschaftlichen Sprachgebrauch säuberlich getrennt gehalten werden. Zwei Beschreibungsbereiche, die sich auf den beobachteten Organismus beziehen, nämlich der Bereich des Verhaltens und der Bereich der Physiologie, und ein Bereich, der sich auf eine andere, eine nichtphysikalische Einheit bezieht, nämlich der Bereich der Introspektion (näher ausgeführt bei Hegerl u. Juckel 1993).

*

Da die Bemerkung „Philosophy leads to pessimism, research to understanding" (Regan 1988) nicht ganz unberechtigt ist, wenden wir uns jetzt wieder der alltäglichen Empirie zu. Im folgenden wird auf das EEG, die ereigniskorrelierten Potentiale und auf Verfahren zur Untersuchung autonomer Funktionen und motorischer Aspekte eingegangen, soweit sie in der Psychiatrie für klinisch-psychiatrische Fragen oder Forschungsfragen bedeutsam sind.

1.4. Literatur

Maturana H (1982) Erkennen: Die Organisation und Verkörperung von Wirklichkeit. Vieweg, Braunschweig

Hegerl U, Juckel G (1993) Konstruktivismus und Psychiatrie. In: Danzer G, Priebe S (Hrsg) Forschen und Denken – Wege in der Psychiatrie. Königshausen & Neumann, Würzburg, S 121–141

Regan D (1988) Human brain electrophysiology: Evoked potentials and evoked magnetic fields in science and medicine. Elsevier, New York

Jurgen Gallinat, Ulrich Hegerl

2. Elektroenzephalographie

2.1. Einleitung

Die Elektroenzephalographie wurde 1924 von Hans Berger in Jena entdeckt und eingehend erforscht Schon in den Anfangsjahren wurde nach EEG-Korrelaten psychischer Veranderungen gesucht und die Einflusse psychotroper Substanzen wie Kokain auf das EEG beschrieben Die anfangliche Hoffnung ein Instrument zur besseren Prognose und Therapie sowie zum tieferen Verstandnis psychiatrischer Storungen gefunden zu haben, erfullte sich jedoch nur zum Teil Wie fur andere biologische Parameter ist es auch fur das EEG nicht gelungen, einfache Zusammenhange zu bestimmten psychiatrischen Erkrankungen oder psychopathologischen Syndromen herzustellen Einfache Zusammenhange sind jedoch aufgrund der klinischen Vielgestaltigkeit und pathogenetischer Heterogenitat psychiatrischer Erkrankungen auch nicht zu erwarten

Raschen Fortschritten steht zudem die in ihrer Komplexitat haufig unterschatzte EEG-Methodik im Wege Muskulare und okulare Artefakte, die hohe Sensitivitat des EEG hinsichtlich zustandsabhangiger Faktoren (z B Vigilanz), erschweren die Erfassung stabiler, fur die Prognose geeigneter Trait-Merkmale Auch ist es bisher nicht ausreichend gelungen, zu einer standardisierten Datenerhebung in verschiedenen Laboratorien zu kommen

Dennoch ist das EEG ein vielversprechendes und in der Psychiatrie unentbehrliches Untersuchungsverfahren geworden

- Nur das EEG bildet unmittelbare Korrelate neuronaler Massenaktivitat ab SPECT (Single Positron Emission Computertomographie) und PET (Positronen Emissions Tomographie) schließen aus Durchblutung und Glukoseutilisation lediglich indirekt auf die neuronale Aktivitat und konnen zwischen exzitatorischer und inhibitorischer neuronaler Aktivitat nicht differenzieren
- Das EEG reflektiert mit hochster Sensitivitat das momentane zentralnervose Funktionsniveau und erlaubt eine klare Zuordnung der EEG-Aktivitat zu verschiedenen Stadien entlang der Schlaf-Wach-Dimension
- Das EEG erlaubt eine Analyse der Hirnfunktion im Millisekundenbereich, in dem auch kognitive Vorgange ablaufen
- Das EEG ist gut geeignet fur Verlaufsuntersuchungen

– Das EEG ist kostengunstig nichtinvasiv und auch bei eingeschrankt kooperationsfahigen Patienten durchfuhrbar

Fur lokalisatorische Fragen ist das EEG durch neuere bildgebende Verfahren wie cCT MRT (Magnetresonanztomographie), SPECT und PET weitgehend entbehrlich geworden Allerdings finden sich bei organischen psychiatrischen Storungen pathologische EEG bei unauffalliger struktureller Bildgebung (Beispiele in Tabelle 2 1)

Tabelle 2.1. Organische psychiatrische Storungen mit pathologischem EEG und unauffalliger struktureller Bildgebung

Organisch psychiatrische Storung	EEG Veranderungen
Zerebrale Ischamie ohne Infarkt	Delta Theta Herd
Enzephalopathie z B bei Intoxikation Leber und Nierenversagen	Allgemeinveranderung
Creutzfeld Jakob Erkrankung	Generalisierte periodische triphasische Wellen
Generalisierter nicht konvulsiver Status epilepticus	Generalisierte SW Aktivitat
Fokaler nicht konvulsiver Status epilepticus	Fokal betonte steile Graphoelemente

2.2. Entstehung des EEG

Die am Skalp meßbaren Potentialschwankungen entstehen nahezu ausschließlich durch die Aktivitat der Zellen im zerebralen Kortex Die Vorgange auf der Zell und Synapsenebene sind mittlerweile gut untersucht, wogegen die Entstehung rhythmischer Potentialschwankungen wie beispielsweise die Alpha Tatigkeit, bisher nicht vollstandig erklart werden kann Zuerst werden die elektrischen Phanomene auf der Einzelzellebene besprochen und anschließend die Entstehung der Rhythmen dargestellt

Kortikale Potentialgeneratoren

Aktionspotentiale, die die Aktivitat einer Nervenzelle durch Axone uber weite Distanzen leiten, sind mit ihrer Dauer von ca 1 ms und durch geringe Summationseffekte nicht in der Lage, wesentliche Potentialschwankungen an der Kopfoberflache zu erzeugen

Vielmehr stellen die elektrischen Vorgange bei der Erregungsubertragung von einer Nervenzelle auf die andere durch Synapsen die Grundlage des EEG und der evozierten Potentiale dar Diese Erregungsubertragung erfolgt durch chemische Botenstoffe, die Neurotransmitter Sie bewirken am Zielneuron durch transmembranose Ionenstrome Schwankungen des Ruhemembranpotentials in Form von postsynaptischen Potentialen (PSP) Solche PSP, die am

Zielneuron das Ruhemembranpotential erhohen (Hyperpolarisierung), hemmen die Aktivitat des Neurons und werden als inhibitorische postsynaptische Potentiale (IPSP) bezeichnet Solche PSP, die das Ruhemembranpotential verringern (Depolarisierung), erhohen die Aktivitat des Neurons und werden exzitatorische postsynaptische Potentiale (EPSP) genannt

An kortikalen Pyramidenzellen bewirken die vorwiegend an apikalen Dendriten entstehenden EPSP einen Einstrom positiv geladener Ionen in das Zellinnere und einen korrespondierenden Ausstrom am proximalen Teil Hierdurch entsteht an der Einstromzone eine relativ negative Ladung des Extrazellularraumes (Minuszeichen in Abbildung 2 1) Gleichzeitig findet in der Ausstromzone eine Positivierung des Extrazellularraumes statt Die Ladungsdifferenz bewirkt extrazellulare Ionenbewegungen, die sich uber weite Bereiche ausbreiten und den kortikalen Feldpotentialen zugrunde liegen Deren Stromfluß verlauft parallel zu den aufsteigenden Dendriten der Zelle (Einzelzelldipol in Abbildung 2 1)

Bei den IPSP verhalt es sich umgekehrt Die vorwiegend in der Nahe des Zellsoma lokalisierten inhibitorischen Synapsen bewirken einen Ausstrom positiv geladener Ionen, dadurch eine Hyperpolarisierung des Ruhemembranpotentials mit nachfolgender Positivierung des umliegenden Extrazellular-

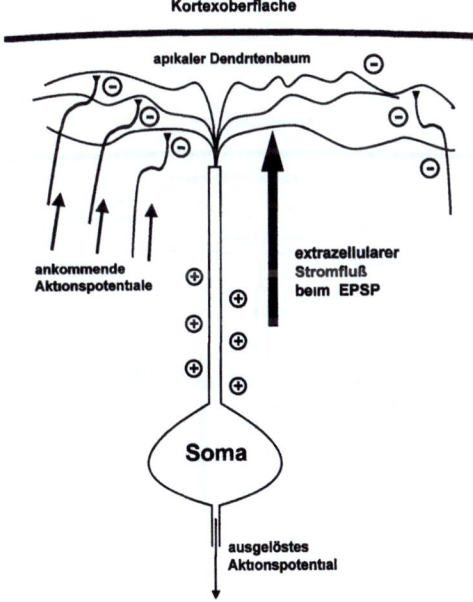

Abb. 2.1. Die zum Großteil am apikalen Dendritenbaum lokalisierten *exzitatorischen Synapsen* bewirken durch ihre Aktivitat eine Negativierung des Extrazellularraumes im oberen Bereich der Pyramidenzelle Der untere Teil hat demgegenuber eine positive elektrische Ladung Entsprechend der Konvention aus der Physik wird der elektrische Stromfluß vom positiven zum negativen Pol angegeben Der schwarze Pfeil verdeutlicht den parallel zur Nervenzelle verlaufenden Spannungsgradienten und wird hier als Einzelzelldipol bezeichnet

raumes. Der korrespondierende Einstrom positv geladener Ionen im apikalen Bereich der Nervenzelle führt zur Negativierung des Extrazellularraumes (Abbildung 2.2). IPSP führen somit zu ähnlichen Potentialschwankungen wie EPSP. Durch die größere Entfernung inhibitorischer Synapsen zur Kopfoberfläche haben die IPSP weniger Bedeutung für das am Skalp abgeleitete EEG als die mehr apikal lokalisierten EPSP. Das EEG wird daher zum überwiegenden Teil durch die Aktivität exzitatorischer Synapsen bestimmt.

Nur wenn ein Großteil der Neurone eines umschriebenen Kortexareals gleichzeitig aktiv ist, führt die Summation der elektrischen Aktivität der einzelnen Zellen, begünstigt durch die kolumnenartige Anordnung der Nervenzellen, zu meßbaren Potentialschwankungen am Skalp (Abbildung 2.3). Es werden nur solche kortikalen Feldpotentiale an der Kopfoberfläche meßbar, die radial zur Kortexoberfläche angeordnet sind, während einander gegenüberliegende Hirnrindenarealen durch gleichzeitige Aktivität ihre Potentiale auslöschen.

Die Funktion der postsynaptischen Potentiale besteht in der Auslösung (durch EPSP) oder Verhinderung (durch IPSP) eines Aktionspotentials am Zielneuron. Hierfür ist von besonderer Bedeutung, daß nicht ein einzelnes PSP das Aktionspotential auslöst oder unterdrückt, sondern daß das Zusammenwirken vieler PSP die Aktion des Zielneurons bestimmt. Da Nervenzellen bis zu 10000 Synapsen besitzen sind sie einer Vielzahl von exzitatorischen und inhibitorischen Einflüssen unterworfen.

Das Prinzip der synaptisch übertragenen Erregung bietet den Vorteil einer globalen Beeinflußbarkeit der kortikalen Funktion durch hormonelle und

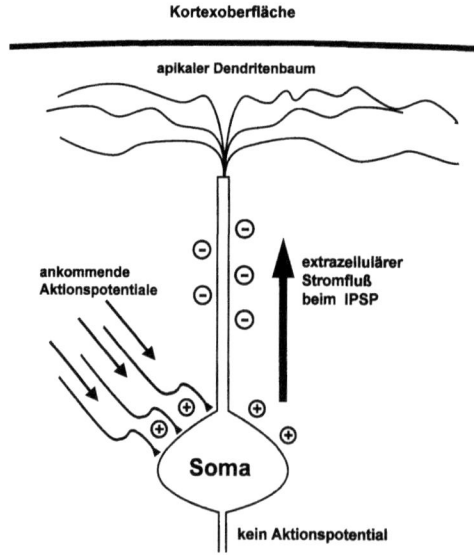

Abb. 2.2. *Inhibitorische Synapsen* bewirken durch ihre bevorzugte Lokalisation am Soma eine relative Positivierung des Extrazellularraumes im unteren Bereich der Nervenzelle. Der entstehende Spannungsgradient zwischen proximalem und apikalem Bereich der Pyramidenzelle verläuft wie bei EPSP parallel zur Nervenzelle.

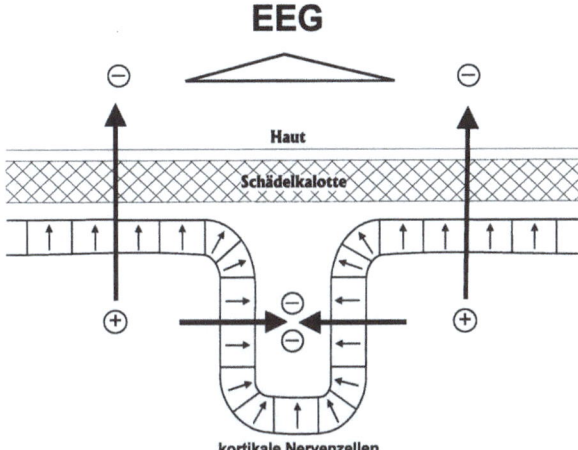

Abb. 2.3. Darstellung eines umschriebenen kortikalen Areals mit der kolumnenartigen Anordnung der Nervenzellen. Die durch synaptische Aktivität an den Neuronen erzeugten Spannungsgradienten sind in ihrer Orientierung durch Einzelzelldipole (kleine Pfeile) angegeben. Durch die kolumnenartige Anordnung der Zellen sind die Einzelzelldipole in einer Richtung orientiert und können durch einen äquivalenten Summendipol dargestellt werden (große Pfeile). Diese Summendipole sind bei radialer Orientierung am Skalp in Form eines Spannungsgradienten meßbar und stellen die Grundlage des EEG dar. Bei eingefalteten Hirnrindenarealen kommt es bei synchroner Aktivität durch die gegenläufige Orientierung der Dipole zu einer Potentialauslöschung, so daß diese Potentiale nicht am Skalp meßbar sind.

biochemische Modulation. Die EPSP und IPSP werden durch Neurotransmitter wie Glutamat und gamma-Aminobuttersäure (GABA) vermittelt und durch Neuromodulatoren wie Serotonin, Noradrenalin und andere beeinflußt. Das EEG kann infolge dessen Informationen über die Funktion dieser neurochemischen Systeme liefern. Darüber hinaus wird die synaptische Übertragung von nervöser Erregung durch körpereigene neurotoxische Substanzen (etwa bei Leber- und Nierenfunktionsstörungen) sowie Pharmaka beeinflußt, was in EEG-Veränderungen zum Ausdruck kommt.

Für die Elektrogenese des EEG wird darüber hinaus die Funktion der Gliazellen diskutiert. Durch die Fähigkeit, sehr träge Potentiale zu erzeugen, ist der Einfluß der Gliazellen bei der Erzeugung langsamer Wellen aus dem Delta-Bereich angenommen worden.

Rhythmische EEG-Aktivität und subkortikale Strukturen

Die Generatoren oberflächlich ableitbarer Potentialschwankungen sind nahezu ausschließlich in der Hirnrinde lokalisiert. Isolierte Kortexinseln sind jedoch kaum in der Lage, rhythmische langsame Potentialschwankungen zu erzeugen. Für deren Entstehung ist der Einfluß subkortikaler Strukturen auf den Kortex von maßgeblicher Bedeutung.

Die bei den meisten Gesunden ableitbare **Alpha-Tätigkeit** (8–13/s) ist im entspannten Wachzustand bei geschlossenen Augen über okzipitalen Hirnrindenarealen ableitbar und verschwindet durch Augenöffnen. Ihre Entstehung wird mit der rhythmischen Aktivität thalamischer Nervenzellen in Verbindung gebracht, die über Nevenbahnen reziprok mit dem Kortex verbunden sind. Vor allem Neurone des Nucleus reticularis thalami üben aufgrund spezieller Membraneigenschaften eine Schrittmacherfunktion auf die kortikale Nervenzellaktivität aus. Für einige thalamische Nervenzellen konnten zwei unterschiedliche, für die Erzeugung kortikaler Rhythmen bedeutsame Funktionszustände nachgewiesen werden:

1. Oszillationsmodus: Eine rhythmisch (oszillierend) stattfindende Depolarisierung thalamischer Zellen in einer Frequenz von 6–10/s beeinflußt die kortikal ablaufende, an der Kopfoberfläche registrierbare Alpha-Tätigkeit maßgeblich. Der Oszillationsmodus thalamischer Zellen zeigt sich in Einzelzellableitungen insbesondere bei geringem Signalzufluß aus der Peripherie. Diesem Zustand entspricht auf der Verhaltensebene entspannte Ruhe bei geschlossenen Augen und auf der elektrophysiologischen Ebene der Alpha-Grundrhythmus.
2. Transfermodus: Eine anhaltende und rasche Folge von Depolarisierungen thalamischer Zellen in der Frequenz der kortikal generierten und im Skalp-EEG ableitbaren **Beta-Tätigkeit im Wachzustand** (13–30/s). Der Begriff Transfermodus gründet sich auf die Eigenschaft thalamischer Zellen, bei erhöhtem peripheren Signalzufluß ihren Funktionsmodus zu wechseln, und die ankommenden Impulse zum Kortex weiterzuleiten. Auf der Verhaltensebene entspricht dies dem Wahrnehmen von Sinnesreizen (z.B. bei Augenöffnen), was sich elektrophysiologisch durch Blockade eines vorbestehenden Alpha-Rhythmus und das Erscheinen von Beta-Tätigkeit äußert. Dieser Vorgang wird im Hinblick auf die „Blockade" des Alpha-Rhythmus auch als Desynchronisierung bezeichnet.

Das Auftreten von **Beta-Tätigkeit im Schlaf**, im subvigilen Stadium B und in Form von Schlafspindeln im Stadium C (Kapitel 2.6) verdeutlicht, daß rasche EEG-Aktivität nicht ausschließlich an einen erhöhten peripheren Signalzufluß gebunden ist. Obwohl die im Schlaf auftretende Beta-Tätigkeit in Frequenz und Lokalisation andere Charakteristika aufweist als Beta-Aktivität im Wachzustand, finden sich auch hier Hinweise auf thalamische Einflüsse.

Tierexperimentelle Untersuchungen stützen die Hypothese, daß die Generatoren von **Delta-Wellen** (0,5–3,5/s) in den kortikalen Pyramidenzellschichten lokalisiert sind. Ein entscheidender Faktor für das Entstehen von Delta-Wellen ist auch hier die Aktivität subkortikaler Strukturen. Insbesondere eine herabgesetzte Feuerrate cholinerger Neurone im basalen Vorderhirn wird als Grund für kontinuierliche Delta-Tätigkeit im Schlaf erwogen.

Unter pathologischen Bedingungen auftretende Delta-Wellen können anhand morphologischer Kriterien in 2 Kategorien aufgeteilt werden (Steriade et al. 1990):

1. Vorwiegend kontinuierliche polymorphe, frequenzvariable Delta-Aktivität und
2. intermittierende monomorphe, meist frontal betonte Delta-Tätigkeit.

Polymorphe, frequenzvariable Delta-Aktivität findet sich unter anderem bei strukturellen Läsionen der weißen Substanz (Goldensohn 1979) Pathophysiologisch soll ihr eine partielle, aber nicht vollständige Deafferentierung des zerebralen Kortex zugrundeliegen Wahrscheinlich ist die Unterbrechung der cholinergen Nervenbahnen von entscheidender Bedeutung

Intermittierende, monomorphe, frontal betonte Delta-Tätigkeit kommt vor allem bei diffus verteilten Läsionen der kortikalen und subkortikalen grauen Substanz vor (Gloor et al 1968)

Abhängig vom Verteilungsmuster einer Schädigung ist eine lateralisierte oder lokalisierte Delta-Aktivität (Herd) möglich Beide Arten von Delta-Tätigkeit finden sich auch unter pathologischen Bedingungen ohne nachweisbare Läsionen der weißen oder grauen Substanz Ein Beispiel ist die frontale intermittierende rhythmische Delta-Aktivität (FIRDA, Koshino et al 1993) bei schizophrenen Patienten (Kapitel 2 8)

Für das Auftreten von **Theta-Wellen** (3,5–8/s) im oberflächlich abgeleiteten EEG wird vor allem der Einfluß des Hippokampus diskutiert, in dem sich bei den meisten Säugetieren und zeitweilig beim Menschen Potentialschwankungen im Theta-Bereich registrieren lassen

Rhythmische EEG-Aktivität und das cholinerge Neurotransmittersystem

Auf neurochemischer Ebene hat das cholinerge System durch seine modulierende Rolle einen bedeutenden Einfluß auf das EEG Kerngebiete cholinerger Nervenzellen befinden sich in subkortikalen Strukturen und projizieren in den Thalamus, Hippokampus und den zerebralen Kortex

Tierexperimentelle Untersuchungen zeigen, daß durch gesteigerte zentrale cholinerge Neurotransmission langsame rhythmische kortikale Aktivität sistiert und durch Beta-Tätigkeit ersetzt wird (Desynchronisierung) Maßgeblich daran beteiligt ist die Aktivität des cholinergen Nucleus basalis Meynert im Vorderhirn Seine diffusen Projektionen in den gesamten Kortex vermitteln eine zunehmende Erregung der Hirnrindenzellen mit einer Desynchronisierung im EEG Bedeutsam hierfür sind außerdem die cholinergen Nervenzellpopulationen der ponto-mesenzephalen Formatio reticularis Ihre Aktivitätszunahme führt über Faserverbindungen zum Thalamus zu einem Wechsel vom Oszillations- in den Transfermodus im Nucleus reticularis thalami mit konsekutiver Hemmung rhythmischer Alpha-Tätigkeit

Ponto-mesenzephale cholinerge Neurone sind ein wichtiger Teil des ascending reticular activating system (ARAS), welches Vigilanz und Arousal des Organismus maßgeblich beeinflußt Eine gesteigerte cholinerge Neurotransmission wird daher als wichtiger neurophysiologischer Mechanismus für Arousal und zeitgleiche Desynchronisierung im EEG angesehen

Wie bereits oben angesprochen hat die zentrale cholinerge Neurotransmission ebenfalls eine Bedeutung für das Auftreten polymorpher Delta-Tätigkeit Experimentelle Läsionen des Nucleus basalis Meynert verstärken die Delta-Tätigkeit im EEG Ähnliche Ergebnisse wurden sowohl im Tierversuch als auch beim Menschen durch die Gabe anticholinerg wirkender Pharmaka erzielt

Umgekehrt findet sich bei Gabe von Cholinagonisten oder durch elektrische Reizung der ponto-mesencephalen Formatio reticularis eine rasche kortikale Aktivität bei reduzierter langsamer Tätigkeit

Funktionsstörungen des cholinergen Systems werden als pathogenetischer Faktor sowohl für die klinische Symptomatik als auch für EEG-Veränderung bei der Demenz vom Alzheimer-Typ diskutiert Praktische Bedeutung kann das EEG bei der Verlaufskontrolle von Alzheimer-Patienten während einer Therapie mit Cholinagonisten erlangen, da die klinische Wirksamkeit der Behandlung mit einer Normalisierung des EEG einhergeht

2.3. Apparative Voraussetzungen und Ableitung des EEG

Das Ten-twenty-System

Zur einheitlichen Positionierung der Elektroden am Schädel wurde das Ten-twenty-System (10–20-System) eingeführt Diese Konvention empfiehlt das Anbringen der Elektroden in bestimmten Abständen zueinander unter Berücksichtigung fester Bezugspunkte am Kopf Die Distanz zwischen den Bezugspunkten Nasenwurzel (Nasion) und Protuberantia occipitalis externa (Inion) sowie praaurikular wird in 10 % und 20 % Abschnitte (Ten-twenty) zur Befestigung der Elektroden unterteilt Dies bietet den Vorteil einer gleichmäßigen Verteilung der Elektroden auch bei sehr unterschiedlichen Schädelgrößen und -formen Entsprechend ihrer Position über den Hirnrindenabschnitten werden die Elektroden mit den jeweiligen Anfangsbuchstaben bezeichnet (z B Fz für fronto-zentral) sowie auf der linken Hemisphäre mit ungeraden Zahlen (z B Fp1 für fronto-polar-links) und auf der rechten Hemisphäre mit geraden Zahlen

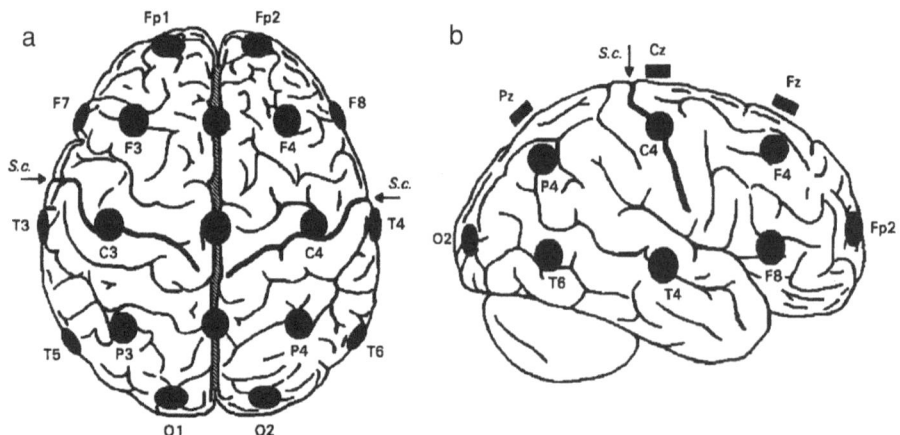

Abb. 2.4. Darstellung der topographischen Beziehung zwischen Ableitepunkten nach dem 10-20 System und der Hirnrinde in Aufsicht (a) und Seitenansicht (b) *S c* Sulcus centralis Aus Zschocke (1995)

erganzt (z.B. O2 fur okzipital rechts, Abbildung 2.4). Der Bezug der nach dem 10–20-System gesetzten Elektroden zu den Hirnrindenarealen ist ebenfalls in Abbildung 2.4 dargestellt. Es ist zu berucksichtigen, daß Potentialschwankungen an bestimmten Elektroden nicht streng den darunterliegenden kortikalen Arealen zugeordnet sind. So konnen Potentiale an F7 und F8 temporalen Ursprungs sein.

Referenzelektrode und Schaltprogramme

Die Ableitung elektrischer Ströme an der Kopfhaut geschieht prinzipiell durch die Messung und Verstärkung von Potentialdifferenzen zwischen zwei Elektroden. Wunschenswert fur eine möglichst „realistische" Darstellung der zerebralen Aktivitat ware eine Referenzelektrode ohne eigene Aktivitat. Eine solche Stelle steht jedoch am Schädel nicht zur Verfügung. Auch an entfernten Körperstellen angebrachte Referenzelektroden sind nicht frei von elektrischer

Abb. 2.5a. Bipolare Langsreihe Potentialschwankungen durch Augenoffnen (Pfeil) bleiben in dieser Schaltung weitgehend begrenzt auf die vordern Kanale und konnen leicht erkannt werden Die gut ausgeprägte Alpha-Tatigkeit stellt sich auf die hinteren Regionen begrenzt dar

Abb. 2.5b. Bipolare Querreihe, gleicher Registrierausschnitt wie in Abbildung 2 5a Die Potentialschwankungen bei Augenoffnen (Pfeil) sind weniger deutlich, da vertikale Potentialgradienten durch die Querschaltung schlechter erfaßt werden konnen

Abb. 2.5c Referenzableitung Die Elektroden einer Hemisphare werden gegen eine Referenzelektrode geschaltet (A1 beziehungsweise A2) Gleicher Registrierabschnitt wie in Abbildung 2 5 a Durch den großen Abstand der Elektroden ergeben sich hohere Amplituden Bei geringer Eigenaktivitat der Referenzelektroden A1 und A2 stellt sich die EEG-Aktivitat topographisch richtig dar, erkennbar an der frontalen Betonung der Lidschlagartefakte (Pfeil) Zwar ist die Alpha-Tatigkeit okzipital betont, tritt aber – bedingt durch Alpha-Tatigkeit an den Referenzelektroden – auch in allen anderen Kanalen auf

Abb. 2.5d. Mittelreferenz, die Potentialschwankungen aller Elektroden werden zu einem Referenzpotential gemittelt, gegen das die einzelnen Elektroden geschaltet werden gleicher Registrierabschnitt wie in Abbildung 2 5 a Kleinere und raumlich begrenzte Artefakte wie Muskelaktivitat an T3 und T4 stellen sich topographisch korrekt dar Hohe Potentialschwankungen wie der Lidschlag (Pfeil) belasten die Mittelreferenz und streuen in alle Kanale ein (Lidschlagartefakte in okzipitalen Kanalen) Ahnliches gilt fur die ausgepragte Alpha-Tatigkeit, die sich in dieser Schaltung artifiziell auch frontopolar abbildet

Abb. 2.5e. Quellenableitung, jede einzelne Elektrode (Quelle) wird gegen das gemittelte Potential aller Nachbarelektroden geschaltet Fur jede Elektrode ergibt sich eine eigene Referenz Gleicher Registrierabschnitt wie in Abbildung 2 5 a In der Schemazeichnung ist aus didaktischen Grunden nur die Schaltung von C4 dargestellt Im EEG bilden sich Muskelartefakte (temporal) und Alpha-Tatigkeit topographisch richtig ab Lidschlagartefakte stellen sich deutlich frontopolar dar, allerdings finden sich auch an A1 und A2 durch deren frontale Referenzelektroden ebenfalls Potentialschwankungen Bei lokalisierten Storungen kann analog zu diesem Effekt der falschliche Eindruck von 2 Herden entstehen

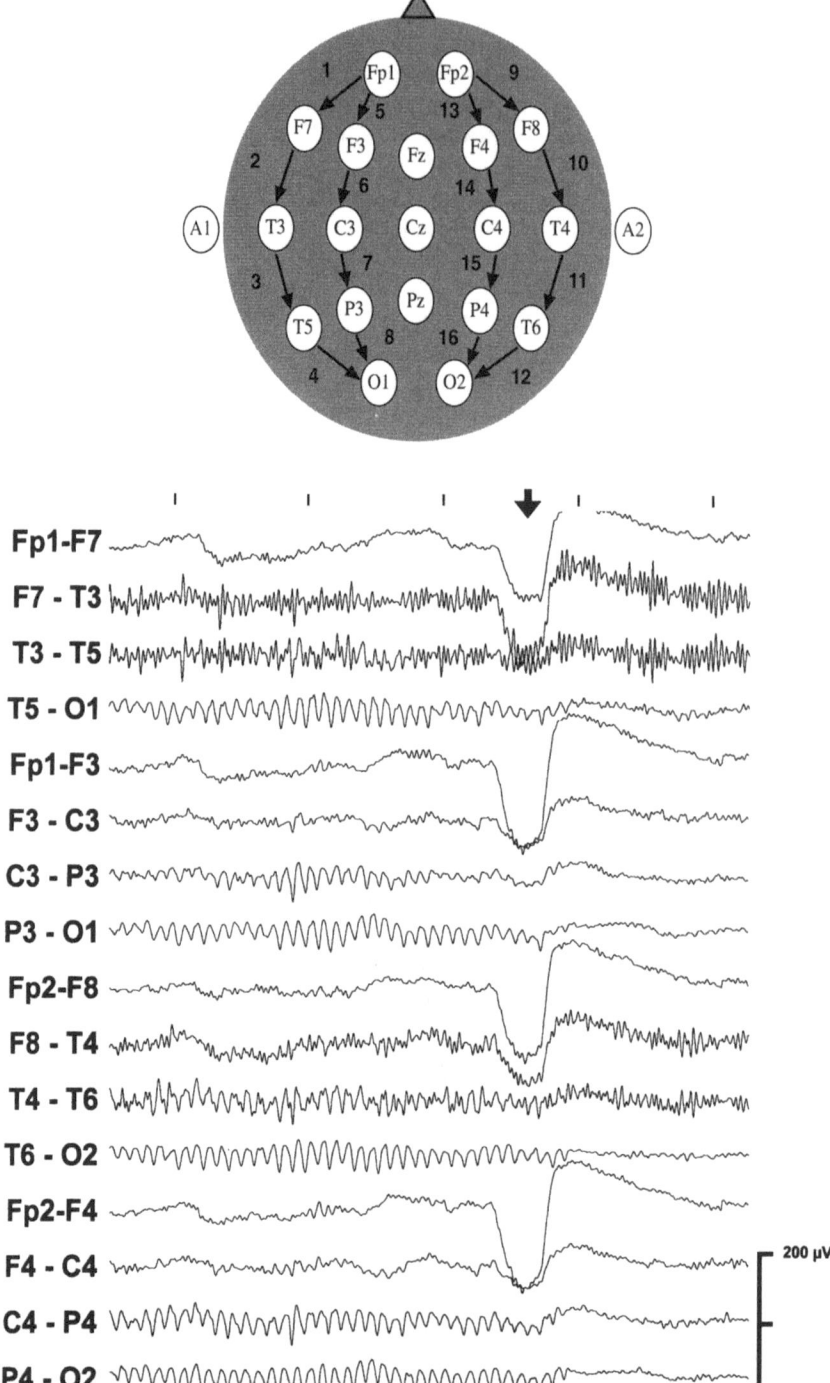

Abb. 2.5a (Legende siehe S. 15)

Elektroenzephalographie

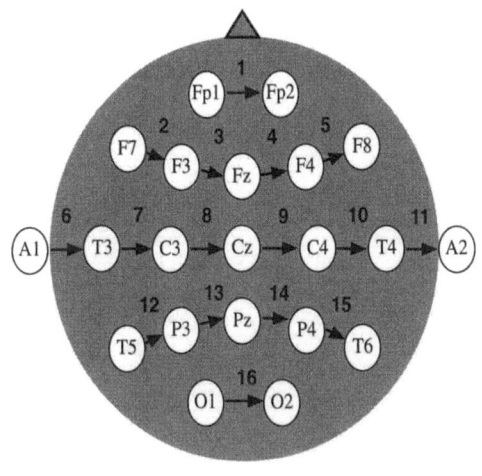

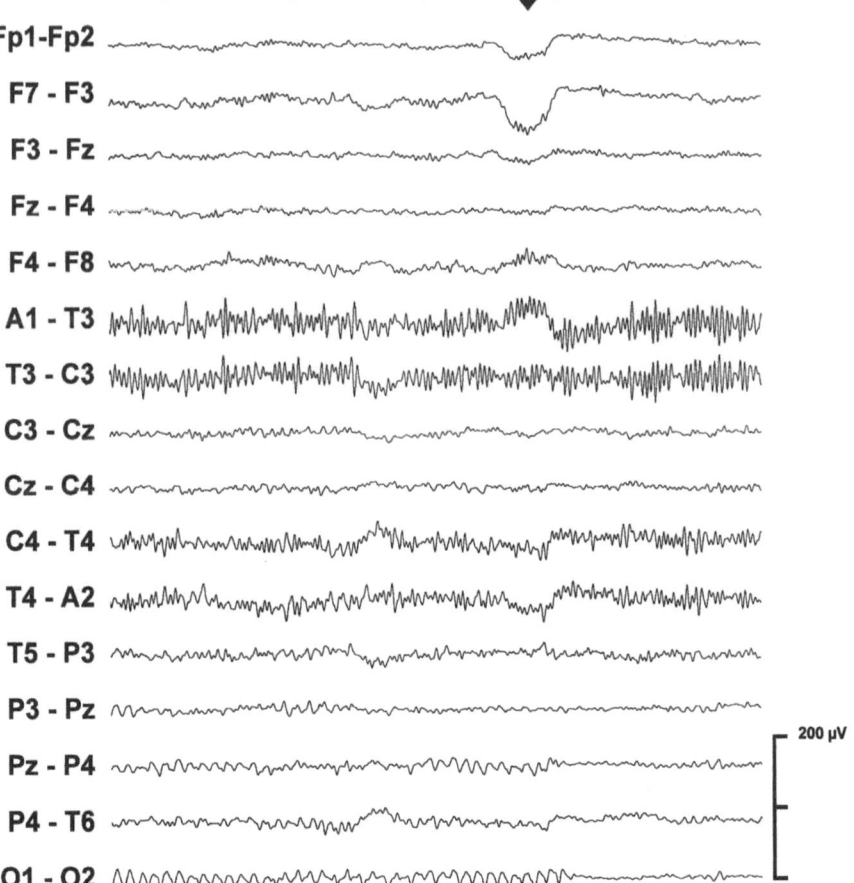

Abb. 2.5b (Legende siehe S. 15)

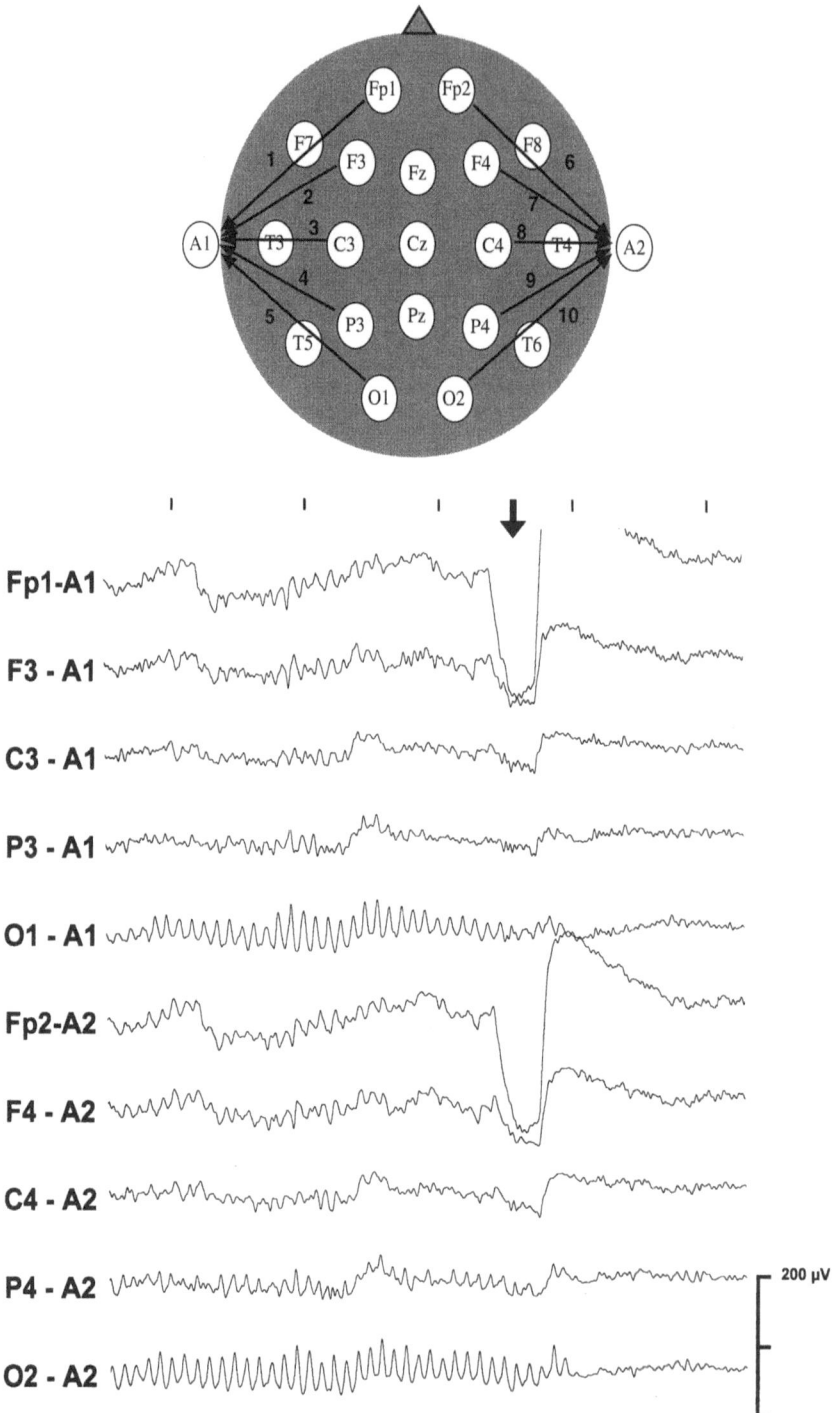

Abb. 2.5c (Legende siehe S. 15)

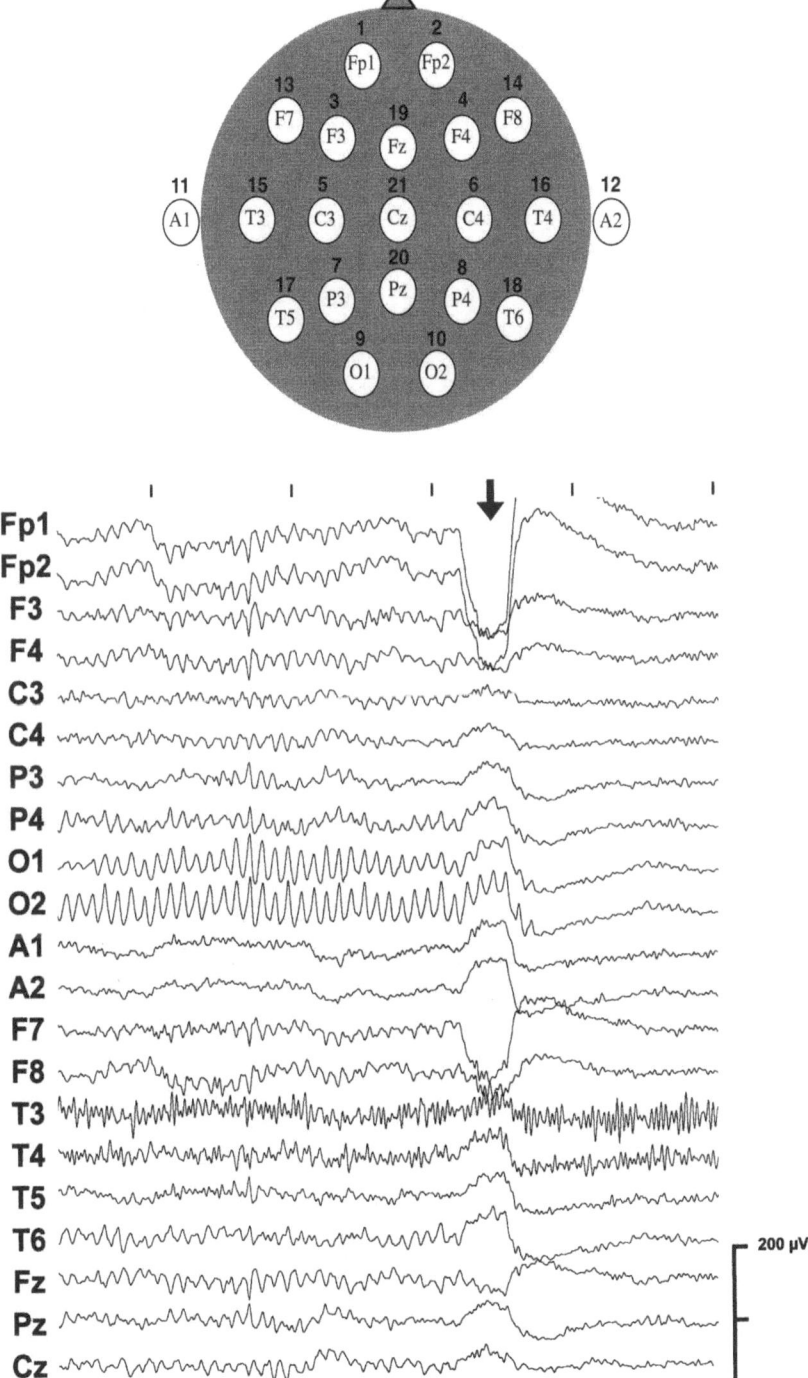

Abb. 2.5d (Legende siehe S. 15)

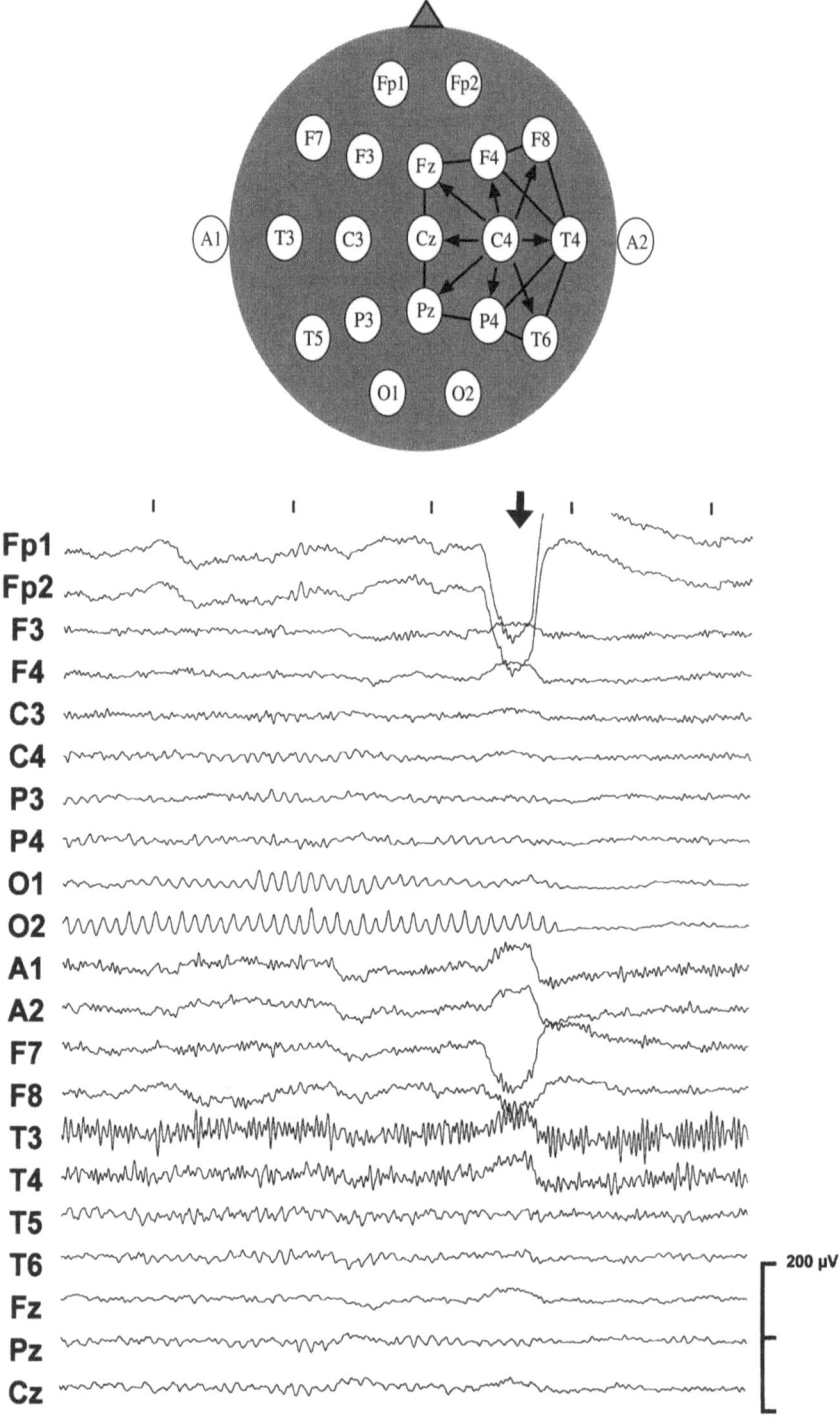

Abb. 2.5e (Legende siehe S. 15)

Aktivität, da das EKG als Störfaktor einfließt. Zur Ableitung des EEG wird daher eine Referenzelektrode am Kopf gewählt, beispielsweise die Mastoide (A1 und A1) oder Cz. Dementsprechend sind die übrigen Ableiteelektroden bei Schaltung gegen eine zwangsläufig aktive Referenz am Kopf immer mit der Einstreuung elektrischer Aktivität durch die Referenz behaftet.

Bei der Ableitung des klinischen EEG werden nacheinander verschiedene Schaltungen verwendet (Abbildung 2.5). Dies bedeutet, daß die EEG-Kurven durch den Wechsel der Referenz unterschiedlich zur Darstellung kommen, Artefakte besser abgegrenzt und die Lokalisation von Graphoelementen genauer bestimmt werden kann. Der Vorteil der digitalen EEG-Aufzeichnung liegt darin, daß derselbe Registrierabschnitt nachträglich in verschiedenen Schaltungen betrachtet werden kann, was neben der besseren Beurteilbarkeit des EEG auch für didaktische Zwecke hilfreich ist. Zudem ist die quantitative Weiterverarbeitung erleichtert. Beachtet werden sollte, daß beispielsweise zur Beurteilung von Spike-Aktivität oder lokalisierten Gruppen keine der Schaltungen ein „realistisches" Bild widerspiegelt, sondern Teilaspekte hervorheben. Unter Verwendung verschiedener Schaltungen können die jeweiligen Vorteile genutzt werden und erlauben eine optimale Beurteilung der Kurven.

2.4. Terminologie und Beschreibung des EEG

Frequenz der Graphoelemente

Potentialschwankungen werden in Frequenzbereiche mit griechischen Buchstaben eingeteilt (Tabelle 2.2). Die Abgrenzung des Alpha-Frequenzbereiches (8–13/s, Abbildung 2.6) ist klinisch-empirisch begründbar, da eine Verlangsamung unter 8/s häufig mit pathologischen Befunden und Funktionsstörungen

Tabelle 2.2. Klassische Frequenzbänder mit den am häufigsten verwendeten Frequenzgrenzen

Bezeichnung	Frequenzgrenzen	Charakteristik
Gamma-Wellen	Über 30/s	Geringe Bedeutung in der Routinediagnostik
Beta-Wellen	13–30/s	Präzentral und frontal auftretend, vor allem bei aktiver Angespanntheit, aber auch in subvigilen Stadien
Alpha-Wellen	8–13/s	Häufig als Grundrhythmus mit okzipitaler Ausprägung, Amplitude ca 40–60 µV
Theta-Wellen	3,5–8/s	Physiologisch singuläres Auftreten bei Gesunden im Wachzustand, gruppiert in subvigilen Stadien
Delta-Wellen	0,5–3,5/s	Dominieren das Bild der Tiefschlafstadien (D), E
Subdelta-Wellen	Unter 0,5/s	Geringe Bedeutung in der Routinediagnostik

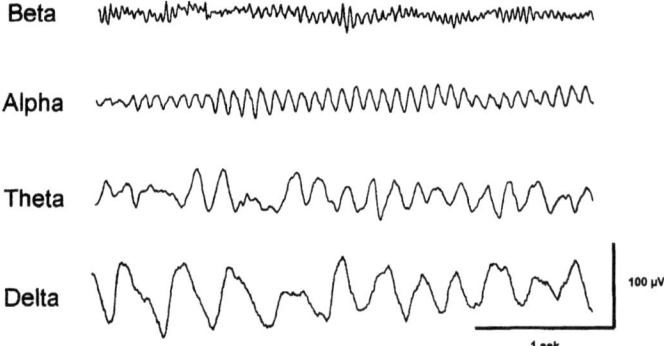

Abb. 2.6. Darstellung der klassischen Frequenzbänder Delta, Theta, Alpha und Beta.

einhergeht. Die Abgrenzung zum Beta-Bereich (13–30/s) gründet sich hauptsächlich auf ihre andere topographische Verteilung (über präzentralen und frontalen Ableitepunkten) und die geringe Beeinflußbarkeit durch Augenöffnen.

Die Differenzierung des Theta- (3,5–8/s) und Delta-Frequenzbereiches (0,5–3,5/s) läßt sich durch deren hauptsächliches Auftreten in unterschiedlichen Schlafstadien begründen. Darüber hinaus kann unter pathologischen Bedingungen wie beispielsweise einer Enzephalitis eine Verlangsamung bis in den Delta-Bereich Hinweis auf eine zunehmende Schwere im Verlauf sein.

Morphologie der Graphoelemente

Im EEG finden sich neben nahezu sinusförmiger (monomorpher) Aktivität alle Übergänge zu vielgestaltigen (polymorphen) Potentialformen mit gegenseitiger Überlagerung. Ein Herdbefund kann beispielsweise durch kontinuierliche sinusoidale monomorphe Delta-Aktivität gekennzeichnet sein, häufiger jedoch durch kontinuierliche polymorphe Delta-Tätigkeit, teils kombiniert mit Theta-Wellen. Der Alpha-Grundrhythmus hat beim Gesunden zumeist modulierte Amplituden mit fortwährender Zu- und Abnahme im Verlauf weniger Sekunden, was als spindelige Aktivität oder Spindel bezeichnet wird.

Chronologie der Graphoelemente

Einzelne Potentiale oder Potentialkomplexe können kontinuierlich oder diskontinuierlich in einer EEG-Registrierung auftreten. Das diskontinuierliche Erscheinen der Potentiale kann vereinzelt, in Gruppen (mindestens 2 Potentiale), Serien (Auftreten über mehrere Sekunden) und Strecken (Andauern über mehrere Seiten) geschehen.

Topographie

Bei Auftreten der Graphoelemente über mehreren Hirnrindenarealen kann die Beschreibung mit Begriffen wie „vorne" (z B ß-Tätigkeit) oder „hinten" (z B Alpha-Grundrhythmus) ausreichend sein Bei Auftreten an den meisten Elektroden ohne bedeutende regionale Akzentuierung ist die Bezeichnung diffus üblich, während bei Auftreten an allen Ableitepunkten der Terminus „generalisiert" verwendet wird

Bei lokalisierten Besonderheiten können EEG-Charakteristika zunächst als lateralisiert, unilateral oder seitenbetont umrissen werden, wenn möglich sollte jedoch eine genaue Beschreibung der topographischen Verteilung durch Angabe der entsprechenden Elektroden oder Hirnrindenareale erfolgen (Abbildung 2 4) Die neuroanatomische Zuordnung der Elektrodenpotentiale ist jedoch mit einer gewissen Unschärfe behaftet, was in der Lokalisationsbestimmung von Graphoelementen berücksichtigt werden sollte Aktivität im vorderen Temporallappen stellt sich beispielsweise gelegentlich in frontalen (F7, F8) Ableitepunkten dar Darüber hinaus erscheint eine lokalisierte Aktivität durch die verschiedenen Schaltungen in unterschiedlicher Ausprägung und Verteilung (siehe auch Kapitel 2 3)

Das pathologische EEG

Bei der Beurteilung einer EEG-Ableitung ist zu bedenken, daß die Registrierung lediglich einen Zeitraum von 20–30 Minuten umfaßt und somit ein zeitlich sehr begrenzter Abschnitt zerebraler Aktivität der Auswertung zugrundeliegt Dementsprechend können beispielsweise Hinweise auf gesteigerte zerebrale Erregbarkeit der Registrierung entgehen

Als **paroxysmale Potentiale** werden gruppierte Graphoelemente bezeichnet, deren Amplituden und Frequenzen sich deutlich vom EEG-Gesamtbild

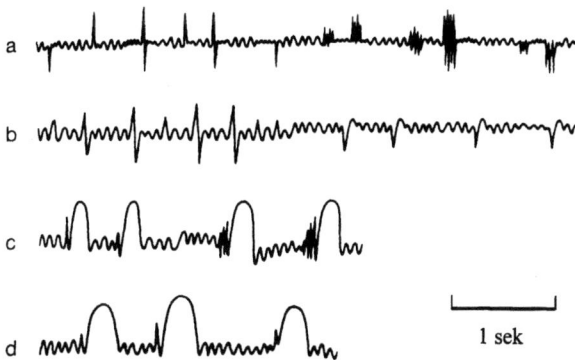

Abb. 2.7. Graphoelemente als Ausdruck zerebraler Erregungssteigerung (aus Pongratz, Klinische Neurologie, 1992) *a* einzelne Spitzen (spikes) und Multispikes, *b* steile Wellen (sharpe waves), *c* Spike-Wave-Komplexe und Multispike-Wave-Komplexe, *d* Sharp Slow Wave Komplexe

Tabelle 2.3. Merkmale der Allgemeinveränderung (AV)

Leichte AV	Grundrhythmusverlangsamung auf 6–7(8)/s
	Gegebenenfalls Einstreuung noch langsamerer Theta-Wellen
	Visuelle Blockadereaktion meist noch erhalten
Mittelgradige AV	Weitere Verlangsamung des Grundrhythmus
	Vermehrt Delta-Aktivität
	Häufig mangelnde visuelle Blockadereaktion
Schwere AV	Dominieren von diffuser Delta-Aktivität
	Klinisch fast immer Bewußtseinsstörungen
	Keine/kaum Beeinflussung des EEG durch Außenreize

abheben, plötzlich auftreten und schnell wieder verschwinden (Abbildung 2.23). Paroxysmale Aktivität wird fälschlicherweise häufig mit dem Auftreten von steilen Graphoelementen gleichgesetzt. Spike-Wave-Komplexe treten zwar paroxysmal in Erscheinung, in gleicher Weise kann dies jedoch auch für gruppierte Delta-Theta-Tätigkeit gelten, ohne daß damit eine gesteigerte zerebrale Erregungsbildung verbunden ist.

Bei den **steilen Graphoelementen** (Abbildung 2.7) unterscheidet man zwischen steilen Wellen mit einer Dauer von 80–200 ms und Spitzen mit einer Dauer von weniger als 80 ms. Elektrophysiologisch erklärt man sich das Auftreten der steilen Wellen und Spitzen durch eine abnorme Synchronisierung der PSP. Die anschließend auftretende und als „Wave" bezeichnete langsame Welle ist Ausdruck verschiedener Hemmechanismen der umliegenden Neuronenverbände (früher auch „Bremswelle" genannt), die räumlich weiter verteilt sind, als die vorangehenden Spikes. Bei tiefer Lokalisation der Spike-Aktivität ist manchmal nur die Wave-Komponente dem oberflächlichen EEG zugänglich.

Eine generalisierte Verlangsamung der EEG-Aktivität wird als **Allgemeinveränderung (AV)** bezeichnet. Der Begriff wird nicht einheitlich verwendet und teilweise unterschiedlich definiert. Zumeist werden 3 Schweregrade der Allgemeinveränderung unterschieden (Tabelle 2.3). Ein Beispiel für eine leichte Allgemeinveränderung findet sich in Abbildung 2.19.

Das Dominieren unregelmäßiger Delta-Wellen in allen Ableitekanälen bei fehlendem Grundrhythmus wird von einigen Autoren als **diffuse Dysrhythmie** bezeichnet. Solche EEG-Bilder finden sich beispielsweise bei schweren Arzneimittelvergiftungen oder akuten Enzephalitiden und können begrifflich auch unter dem Terminus schwere Allgemeinveränderung erfaßt werden.

Als **Herd** werden örtliche Anomalien bezeichnet, die eng umgrenzt auftreten oder mehrere Hirnregionen betreffen (Abbildung 2.14a). Der Terminus Fokus wird eher für das umschriebene Auftreten steiler Graphoelemente verwendet.

Artefakte

Die Bezeichnung durch griechische Buchstaben darf nicht für Artefakte verwendet werden. Bei Auftreten langsamer frontaler Wellen, die nicht als Augenartefakte oder gruppierte langsame zerebrale Aktivität klassifiziert werden konnen, sollten Umschreibungen wie „ Wellen aus dem Delta-Frequenzbereich' gewahlt werden Deren Bedeutung kann in der Befundinterpretation weiter diskutiert werden

Eine Unterscheidung zwischen zerebraler Aktivitat und artefiziellen Potentialen ist nicht in jedem Fall moglich und sollte dementsprechend im Befund vermerkt werden Gegebenenfalls ist eine Wiederholungsableitung zu empfehlen Eine gute Darstellung zum Thema EEG-Artefakte findet sich in Zschocke (1995)

Der EEG-Anforderungsbogen

Die Beurteilung des EEG ist nur sinnvoll, wenn dem EEG-Auswerter ein Mindestmaß an Informationen zur Verfugung steht Dem behandelnden Arzt fallt daher die Aufgabe zu, einen Anforderungsschein (Abbildung 2 8) mit den notigen klinischen Angaben auszufullen Dies beinhaltet die Auflistung aller Pharmaka einschließlich der Dosis und der bereits am Ableitetag eingenommenen Menge, sowie die Verabreichung eines Depotneuroleptikums Bei Verdacht auf Medikamentenintoxikation sollten die Plasmaspiegel vermerkt werden Da auch eine Tage zurückliegende einmalige Gabe von Benzodiazepinen zu EEG-Veranderungen fuhren kann, sind Angaben hierzu sinnvoll

Wahrend der Ableitung ist die Dokumentation des momentanen Zustandes und Verhaltens des Patienten durch die EEG-Assistenten/innen sehr wichtig Neben Angaben zur Vigilanz und zu Bewußtseinsstorungen sollten besondere Ereignisse wie Tremor, Myokloni, Schwitzen und das Auftreten von motorischen Phanomenen bei einem Krampfanfall sowie die Mitarbeit bei der Hyperventilation vermerkt werden

Der EEG-Befund

Der EEG-Befund sollte in eine Beschreibung und eine Beurteilung gegliedert sein Die Beschreibung umfaßt eine moglichst objektive Darstellung der beobachteten Graphoelemente, deren zeitliche Abfolge und topographische Verteilung Diese Beschreibung sollte sich auf die gangige Nomenklatur beschranken und keine Interpretationen enthalten Die Angaben vermitteln dem anfordernden Arzt einen Eindruck vom EEG und erlauben einen Vergleich mit Vorableitungen Meist ist es fur den Auswerter unverzichtbar, Vorableitungen anzusehen Hier sind die Moglichkeiten des digitalen EEG von Vorteil, da es durch leistungsfahige Speichermoglichkeiten eine unkomplizierte Ruckschau auf vorangegangene Ableitungen erlaubt Ein Kurvenausdruck, der beispielsweise auf der Ruckseite des Befundes Platz findet, macht die Beschreibung fur den Leser besser verstandlich Auf diese Weise konnte die Kommunikation zwischen EEG-Labor und Kliniker verbessert werden

In der Beurteilung kann auf eine Zusammenfassung der beobachteten EEG-Charakteristika verzichtet werden, da diese Angaben bereits in der Beschreibung enthalten sind Hingegen kann der physiologische oder pathologische Charakter der EEG-Kurve in Begriffe gefaßt werden (z B Alpha-EEG, Herd-

Anmeldung zur EEG-Ableitung
EEG-Labor: Tel.: 5160-3404, o. - 3321

Name, Vorname: _____ Geburtsname: _____

Geburtstag: _____ Aufnahmetag: _____

Station: _____ ambulant: _____ behandelnder Arzt: _____

Vorläufige Diagnose bzw.
Differentialdiagnose: _____ ICD 10:_____

Nebendiagnosen: _____

Aktueller klinischer Befund:
Schädlicher Alkohol-/Drogengebrauch   Ja   Nein
Neurologische Halbseitensymptomatik: Ja   Nein
Zeichen eines hirnorganischen Psychosyndroms: Ja Nein

Wenn ja, bitte nähere Angaben: _____

Untersuchungsergebnisse
cCT, MRT, SPECT, PET: _____

Schlafentzug zuletzt am: _____ Elektrokrampftherapie zuletzt am: _____

Fragestellung: _____

Aktuelle psychotrope Medikation (nähere Angaben auf Medikationsbogen): Ja   Nein
Telefonische Befundübermittlung erwünscht?   Ja   Nein
Wenn ja, Telefonnummer:

Verhalten bei der Ableitung (Bewußtseinszustand, Mitarbeit bei der Hyperventilation etc.):

BEFUNDUNG: Ableitedatum: Ableitenummer:

Beschreibung:

Beurteilung:

Abb. 2.8. Beispiel für einen EEG-Anforderungsbogen.

storung, Allgemeinveranderung) Auf Vorbefunde soll in der Beurteilung Bezug genommen werden. Die anschließende klinische Interpretation setzt die gegebenenfalls aufgetretenen pathologischen Veranderungen in Beziehung zur klinischen Symptomatik. In der Regel sind fur bestimmte EEG-Phanomene mehrere Ursachen in Betracht zu ziehen, da bei den meisten Funktionsstorung keine spezifischen Veranderungen auftreten. So ist beispielsweise bei einer Verlangsamung des Grundrhythmus auf unter 8/s an eine metabolisch bedingte zerebrale Funktionsstorung, Medikamentenintoxikation oder eine Alzheimer-Demenz zu denken. Erst die klinischen Angaben uber Laborparameter, Plasmaspiegel von Medikamenten oder die Psychopathologie erlauben eine sinnvolle Interpretation. Fur den Fall, daß diese Untersuchungen nicht durchgefuhrt wurden, sollte sie im Befund empfohlen werden. Mit Wiederholungsableitungen kann der Erfolg therapeutischer Maßnahmen kontrolliert werden. Eine Frequenzzunahme des Grundrhythmus beispielsweise im Zuge der Korrektur abnormer Plasmaspiegel erlaubt die Ursachen zu klaren. Durch Verlaufsuntersuchungen kann auch eine „normale" Grundrhythmusfrequenz von 9/s dann als Verlangsamung erkannt werden, wenn in spateren Ableitungen die Frequenz stabil bei 11/s liegt. Dementsprechend kann bei Fehlen einer pramorbiden Ableitung das aktuelle EEG bei einer organisch-zerebralen Storung falschlich unauffallig erscheinen.

Provokationsmethoden

Die drei heute noch eingesetzten Provokationsmethoden in der psychiatrischen EEG-Diagnostik sind Hyperventilation, Fotostimulation und Ausnutzung des Schlafes. Durch diese Techniken versucht man in erster Linie Hinweise auf eine gesteigerte zerebrale Erregbarkeit und hirnlokale Storungen zu gewinnen. Fur Interessierte sei auf die gute Ubersicht verschiedener Provokationsmethoden in Kugler (1981) verwiesen.

Bei der **Hyperventilation (HV)** wird der Patient aufgefordert, mindestens 4 Minuten lang besonders tief ein- und auszuatmen. Dadurch kommt es zu einer Verminderung der Kohlendioxidkonzentration im Blut und einer leichten Gefäßverengung im Gehirn, die zur Provokation von abnormen Graphoelementen fuhren kann. Hinsichtlich einer epileptischen Grunderkrankung provoziert die HV insbesondere bei primar generalisierten Anfallen in der Mehrzahl der Falle das Auftreten von SW-Komplexen, wahrend bei fokalen epileptischen Erkrankungen nur in 9 % zusatzliche Entladungen auftreten (Morgan u. Scott 1970). Weniger regelhaft ist die Provokation von Herdstorungen, die sogar durch Hyperventilation in der Intensitat abnehmen konnen. Eine geringe Verlangsamung des Grundrhythmus und das symmetrische Auftreten von Theta- und Delta-Wellen kann unter Berucksichtigung der klinischen Symptomatik in den sehr variablen Bereich der Normalbefunde eingereiht werden. Deutliche Verlangsamung des Grundrhythmus und das Auftreten von Gruppen langsamer Wellen in der ersten Minute der HV und ihr Andauern uber eine Minute nach Beendigung der HV, erharten den Verdacht auf eine funktionelle zerebrale Storung.

Bei der **Fotostimulation** wird der Patient während der Ableitung rhythmischen Lichtblitzen ausgesetzt, die in unterschiedlicher Frequenz und Intensität dargeboten werden. Während der Fotostimulation findet sich bei den meisten Gesunden eine Hemmung der Grundaktivität mit einer Kopplung der Graphoelemente an die Stimulationsfrequenz. Diese Kopplung äußert sich durch das synchrone Auftreten von Potentialen und Lichtblitzen. Die Hemmung der Grundaktivität kann diagnostisch genutzt werden, um ein ß-EEG (Kapitel 2.6) von pharmakogen induzierter ß-Tätigkeit zu unterscheiden. Bezogen auf die Frage nach einer epileptischen Erkrankung ist die Fotosensibilität diagnostisch hilfreich, wenngleich die individuellen Reaktionen sehr unterschiedlich und teils schwer interpretierbar sind. Der Begriff Fotosensibilität beschreibt die Entwicklung von SW-Komplexen, die nicht mehr an die Lichtblitze gekoppelt sind und sich nach frontal ausbreiten. Diese Reaktion ist noch kein Beleg für eine Anfallserkrankung. Wenn SW-Komplexe auftreten und über Sekunden andauern, jedoch keine Absence auftritt, spricht man von einer fotoparoxysmalen Reaktion. Sofern nach Beendigung der Stimulation die SW-Komplexe selbständig weiterlaufen ist das Auftreten von spontanen Krampfanfällen bei diesem Patienten wahrscheinlich. Die fotoparoxysmale Reaktion ist allerdings selten und zusammengefaßt mit allen anderen Formen der Fotosensibilität finden sie sich bei weniger als 10 % der Epilepsiekranken und in 1 % der Gesunden.

Die **Ausnutzung des Schlafes** verbunden mit EEG-Untersuchungen dient in erster Linie zur Diagnostik bei Anfallserkrankungen. Die stärkste Provokation steiler Graphoelemente findet sich in der Einschlafphase (Stadium C nach Loomis et al. 1937 bzw. Stadium 2 nach Rechtschaffen u. Kales 1968). Bei Verdacht auf Epilepsie sollte daher im Routine-EEG das Einschlafen zugelassen werden. Ob der totale oder partielle Schlafentzug vor einer morgendlichen EEG-Ableitung einen zusätzlichen provokativen Effekt ausübt oder lediglich das Erreichen von Schlafstadium C begünstigt, ist umstritten.

Bei Patienten mit anamnestisch gesicherter Epilepsie muß durch die Provokation in 3–6 % der Fälle mit dem Auftreten von Anfällen gerechnet werden (Zschocke 1995). Treten schon spontan im EEG Hinweise auf eine gesteigerte Erregungsbildung auf, erbringen die verschiedenen Provokationsmethoden keinen weiteren diagnostischen Gewinn und sollten wegen der Gefahr einer Anfallsauslösung nicht durchgeführt werden.

2.5. Rechnergestützte EEG-Analyseverfahren

Die digitale Aufzeichnung des EEG ermöglicht die nachträgliche Bearbeitung und Analyse der aufgezeichneten Daten. Post hoc kann so die Verstärkung verändert, die Referenz gewechselt und jede beliebige Schaltung angewendet werden. Darüber hinaus eröffnen sich Möglichkeiten der computergestützten Analyse und graphischen Darstellung. Hierdurch können Zusatzinformationen gewonnen werden, die in den EEG-Kurven mit freiem Auge nicht erkennbar sind. Die Beurteilung des EEG kann durch folgende Verfahren verbessert werden:

Leistungsspektralanalyse (Powerspektralanalyse)

Mit Hilfe des mathematischen Verfahrens der Fourier-Transformation können die aufeinanderfolgenden EEG-Wellen in eindeutig definierbare Komponenten, nämlich Sinuswellen unterschiedlicher Frequenz zerlegt werden. Dieses Verfahren wird auch mit dem Begriff Spektralanalyse bezeichnet. Die Zerlegung in Sinuswellen ist allerdings eine mathematische Vereinfachung zur Beschreibung der unterschiedlichen Frequenzen, da die Existenz von Sinusschwingungen im Gehirn hypothetisch ist. Neben der Darstellung der einzelnen Frequenzen in einem EEG-Segment werden heute durch zusätzliche Berücksichtigung der Fläche unter der Kurve die Leistungsspektren (Powerspektren) berechnet. Die Leistungsspektren beinhalten somit neben der Frequenzinformation auch Angaben über die Größe der Amplituden, die quasi als „Leistung" betrachtet werden (Abbildung 2.9 a, b).

Die Grundlage zur Berechnung der Leistungsspektren ist in der Regel nicht die gesamte EEG-Ableitung sondern einzelne Segmente, die vom Auswerter durch Marker gekennzeichnet und ausgewählt werden. Eine Analyse der gesamten Registrierung wäre nicht sinnvoll, da hier Artefakte und vor allem Vigilanzschwankungen, die schon mit bloßem Auge deutliche Gestaltänderungen hervorrufen, miteinfließen würden. Üblicherweise werden mehrere Segmente von 2 oder 4 Sekunden Länge verwendet, die zusammengenommen einen „repräsentativen" Überblick über die Registrierung geben und nicht durch subvigile Stadien (B) beeinträchtigt sind. Die Leistungsspektren der Einzelsegmente werden gemittelt und als durchschnittliche spektrale Leistung ausgegeben.

Selbstverständlich wird das Analyseergebnis durch die Kriterien der Segmentauswahl bestimmt, weshalb dieses Verfahren nicht von vornherein als objektiv anzusehen ist. Darüber hinaus sind die ermittelten Powerwerte lediglich Durchschnittsangaben für eine mehrere Minuten dauernde EEG-Ableitung. Fluktuationen von Frequenz und Amplitude im Verlauf der Registrierung sind dann durch die Mittelwertbildung nicht mehr erkennbar. Da das EEG aber insbesondere durch die zeitliche Dynamik geprägt ist, sollte diese wichtige Information nicht verworfen werden. Darüber hinaus werden Potentialkomplexe, wie beispielsweise SW-Komplexe durch die Spektralanalyse in ihre Frequenzanteile zerlegt und sind somit nicht mehr als solche erkennbar. Beta-Tätigkeit und muskuläre Aktivität sind schwer voneinander zu trennen.

Wie noch weiter unten zu diskutieren sein wird, können insbesondere aus der Vigilanzdynamik des EEG interessante Verknüpfungen zu psychiatrischen Erkrankungen erwachsen. Aus diesem Grund kann es durchaus sinnvoll sein, gerade die Schwankungen der Vigilanz durch entsprechende Auswahl der Segmente zu parametrisieren.

Folgende Hauptvariablen können durch die Powerspektralanalyse erhoben werden:

- Absolute Gesamtpower im Frequenzbereich 1,5–30,0 Hz. Dieser Parameter vermittelt einen Eindruck von der spektralen Leistung aller Frequenzen im EEG. Häufig dient die Gesamtpower als Ausgangswert zum Berechnen der relativen Leistung einzelner Frequenzbänder.

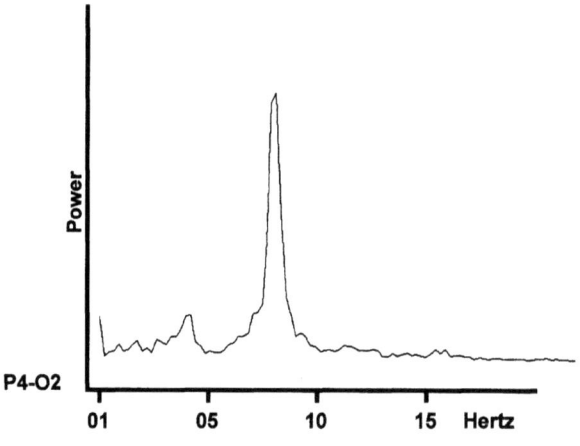

Abb. 2.9. a EEG eines gesunden Probanden in bipolarer Schaltung. **b** Beispiel für die daraus ermittelte spektrale Leistung (Power) in den einzelnen Frequenzbändern (Delta, Theta, Alpha, Beta) für die Schaltung P4 – O2. Die höchste Leistung findet sich im Alpha-Band bei 9/s. Geringere Werte stellen sich im Theta-Band um 4–5/s dar. Die Powerwerte im Beta-Band fallen demgegenüber vergleichsweise gering aus.

- Absolute Power der einzelnen Frequenzbänder (Delta, Theta, Alpha, Beta). Hier kann das Verhältnis der einzelnen Frequenzanteile untereinander beurteilt werden. Bei gesunden Probanden ist beispielsweise im Wachzustand die Power im Alpha-Band am größten. Nachteilig bei der absoluten Power ist die Abhängigkeit vom Übergangswiderstand der Elektroden und von der Dicke des isolierenden Schädelknochens.
- Relative Power der einzelnen Frequenzbänder. Die relative Power eines Frequenzbandes bezeichnet deren prozentualen Anteil an der Gesamtpower. So läßt sich beispielsweise der Anteil der Alphapower (8–13 Hz) an der Gesamtleistung (1,5–30 Hz) des EEG errechnen. Die relative Power ist weniger anfällig für ungleiche Übergangswiderstände. Es ist zu bedenken, daß ein scheinbarer Abfall der relativen Alphapower bei einer Kontrolluntersuchung auf eine artefaktbedingte Zunahme der Gesamtpower zurückgehen kann. Erst die Betrachtung der absoluten Gesamtpower, der absoluten Alphapower und der relativen Power ergibt ein genaueres Bild. Das Beispiel verdeutlicht die große Bedeutung der Artefaktkontrolle für die Berechnung der Power.
- Die dominante Frequenz ist die Frequenz mit der höchsten Leistung im EEG. Bei Gesunden im Wachzustand liegt sie zumeist im Alpha-Band bei 10/s. Die dominante Frequenz erlaubt das Erkennen sehr geringer Veränderungen, die mit freiem Auge nicht wahrnehmbar sind. Bei herabgesetzter Vigilanz im Stadium B oder C verschiebt sich die dominante Frequenz in den Theta- oder Delta-Bereich.

Praktische Bedeutung hat das Verfahren der fortlaufenden Spektralanalyse in der Anästhesie- und Intensivüberwachung erlangt, wo man durch automatische Ausschriebe von Kenndaten Hinweise auf das zerebrale Funktionsniveau erhält. In der psychiatrischen Forschung wird die Leistungsspektralanalyse angewendet, um diskrete Pharmakoeffekte oder EEG-Veränderungen im Verlauf psychiatrischer Erkrankung sichtbar zu machen.

EEG-Kartographie (EEG-Mapping)

EEG-Mapping stellt die räumliche Verteilung bestimmter EEG-Parameter durch eine zwei- oder dreidimensionale „Karte" bildhaft dar (Abbildung 2.10). Da die berechneten Verteilungsmuster nicht zwingend durch die darunterliegenden Hirnrindenareale generiert sein müssen, ist der häufig verwendete Begriff „Brain-Mapping" mißverständlich und sollte durch EEG-Mapping ersetzt werden (Zschocke 1995).

Der Vorteil des Mapping liegt in der visuell klareren Darstellung der räumlichen Verteilungsmuster der EEG-Parameter. Ein detailliertes Mapping macht jedoch bei begrenzter Anzahl von Elektroden eine räumliche Interpolation notwendig. Diese Interpolation erzeugt virtuelle Werte, die zwar die Darstellung verbessern, jedoch nicht in statistische Analysen eingehen sollten. Daher ist die Verwendung einer großen Anzahl von Elektroden anzustreben.

Grundsätzlich lassen sich verschiedene EEG-Parameter wie Amplituden, Frequenzen und Leistungsspektren kartographisch abbilden. Neben der Darstellung von Herden werden Maps in Forschungsbereichen eingesetzt, in denen diskrete EEG-Veränderungen dargestellt werden sollen. Dies betrifft beispielsweise Schwerpunktverlagerung der okzipitalen Alpha-Tätigkeit im Therapieverlauf oder ähnliche topographische Veränderungen unter Pharmakaeinfluß.

Ebenso wie bei der Berechnung der Powerspektren ist das EEG-Mapping artefaktanfällig. Ein weiteres Problem ist die Wahl der Referenz für die Mapping-Darstellung. Bei verbundenen Mastoiden als Referenz besteht die Gefahr einer Einstreuung von Artefakten oder eines temporo-basalen Herdes in die EEG-Karten, so daß eine sinnvolle Interpretation nicht möglich ist. Am ehesten scheint die Durchschnittsreferenz (average reference) für das Mapping geeignet, da Störungen einzelner Elektroden weniger Gewicht zufällt.

Kohärenzberechnung

Physiologischerweise besteht zwischen den EEG-Wellen (z.B. Alpha-Grundrhythmus) in anterior-posteriorer Richtung einerseits und interhemisphärisch andererseits eine zeitliche Versetzung der Amplitudenmaxima, die als Phasen-

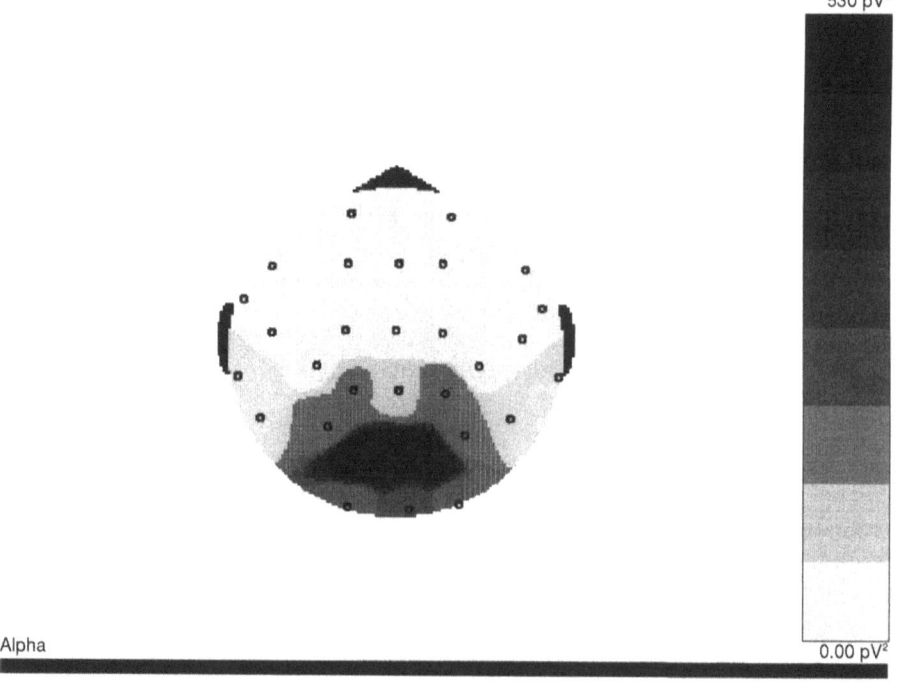

Abb. 2.10. Beispiel für eine EEG-Kartographie (Mapping) der spektralen Leistung im Alpha-Bereich bei einem gesunden Probanden. Die einzelnen Graustufen bezeichnen Gebiete gleicher Leistung. Die höchste Ausprägung findet sich über den okzipitalen und parietalen Skalpregionen mit einem raschen Abfall zu frontalen Abschnitten.

verschiebung bezeichnet wird Wahrend bei einem physiologischen Alpha-Rhythmus diese Phasenverschiebung anterior-posterior und interhemispharisch gering ist, kann durch eine funktionelle Storung diese Differenz vergroßert sein Der Begriff der Koharenz beschreibt die Ahnlichkeit einer Phasenbeziehung zwischen verschiedenen Hirnrindenarealen und ist hinsichtlich der Lateralisierungsforschung bei psychiatrischen Erkrankungen auf großes Interesse gestoßen Verschiedentlich wurden vor allem fur die Alpha-Grundaktivitat bei schizophrenen, depressiven und dementen Patienten uber eine verminderte inter- und intrahemispharische Koharenz berichtet Teils sind diese Auffalligkeiten spontan, teils erst unter kognitiven Aktivierungs- und Konzentrationsaufgaben im EEG meßbar

Fur das Phanomen der Koharenz wurde neurophysiologisch die Existenz neuronaler Verbindungen vermutet, die die Aktivitat verschiedener Hirnrindenareale koordinieren So ist bei bestimmten kognitiven Aufgaben oder beim Horen von klassischer Musik die Koharenz erhoht Die unter pathophysiologischen Bedingungen bei Schizophrenie und Demenzen unterschiedlicher Genese erniedrigte Koharenz wurde durch neuronale Fehlentwicklung, erworbene Storung der neuronalen Verbindungen und Aufmerksamkeitsdefizite erklart

2.6. Das normale EEG des Erwachsenen

Das „normale" und „abnorme" EEG

In der Medizin werden die Begriffe normal und abnorm in aller Regel zur Unterscheidung von gesund und krank verwendet Es ist haufige Praxis, bei der Beurteilung des EEG von abnormem oder normalem Kurvenverlauf zu sprechen, wobei hier die neurologischen Normalitatskriterien zur Anwendung kommen In diesem Sinne ware beispielsweise bei endogenen Psychosen in den meisten Fallen ein normales EEG zu diagnostizieren Wie in Kapitel 2 8 ausgefuhrt, ist jedoch auch bei affektiven und schizophrenen Erkrankungen mit Veranderungen im EEG zu rechnen, die vom statistischen Mittel einer gesunden Population abweichen, ohne daß aus neurologischer Perspektive ein abnormes EEG vorliegt Dies bedeutet, daß das EEG psychiatrischer Patienten ohne neurologische Storung in der Befundung anderen Normalitatskriterien unterliegen muß, die jedoch zur Zeit noch nicht klar definierbar sind Als Konsequenz sollten daher bei der Verwendung der Begriffe normal und abnorm deren organisch-neurologischer Charakter betont werden

Physiologische Grundrhythmen und Normvarianten

Die EEG-Kurve des gesunden Erwachsenen wird klassischerweise in vier Normvarianten unterteilt Alpha-, Beta-, Niederspannungs-EEG und Unregelmaßiges EEG Die Bestimmung der Normvarianten erfolgt anhand der Frequenz, Regelmaßigkeit und Auspragung des Grundrhythmus bei entspannter Ruhe mit geschlossenen Augen Diese Einteilung bezieht sich nahezu ausschließlich auf die Aktivität der okzipitalen Hirnregionen, so daß physiologische Potentialschwankungen anderer Hirnregionen dabei kaum von Bedeutung sind. Abweichend von dieser Einteilung sind verschiedene Alternativen vorgeschlagen worden, wie beispielsweise die Kategorisierung anhand der dominanten Frequenz.

Das Alpha-EEG

Das Alpha-EEG (Abbildung 2.11) findet sich bei über 80 % der Gesunden. Die durchschnittliche Frequenz der Grundaktivität beträgt in der Allgemeinbevölkerung 10/s bei okzipitalem und parietalem Ausprägungsmaximum. Die Schwankung der Grundrhythmusfrequenz beträgt höchstens 1,5/s. Beta-Wellen und flache Theta-Wellen treten überwiegend in der Präzentralregion auf. Durch Sinnesreize wird der im entspannten Wachzustand hervortretende Alpha-Rhythmus unterbrochen (Alpha-Blockade) und durch eine niedrige Beta-Aktivität ersetzt. Das Ausmaß der Alpha-Blockade ist abhängig von einer gleichzeitig fokusierten Aufmerksamkeit. Visuelle Eindrücke (durch Augenöffnen) haben den deutlichsten Blockadeeffekt, aber auch bildliche Vorstellungen bei geschlossenen Augen führen zu einer Alpha-Blockade. Nach Beendigung der Sinnesreizung oder Konzentration wird die Grundaktivität

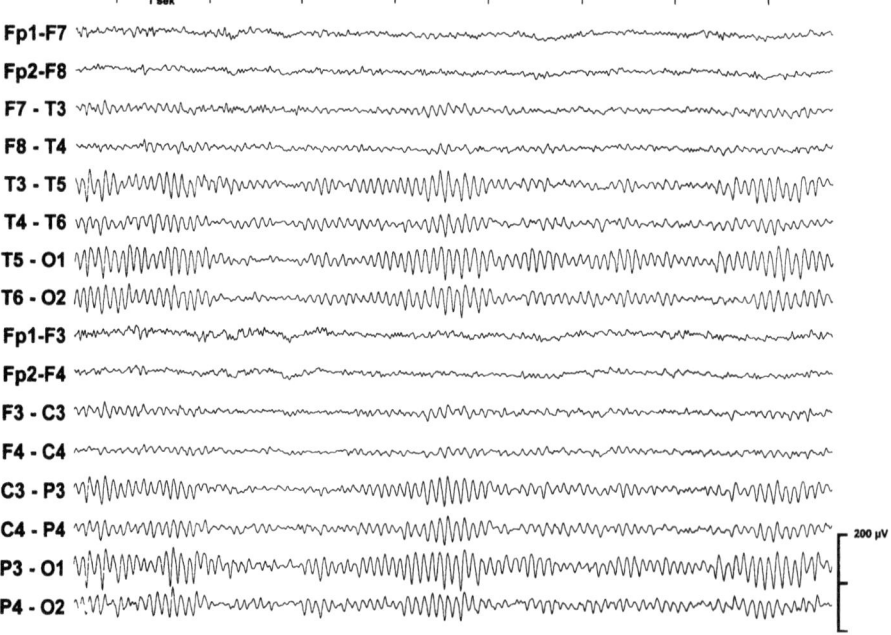

Abb. 2.11. EEG vom Alpha-Typ: In der bipolaren Längsreihe zeigt sich ein gut ausgeprägter, regelmäßiger und spindeliger Alpha-Rhythmus. Der Anteil anderer Frequenzen ist vergleichsweise gering.

wieder reaktiviert. Untersuchungen an eineiigen Zwillingen zeigen, daß die dominante Alpha-Frequenz bei ihnen in einer gegebenen Situation einander gleicht und genetisch bedingt ist.

Das Beta-EEG

Die Angaben über die Häufigkeit des Beta-EEG stimmen in der Literatur nicht überein. Zumeist wird ein Anteil von 5–10 % angenommen. Beschrieben wurde ein Häufigkeitszunahme im Alter bis auf 20 %. Anders als beim Alpha-EEG handelt es sich bei der Beta-Normvariante um ein Gemisch verschiedener rascher Frequenzen, deren Amplituden 20–30µV nicht überschreiten. Im konstitutionsgebundenen Beta-EEG ist die rasche Tätigkeit besonders über okzipitalen Arealen zu finden und durch Augenöffnen blockierbar.

Der Beta-Anteil im EEG wird durch den Vigilanzgrad mitbestimmt. Bei angespannter Wachheit, aber auch bei herabgesetzter Vigilanz im Leichtschlafstadium ist eine Zunahme der Beta-Tätigkeit zu beobachten. Die unterschiedlichen Häufigkeitsangaben zum Beta-EEG sind daher teilweise durch Vigilanzeffekte bedingt.

Das Niederspannungs-EEG (flaches EEG)

Charakteristisch für das Niederspannungs-EEG (Abbildung 2.12) ist das weitgehende Fehlen des Grundrhythmus an den okzipitalen Ableitepunkten. Die EEG-Kurve besteht aus niedrigen Wellen, welche 20 µV nicht überschreiten. Andere Autoren setzen einen Grenzwert von 10 µV fest, so daß bei dieser Normvariante die Angaben über die Häufigkeit deutlich schwanken und zwischen 3,6 und 9 % liegen. Bei genauerer Betrachtung oder höherer Verstärkung der EEG-Kurven finden sich unregelmäßige Wellen aus dem Beta-, Alpha- und Theta-Bereich.

Bevor eine Einstufung als konstitutionsgebundenes Niederspannungs-EEG vorgenommen werden kann, sind verschiedene Möglichkeiten auszuschließen, die ein ähnliches Stromkurvenbild hervorrufen können. Zu nennen sind die angespannte Wachheit, chronischer Alkoholismus, Residualbefunde nach schwerem Schädel-Hirntrauma und Zustände nach Enzephalitis.

Außerdem dürfte es sich bei dem Niederspannungs-EEG häufig um den Ausdruck eines subvigilen Vigilanzniveaus entsprechend dem Stadium B1 (Loomis et al. 1937, siehe Tabelle 2.4) handeln. Hierfür spricht, daß im Schlaf höhere Aktivität registriert werden kann, und daß es durch Hyperventilation und nach Augenschließen zu Alpha-Tätigkeit entsprechend einem A-Stadium kommt, welches jedoch nur für wenige Sekunden aufrechterhalten wird. Psychopathologische Auffälligkeiten von Menschen mit einer derartigen, vermutlich konstitutionsbebundenen Störung der Vigilanzregulation wurden von Bente (1964) beschrieben.

Das Niederspannungs-EEG weist in der Mehrzahl der Fälle einen einfach autosomal-dominanten Erbgang auf und bildet sich erst im Laufe der Pubertät

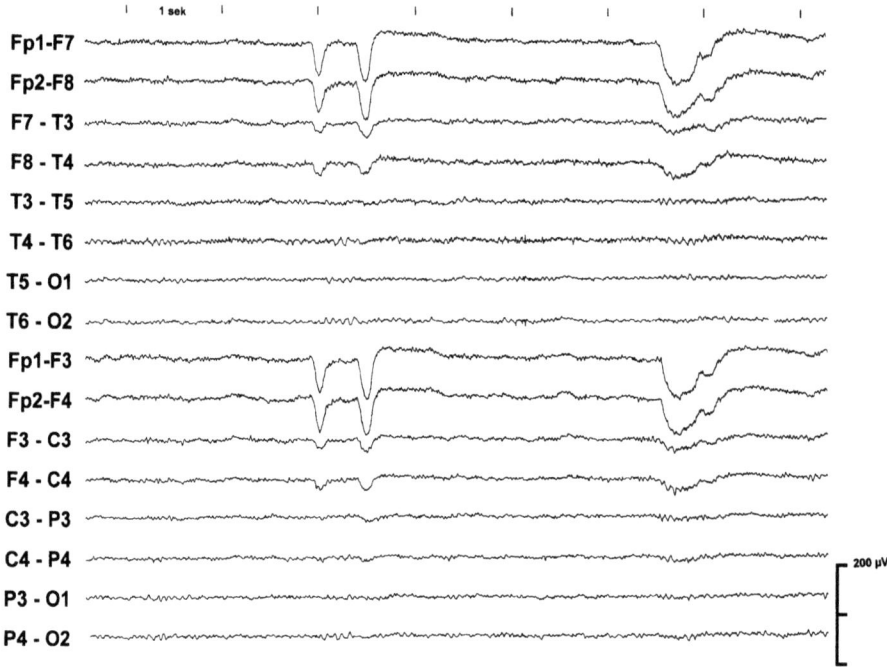

Abb. 2.12. Flaches EEG Die Ableitung ist geprägt durch ein Gemisch verschiedener Frequenzen aus dem Theta-, Alpha- und Beta-Bereich Auch in der Referenzableitung wird zu keiner Zeit eine Potentialamplitude höher als 20 μV erreicht

bis zum 20. Lebensjahr heraus. Durch die erbliche Komponente kann wie bei den meisten anderen Normvarianten durch Untersuchung von Verwandten ein Niederspannungs-EEG wahrscheinlich gemacht werden.

Das Unregelmäßige EEG

Die Frequenzschwankungen des Alpha-Rhythmus betragen mehr als 1,5/s. Zusätzlich wird das Kurvenbild bestimmt durch ein Gemisch langsamer und rascher Frequenzen, sowie eine verminderte Gliederung des sonst üblichen Alpha-Amplitudenabfalls von okzipital nach frontal. Hyperventilation verstärkt die Unregelmäßigkeiten.

Zeitliche Stabilität der EEG-Charakteristika

Die Verlaufsbeurteilung des psychiatrischen EEG ist nur dann möglich, wenn natürliche zeitliche Veränderungen der EEG-Charakteristika berücksichtigt werden. Die EEG-Tätigkeit des Gesunden wird durch kurzfristige Schwankungen der Vigilanz stark beeinflußt. Im Folgenden werden die mittel- und langfristigen Veränderungen behandelt.

Im Laufe von mehreren Wochen wurden bei gesunden Probanden Schwankungen des Alpha-Grundrhythmus von ca. 1 Hz beschrieben. Ähnliche Befunde, die auch das Auftreten anderer Frequenzen betreffen, wurden über eine Verlaufsperiode von bis zu 5 Jahren berichtet (Engel et al. 1947). Dagegen fand Saletu (1976) bei Gesunden keine signifikanten Veränderung der Durchschnittsfrequenz, Frequenzvariabilität, Durchschnittsamplitude oder Amplitudenvariabilität im Verlauf von drei Wochen und drei Monaten.

Inwieweit sich das EEG im Laufe von Jahrzehnten verändert, ist bisher noch nicht ausreichend untersucht worden. Bei Querschnittuntersuchungen mit sorgfältig ausgewählten gesunden Probanden hat sich jedoch gezeigt, daß selbst Hochbetagte einen raschen Alpha-Grundrhythmus haben können (Dierks et al. 1993). Dies spricht für eine hohe Stabilität der Grundrhythmusfrequenz und stellt die bisherige Annahme einer Frequenzverlangsamung im Laufe des Lebens in Frage. Genauere Aufschlüsse sind jedoch nur von langfristigen Längsschnittuntersuchungen zu erwarten.

Vigilanzdynamik

Die Vigilanz ist ein entscheidender, das EEG prägender Faktor und muß bei der Beschreibung und Beurteilung besonders berücksichtigt werden. Verschiedene Definitionen für Vigilanz wurden entwickelt, von denen die meisten die Reaktionsfähigkeit auf externe Stimuli, insbesondere visuelle, berücksichtigen. Vigilanz kann als die Bereitschaft des Organismus verstanden werden, mit angemessenem qualitativen und quantitativen Verhalten auf eine gegebene Situation zu reagieren.

Die charakteristischen und regelhaften EEG-Veränderungen beim Übergang vom Wach- in den Schlafzustand haben zu verschiedenen Stadieneinteilungen geführt (siehe hierzu auch Kapitel 3). Rechtschaffen u. Kales (1968) teilen den Schlaf in fünf verschiedene Stadien ein, welche durch die Morphologie des EEG, des Elektromyogramms (EMG) und des Elektrookulogramms (EOG) bestimmt werden. Diese Stadieneinteilung ist in der Beurteilung des Schlaf-EEG als Standard zu betrachten. Die in der Praxis abgeleiteten Ruhe-EEG zeigen vigilanzbedingte Veränderungen, die jedoch üblicherweise nicht die tiefen Schlafstadien erreichen. Von Ulrich (1994) wurde hervorgehoben, daß gerade die Vigilanzschwankungen zwischen entspannter Wachheit und dem Leichtschlafstadium viele psychiatrisch wichtige Informationen enthalten und besondere Beachtung verdienen.

Um die Vigilanzdynamik zwischen entspannter Wachheit und dem leichten Schlaf besser abbilden zu können, haben Bente (1964) und Roth (1961) die Schlafstadien nach Loomis et al. (1937) weiter untergliedert (Tabelle 2.4). Das Stadium 1 nach Rechtschaffen u. Kales wird in sechs Unterstadien aufgeteilt (A1, A2, A3, B1, B2, B3). Während sich Stadium A1 (Abbildung 2.13a) unmittelbar nach Lidschluß als posterior betonte Alpha-Tätigkeit darstellt, kommt es im Stadium A2 (Abbildung 2.13b) zu einer leichten Amplitudenzunahme bei gleichzeitiger geringer Frequenzabnahme und zu einer Anteriorisie-

Tabelle 2.4. Übersicht der gängigsten Einteilungen des EEG in Vigilanzstadien und die zugehörigen Verhaltenskorrelate. Die Stadieneinteilung nach Rechtschaffen u Kales (1968) hat sich in der Beurteilung des Schlaf-EEG durchgesetzt. Die Einteilung nach Bente (1964) und Roth (1961) wurde weiter untergliedert und eignet sich besonders zur Beurteilung der subvigilen Stadien (grau schraffiert), die häufig im EEG zu beobachten sind. Die Bestimmung der A- und B-Stadien bezieht sich auf die referentielle Ableitung gegen die Mastoidelektroden (A1 und A2)

Vigilanz bzw. Schlafstadien	Rechtschaffen u Kales (1968)	Dement u Kleitmann (1957)	Loomis et al (1937)	EEG-Kennzeichen	EOG	EMG
Aktiver Wachzustand	–	–	–	niedrige β-Aktivität („desynchronisiertes EEG")		
Entspannte Ruhe	Wach	I	A	dominierende α-Aktivität weiter nach Bente (1964) unterteilt in A1 okzipital betonte α-Aktivität A2 Anteriorisierung frontal < okzipital, geringe Verlangsamung und Amplitudenzunahme A3 Anteriorisierung frontal > okzipital, geringe Verlangsamung und Amplitudenzunahme	(+)	+++
Einschlafstadium	1		B	zerfallene α-Aktivität bei vorherrschender flacher Theta-Tätigkeit weiter nach Roth (1961) unterteilt in B1 rasche niedrige β-Aktivität („desynchronisiertes EEG"), teils in Spindeln B2 zusätzlich niedrige δ-Wellen B3 zusätzlich hohe δ-Wellen, Vertexwellen	++	++
Leichter Schlaf	2	II	C	Langsame Aktivität, Schlafspindeln und K-Komplexe	∅	+
Mitteltiefer Schlaf	3	III	D	20–50 % langsame, hohe δ-Aktivität (> 75 μV)	∅	+
Tiefschlaf	4	IV	E	> 50 % langsame, hohe δ-Aktivität (> 75 μV)	∅	+
Traumschlaf	REM	V	–	wie Stadium 1 mit Perioden rascher Augenbewegung	+++	∅

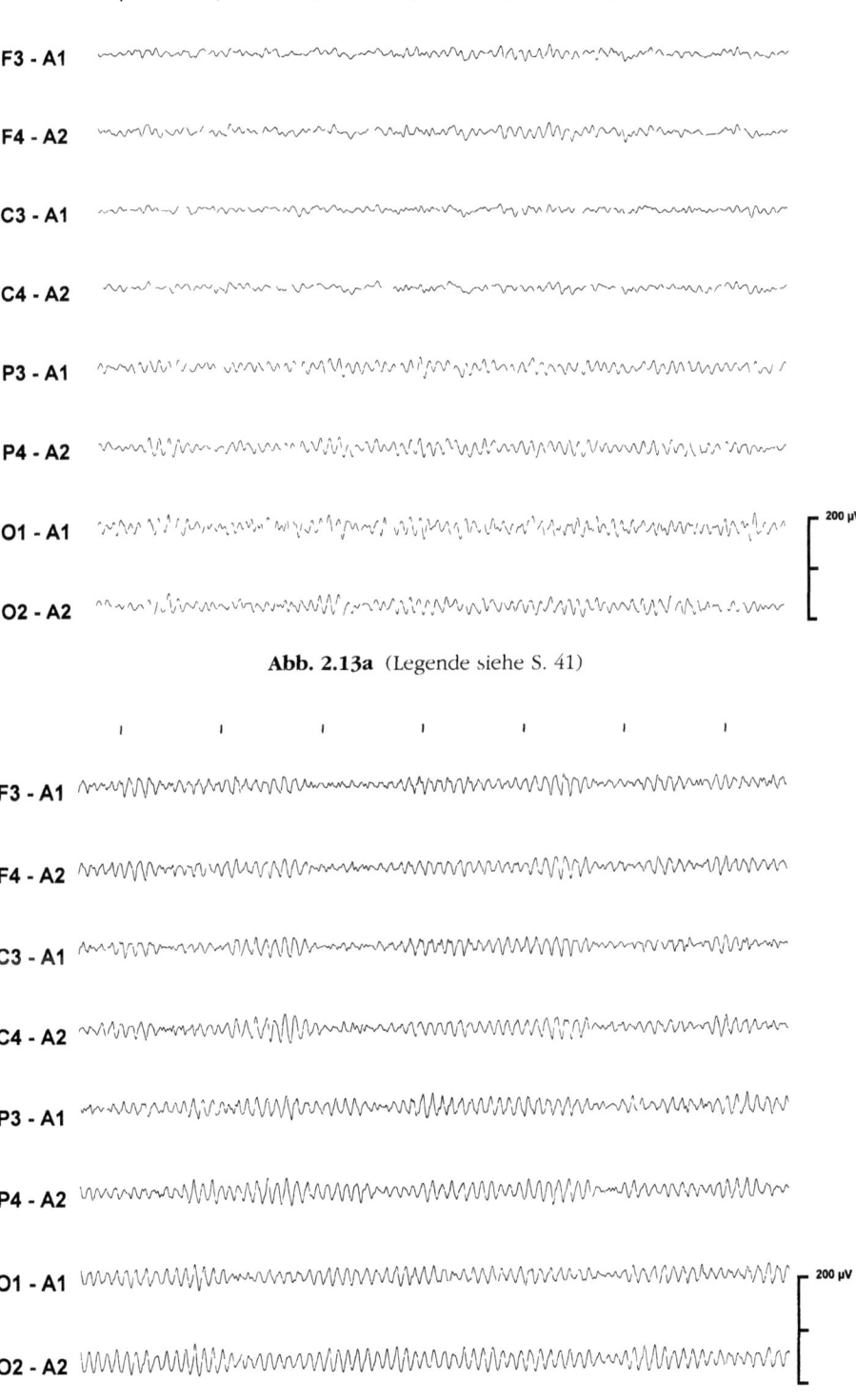

Abb. 2.13a (Legende siehe S. 41)

Abb. 2.13b (Legende siehe S. 41)

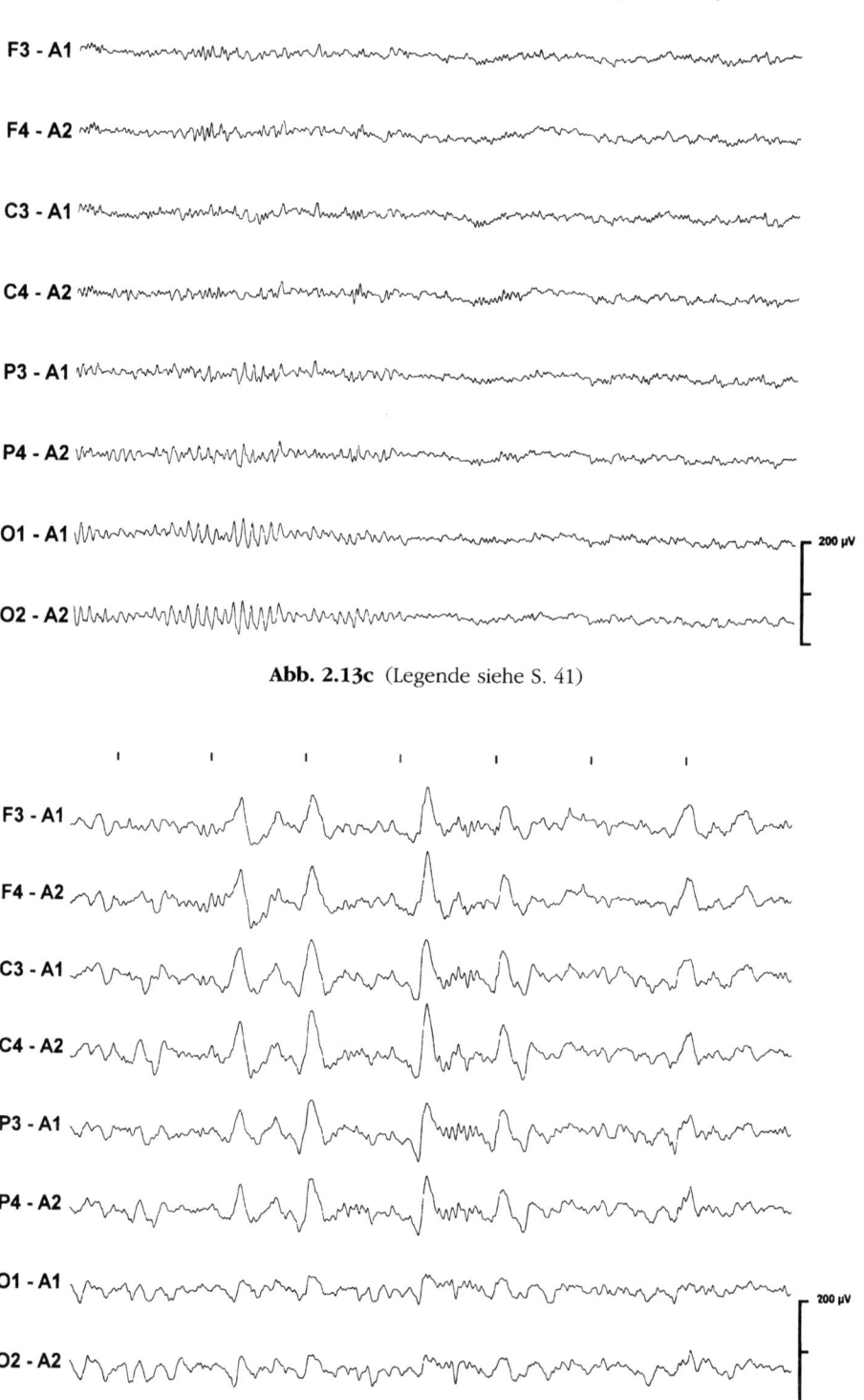

Abb. 2.13c (Legende siehe S. 41)

Abb. 2.13d (Legende siehe S. 41)

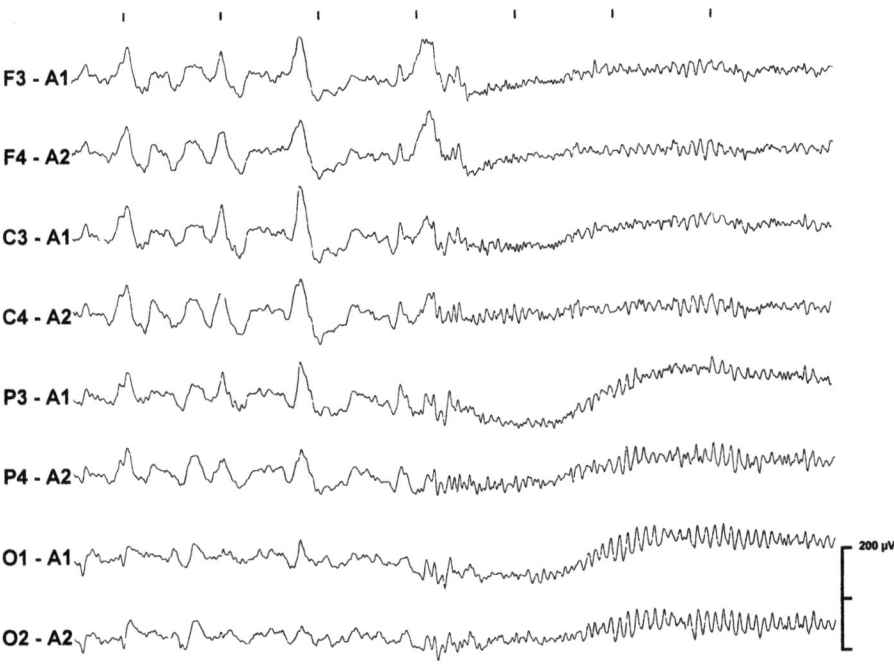

Abb. 2.13e. Referenzschaltung. Der Beginn der Registrierung zeigt hohe Delta-Aktivität sowie K-Komplexe als Ausdruck eines leichten bis mitteltiefen Schlafes an (Stadium C–D). In der Mitte der Abbildung Übergang ins Wachstadium A2 mit anteriorisierter Alpha-Tätigkeit

Abb. 2.13a. (vergleiche auch Tabelle 2.4) Referenzschaltung. Die Abschnitte mit okzipital ausgeprägtem Alpha-Grundrhythmus ohne frontale Ausbreitung markieren das Stadium A1. Zeitweilig finden sich auch Alpha-Wellen an vorderen Ableitepunkten entsprechend einem Übergang in Stadium A2

Abb. 2.13b. Referenzschaltung. Die Alpha-Tätigkeit stellt sich deutlich über frontalen Ableitepunkten dar (Anteriorisierung). Ist die Amplitude frontal niedriger als okzipital, handelt es sich um ein Stadium A2, bei frontalem Amplitudenmaximum ist das Stadium A3 erreicht

Abb. 2.13c. Referenzschaltung. Im Anfangsteil des Registrierabschnittes dominiert eine Alpha-Aktivität, die sich zeitweilig über frontalen Ableitepunkten abbildet (Stadium A2). Es folgt in der Mitte ein kurzer Abschnitt desynchronisierter Tätigkeit entsprechend einem Stadium B1, gefolgt von langsamen und niedrigen Theta-Wellen, die das Stadium B2 markieren

Abb. 2.13d. Referenzschaltung. Zu Beginn findet sich eine langsame Theta-Tätigkeit entsprechend Stadium B3. Anschließend Übergang in das Stadium C (Stadium 2 nach Rechtschaffen u. Kales) des leichten Schlafes mit K-Komplexen

rung. Bei weiterem Vigilanzabfall kommt es im Stadium A3 zu einer Verlagerung des Amplitudenmaximums auf die vorderen Regionen.

In den nachfolgenden B-Stadien findet sich keine Alpha-Tätigkeit mehr. Stadium B1 wird durch eine desynchronisierte spannungsgeringe Aktivität definiert, die fakultativ mit rascher Beta-Tätigkeit (20–30/s) überlagert sein kann (Abbildung 2.13c). Stadium B2 (Abbildung 2.13c) wird bestimmt von unregelmäßigen, flachen Theta-Wellen, Stadium B3 beinhaltet höhere 3–4 /s Delta-Wellen, vorwiegend über den vorderen und mittleren Regionen, sowie das Auftreten von Vertexwellen (Abbildung 2.13d). Das Stadium C (Abbildung 2.13e) entspricht dem Stadium 2 nach Rechtschaffen u. Kales (1968). Zusätzlich zur erläuterten Stadieneinteilung des Vigilanzniveaus kann der Zustand der angespannten Wachheit abgegrenzt werden. Dieses Vigilanzniveau findet sich bei Konzentrationsaufgaben wie beispielsweise Kopfrechnen. Darüber hinaus ist auch eine weitere Unterteilung der Schlafstadien C und D möglich, was zur Kontrolle von Narkosen nützlich ist (Kugler 1981).

Beim Beurteilen von Einflüssen der Vigilanz auf das EEG sind weitere Faktoren zu berücksichtigen:

- Qualität und Quantität des Nachtschlafes
- Stimulierende und sedierende Pharmaka
- Hirnorganische Störungen
- Psychogene Faktoren wie z.B. allgemeine Ängstlichkeit

Den abweichenden Befunde in der Vigilanzregulation bei psychiatrischen Patienten sind eigene Kapitel gewidmet (Kapitel 2.8).

Die dargestellte Stadieneinteilung A1–A3 wurde aufgrund der Referenzableitung gegen die Mastoide vorgenommen. Dadurch besteht die Möglichkeit, daß eine gemessene Alpha-Tätigkeit an frontalen Elektroden nicht von frontalen Hirnrindenarealen stammt, sondern durch Einstreuung von Alpha-Aktivität in die Mastoide bedingt ist. Da die Mastoidelektroden vorwiegend temporale Aktivität registrieren, kann es sich bei den Stadien A2 und A3 um eine „Temporalisierung" handeln. Da jedoch die Referenzschaltung die topographische Verlagerung der Alpha-Tätigkeit deutlich sichtbar macht und eine Kategorisierung erleichtert, ist sie für die Stadieneinteilung gut geeignet. Daher wird auch der Begriff der Anteriorisierung weiterhin verwendet.

2.7. Neurologische Störungen und EEG

Dem EEG können Hinweise auf organisch-neurologische Erkrankungen als Ursache psychiatrischer Störungen entnommen werden. Die häufigsten organischen Störungen und deren EEG-Korrelate sind:

Raumfordernde Prozesse

Zum Lokalisieren von raumfordernden Prozessen ist das EEG durch die Verfahren der strukturellen Bildgebung (cCT und MRT) weitgehend überflüssig geworden. Es gibt jedoch Fälle, in denen EEG-Herde einer sichtbaren strukturellen Läsion vorausgehen oder ohne diese auftreten (siehe Tabelle 2.1). Ein auffälliger EEG-Befund kann zudem Anlaß geben, ein cCT oder MRT durchzuführen. Weiterhin kann das EEG zur Verlaufsbeurteilung herangezogen werden. Bei Patienten mit vorausgegangenem neurochirurgischen Eingriff kann das Auftreten von Herdbefunden, beispielsweise bedingt durch intrakranielle Blutungen, zur weiteren neurologischen Ausschlußdiagnostik führen.

Raumfordernde Prozesse wie Tumore, Abszesse, Blutungen u.a. sind elektrisch inaktiv. Die lokalisierten Störungen im EEG sind bedingt durch die umliegend aktiven kortikalen Rindenfelder. Durch intrakraniellen Druckanstieg und andere sekundäre Folgen der Raumforderung können auch diffuse EEG-Veränderungen auftreten. Eine gute Darstellung zum Thema findet sich in Zschocke (1995). Die möglichen EEG-Befunde bei raumfordernden Prozessen sind:

- Lokalisierte meist irreguläre Delta- und/oder Theta-Aktivität, die auch als Herd von langsamer Tätigkeit bezeichnet wird.
- Lokalisiertes Auftreten steiler Graphoelemente, die auch als Fokus bezeichnet werden.
- Bereiche mit leicht verlangsamter Alpha-Tätigkeit oder deutlich erniedrigten Alpha-Amplituden im Seitenvergleich.

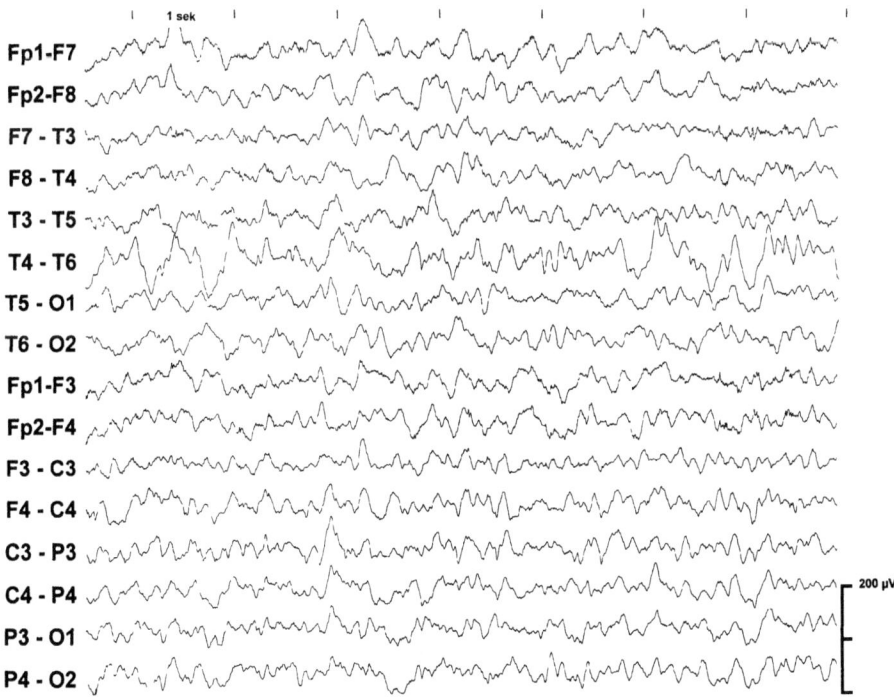

Abb. 2.14a. EEG einer 19jährigen Patientin, die mit einer Clozapin-Tagesdosis von 850 mg stationär-psychiatrisch aufgenommen wurde. Neben der dominierenden gruppierten Delta-Theta-Tätigkeit findet sich rechts temporal ein Herd langsamer Wellen.

– Nicht lokalisierte Veränderungen, wie Verlangsamung des Grundrhythmus, diffuse unregelmäßige langsame Tätigkeit und abnorm schneller Abfall der Vigilanz im EEG

Herdförmige EEG-Veränderungen können auch ohne faßbares strukturelles Korrelat, beispielsweise bei betagten Patienten und vereinzelt bei Gesunden auftreten. Zumeist sind diese Herde jedoch gering ausgeprägt und lediglich durch eine leichte Verlangsamung der Alpha-Tätigkeit im Seitenvergleich gekennzeichnet. Herdbefunde von größerem Ausmaß, die durch auffällige Theta- und Delta-Aktivität geprägt sind, können manchmal ohne sichtbare morphologische Zeichen durch Pharmaka erzeugt werden. Beispiele hierfür sind Lithium und Clozapin (Abbildung 2.14a). Bei Vorliegen eines solchen EEG sollte trotz der möglichen pharmakogenen Genese selbstverständlich eine bildgebende Diagnostik erfolgen. Bei Dosisreduktion oder Absetzen der Pharma kommt es in solchen Fällen zu einer Rückbildung der Herdstörung (Abbildung 2.14b).

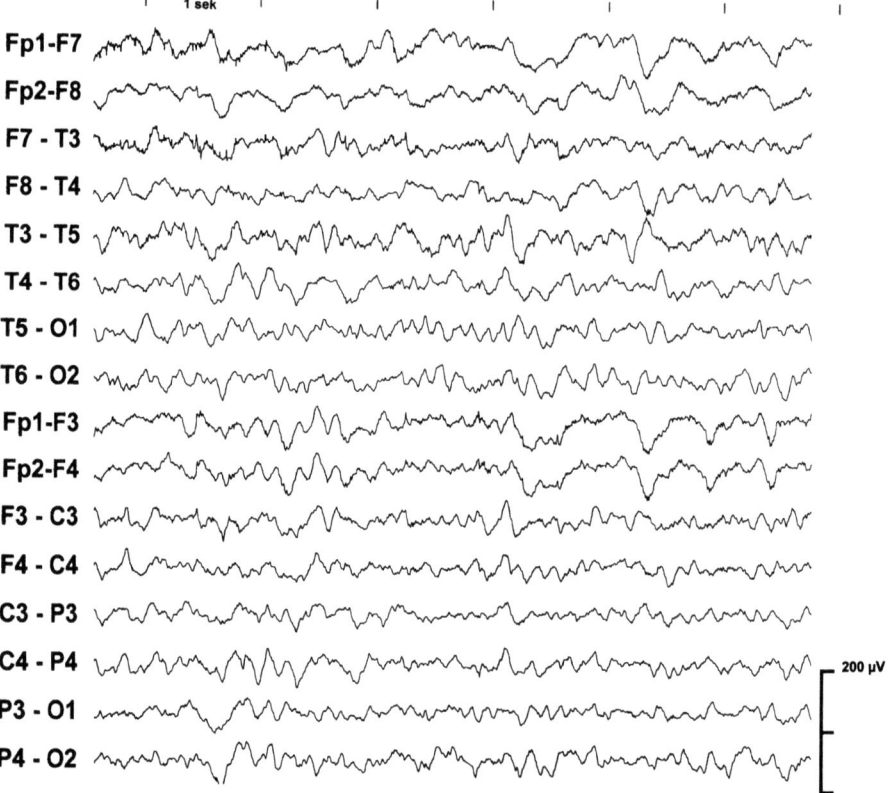

Abb. 2.14b. Unter Dosisreduktion auf 450 mg Clozapin ist im 7 Tage später durchgeführten Kontroll-EEG der Herd kaum noch wahrnehmbar Klinisch bestanden keine neurologischen Auffälligkeiten Eine MRT-Untersuchung mit Kontrastmittel ergab keinen Hinweis auf eine strukturelle Lasion

Zerebrale entzündliche Prozesse

Entzündliche Hirnerkrankungen führen nicht selten zu psychiatrischen Störungen, die den körperlichen Symptomen vorausgehen. Das EEG kann in diesem Zusammenhang diagnostisch richtungsweisend sein.

Eine akute **Meningitis** geht häufig mit einem unauffälligen EEG oder uncharakteristischen Veränderungen wie einer leichten Verlangsamung des Alpha-Rhythmus einher, die ohne Vergleich mit einem (gewöhnlich nicht vorhandenen) Ausgangs-EEG anfangs unerkannt bleibt. Erst bei zunehmender Beteiligung des neuronalen Gewebes, beispielsweise bei chronischer Menigitis tritt eine auffällige Verlangsamung des Grundrhythmus auf.

Deutliche EEG-Veränderungen finden sich bei einer **bakteriellen Meningoenzephalitis** bedingt durch die Mitbeteiligung des Hirnparenchyms. Neben der starken Verlangsamung des Grundrhythmus treten Gruppen, Serien und Strecken langsamer Wellen auf und prägen das Bild bis hin zur schweren Allgemeinveränderung. Verdächtig ist auch eine Rhythmisierung der Delta-Aktivität. Dies bedeutet, daß sich aus dem Kurvenbild Delta-Gruppen herausheben, die von Sekunden dauernden Epochen geringer Aktivität gefolgt sind. Die Delta-Gruppen treten in Abständen von 1–4/s auf. Dieses Muster findet sich in ähnlicher Form bei metabolischen Enzephalopathien und Virusenzephalitiden (s.u.). Teilweise finden sich steile Wellen, die generalisiert oder fokal auftreten und möglicherweise mit gelegentlich auftretenden epileptischen Anfällen in Verbindung stehen. Auch Verlangsamungsherde sind möglich.

Bei einer **Virusenzephalitis** mit neurotropen Viren befallen die Erreger aufgrund ihrer zellulären Präferenz direkt die Nervenzellen der grauen Substanz und verursachen damit nahezu immer Veränderungen des EEG, die denen der bakteriellen Meningoenzephalitis ähnlich sind. Bei der Herpes-Enzephalitis sind im Anfangsstadium häufig die Temporallappen befallen. Herde mit langsamer Tätigkeit in einer Temporalregion sind möglich, die im weiteren Krankheitsverlauf in eine periodische Aktivität und später in generalisierte Veränderungen übergehen. Der direkte Befall der Nervenzellen durch das **HIV-Virus** führt zu periodischen Delta-Gruppen, die jedoch seltener als bei der Herpes-Enzephalitis herdförmig akzentuiert sind. Eine klare Unterscheidung zu sekundären Infektionen wie Toxoplasmose, Kryptokokkose u.a. ist in der Regel nicht möglich (siehe auch Kapitel 2.8).

Im Rahmen der **Creutzfeldt-Jakob-Erkrankung (CJD)** kommt es nach der zunehmenden Verlangsamung des Grundrhythmus ebenfalls zu periodischen Mustern. Sie bestehen aus triphasischen Wellen und gelten bei einer Wiederholungsfolge von 1/s in Verbindung mit der entsprechenden klinischen Symptomatik als diagnostisch richtungsweisend. Bei einem Teil der Patienten sind die triphasischen Wellen zeitlich an Myokloni gekoppelt und lassen sich durch sensorische Stimuli provozieren. Zu Beginn der Erkrankung können triphasische Wellen fehlen. Dies gilt auch für den späten Krankheitsverlauf, der im EEG schließlich von weiterer Verlangsamung mit abnehmender Amplitude gekennzeichnet ist.

Zusammenfassung

Im Verlauf der meisten entzundlichen Hirnerkrankungen ist der Grundrhythmus verlangsamt, Delta-Theta-Wellen nehmen zu und periodische Muster treten auf Nahezu bei jeder Enzephalitis sind herdformige Storungen moglich, wenngleich die Herpes-Enzephalitis in besonderem Maße durch Storungen in der Temporallappenregion gekennzeichnet ist Die periodischen komplexen Muster haben bei den verschieden Erkrankungen eine variable Wiederholungsfolge von 1–4/s, zeigen jedoch bei der CJD charakteristischerweise eine Folge von 1/s und eine pragnante triphasische Form

Die beschriebenen EEG-Veranderungen sind grundsatzlich fluchtig und nicht in jeder Krankheitsphase anzutreffen, so daß bei Verdacht auf eine entzundliche Hirnerkrankung regelmaßig EEG-Kontrollen durchgefuhrt werden sollten Aufgrund der Ahnlichkeit der EEG-Bilder bei metabolischen Enzephalopathien kann die Beurteilung nur in Verbindung mit der Klinik (Psychopathologie, Liquorbefund, Ammoniakspiegel, Leber- und Nierenfunktionswerte etc) erfolgen

Metabolische Storungen

Eine **Hypoglykämie**, insbesondere bei plotzlichem Auftreten, kann erhebliche EEG-Veranderungen hervorrufen Es finden sich eine Grundrhythmusverlangsamung mit generalisierter Delta-Aktivitat im Sinne einer schweren Allgemeinveranderung und steile Graphoelemente Durch Zufuhr von Glucose normalisiert sich das Bild sehr schnell Bei einem **hyperglykämischen Koma** bilden sich ahnliche Veranderungen wie bei Hypoglykamie heraus, steile Graphoelemente sind jedoch selten

In leichteren Fallen einer **hepatischen Enzephalopathie** kann eine erhaltene Alpha-Tatigkeit vorliegen Mit zunehmender Schwere kommt es zu einer Frequenzverlangsamung, die eine gewisse Korrelation zum Ammoniakspiegel im Blut aufweist In schwereren Fallen von Leberfunktionsstorungen nehmen die langsamen Frequenzanteile im EEG zu und fuhren schließlich zum Bild einer schweren Allgemeinveranderung, die schließlich in das Auftreten triphasischer Wellen mundet Triphasische Wellen sind ein Hinweis auf eine ausgepragte Irritation des funktionell-neuronalen Gefuges Eine chronische hepatische Enzephalopathie geht haufig nur noch mit uncharakteristischen EEG-Veranderungen wie allgemeiner Verlangsamung einher, was durch Adaptationsvorgange bedingt sein durften

Bei akuter und auch chronischer **Niereninsuffizienz** finden sich ahnliche EEG-Veranderungen wie bei hepatischer Enzephalopathie Dies gilt auch fur steile Wellen, die vor allem bei der chronischen Niereninsuffizienz auftreten und haufig mit epileptischen Krampfanfallen einhergehen Nach Dialyse von niereninsuffizienten Patienten zeigen Frequenzanalysen eine diskrete Beschleunigung der dominanten Grundaktivitat

Endokrine Störungen wie M. Addison, M. Cushing und Störung der Hypophysenfunktion verursachen im EEG eine Verlangsamung des Grundrhythmus und Zunahme von Theta- und Delta-Tätigkeit. Bei starker Ausprägung endokriner Störung kann sehr hohe, unregelmäßige langsame Aktivität das Bild bestimmen. Bei langsam eintretenden und anhaltenden Störungen treten keine oder nur geringe EEG-Veränderungen auf.

Diese Beispiele verdeutlichen, daß nicht die Art der einwirkenden Noxe von vorrangiger Bedeutung für die Ausprägung bestimmter EEG-Veränderungen ist, sondern vielmehr die Geschwindigkeit der ansteigenden Konzentration.

2.8. Psychiatrische Störungen und EEG

Abgesehen von der organischen Ausschlußdiagnostik hat das EEG bei den meisten psychiatrischen Störungen wie beispielsweise den affektiven und schizophrenen Erkrankungen bisher eine relativ begrenzte praktische Bedeutung.

Dies ist unter anderem darin begründet, daß für die einzelnen psychiatrischen Störungen keine pathognomischen Merkmale oder Vulnerabilitätsmarker im EEG identifiziert werden konnten. Vielmehr sieht sich der Befunder mit unspezifischen Veränderungen konfrontiert. Als Beispiel sei die Grundrhythmusverlangsamung bei Alzheimer-Erkrankten angeführt. Verlangsamung ist sowohl bei Medikamentenintoxikation wie auch bei Enzephalitiden und metabolischen Störungen zu finden und daher unspezifisch für eine Diagnose. Bei der Verlangsamung handelt es sich jedoch nur um ein einzelnes Merkmal. Das EEG setzt sich jedoch aus einer Vielzahl weiterer Parametern zusammen, wie beispielsweise Amplitudenvariabilität, Verteilung, Kontinuität und Regelmäßigkeit des Grundrhythmus, Anteil nichtgruppierter und gruppierter langsamer Tätigkeit um nur einige zu nennen. Aus diesen Parametern ergeben sich extrem viele Kombinationsmöglichkeiten, die durch eine visuelle Beurteilung oder eine Spektralanalyse nicht vollständig erfaßt werden können. Angesprochen ist hier das Vorliegen komplexer Strukturmerkmale, die dem EEG sein Gepräge geben. Bei der Alzheimer-Erkrankung kann vermutet werden, daß sich unter Einbeziehung weiterer EEG-Merkmale (z.B. Anteriorisierung des Grundrhythmus, vermehrte Delta-Theta-Tätigkeit, veränderter Anteil an Beta-Wellen) ein komplexes Strukturmerkmal zusammensetzt, welches eine Unterscheidung von anderen organisch-zerebralen oder psychiatrischen Störungen ermöglicht.

Die Arbeitsgruppe um John (z.B. John et al. 1994) hat den diagnostischen Wert von EEG und ereigniskorrelierten Potentialen (EKP) bei psychiatrischen Erkrankungen mit aufwendiger statistischer Methodik und multivariater Auswertung bei großen Kollektiven untersucht. Nach diesen Ergebnissen lassen sich mit Hilfe verschiedener Merkmale des EEG und evozierter Potentiale die psychiatrischen Diagnosen mit erstaunlicher Zuverlässigkeit stellen und auch Aussagen zur Therapieresponse machen. Einer breiten und routinemäßigen Anwendung dieses mit „Neurometrics" bezeichneten Verfahrens steht der methodische Aufwand sowie die bisher noch nicht ausreichende Replikation der Ergebnisse durch andere Forschergruppen im Wege.

Eine weitere Form der komplexen Strukturmerkmale ist die im EEG ersichtliche Dynamik der Vigilanz, die von Bente (1964) und Ulrich (1994) zum Gegenstand der Forschung gemacht wurde und für die Beziehungen zu psychopathologischen Syndromen nachgewiesen werden konnte.

Inwieweit die genannten Ansätze und Verfahren zur Identifizierung pathognomischer Merkmale oder Vulnerabilitätsmarker beitragen, kann bisher nicht abgeschätzt werden. Hier eröffnen sich jedoch interessante Forschungsbereiche mit praktischer Anwendbarkeit, auf die in den folgenden Kapiteln eingegangen wird.

Affektive Störungen

Während Gesunde im Ruhe-EEG nach einigen Minuten Übergänge vom entspannten Wachzustand (A1) in subvigile EEG-Stadien (B1-B3) haben, ist das EEG bei Patienten mit einer **Depression** häufig durch eine Rigidität der Vigilanzregulation charakterisiert (Abbildung 2.15). Dies bedeutet, daß die Patienten über mehrere Minuten eine anhaltende, leicht verlangsamte, anteriorisierte Grundaktivität mit wenig modulierter Amplitude zeigen (Stadium A2

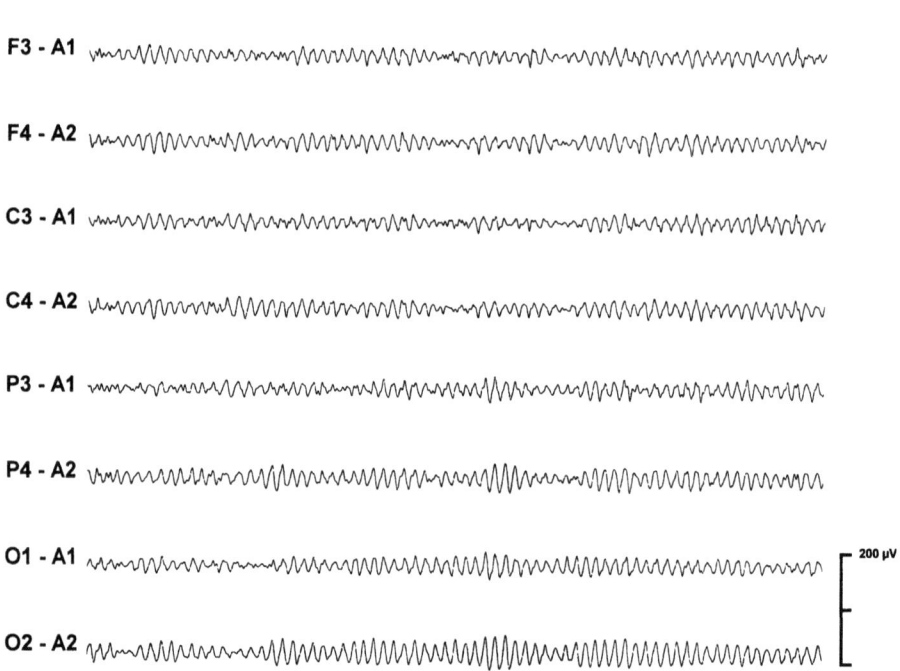

Abb. 2.15. EEG eines Patienten mit einer mäßiggradigen rezidivierenden depressiven Störung unter 40 mg Paroxetin. In der Referenzschaltung findet sich eine Ausdehnung der Alpha-Tätigkeit auf die vorderen Ableitepunkte (Anteriorisierung). Im Verlauf der Ableitung ist diese Charakteristik kaum einer Fluktuation unterworfen im Sinne einer rigiden Vigilanzregulation.

Elektroenzephalographie

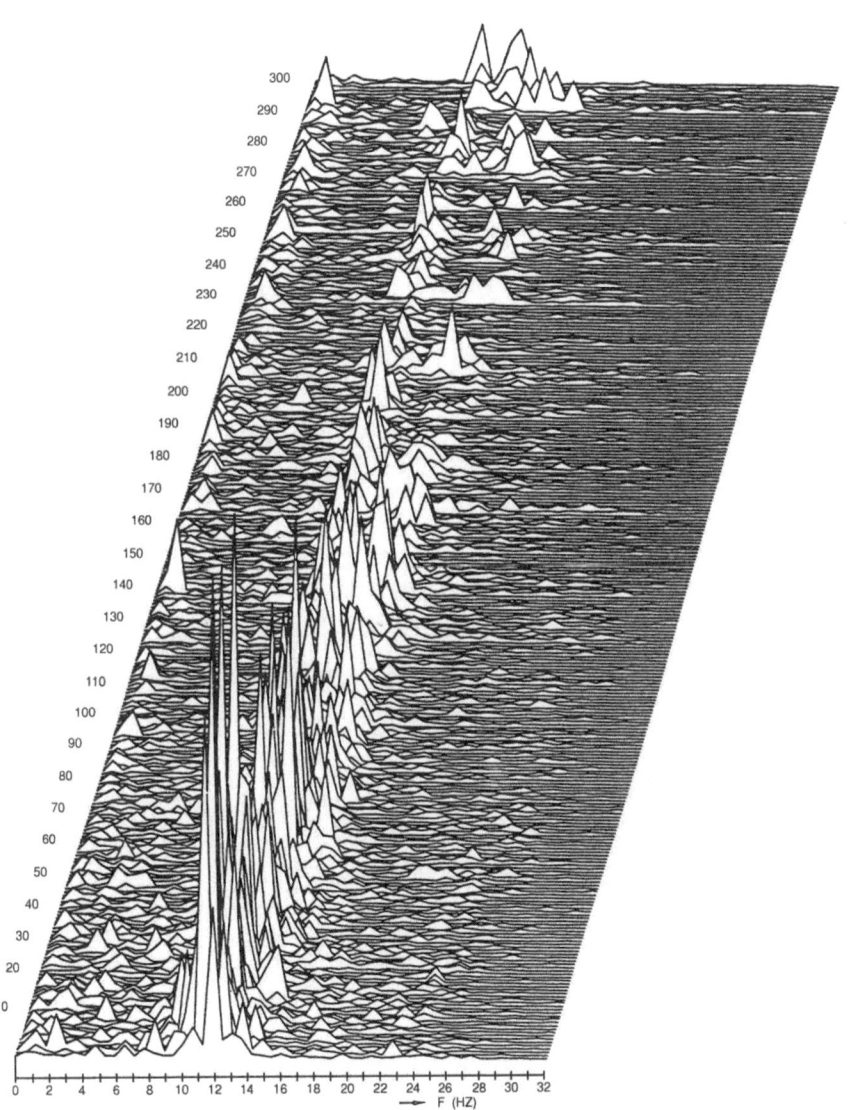

Abb. 2.16a. Chronospektrogramm mit physiologischer Vigilanzregulation. In fortlaufender Reihenfolge sind die Leistungsspektren (Frequenzbereich 0–32/s, Schaltung O2-A2) konsekutiver 2-Sekunden-Segmente aufgetragen. Von Segment 1 (Beginn) bis 150 (5. Minute) zeigt sich eine hohe spektrale Leistung im Alpha-Band mit einem Auspragungsmaximum bei 11,5/s (Stadium A). Anschließend bis zum Ende der Registrierung (Minute 10) kommt es zu Diskontinuität und Leistungsabfall der Alpha-Tätigkeit mit Übergang in subvigile B-Stadien

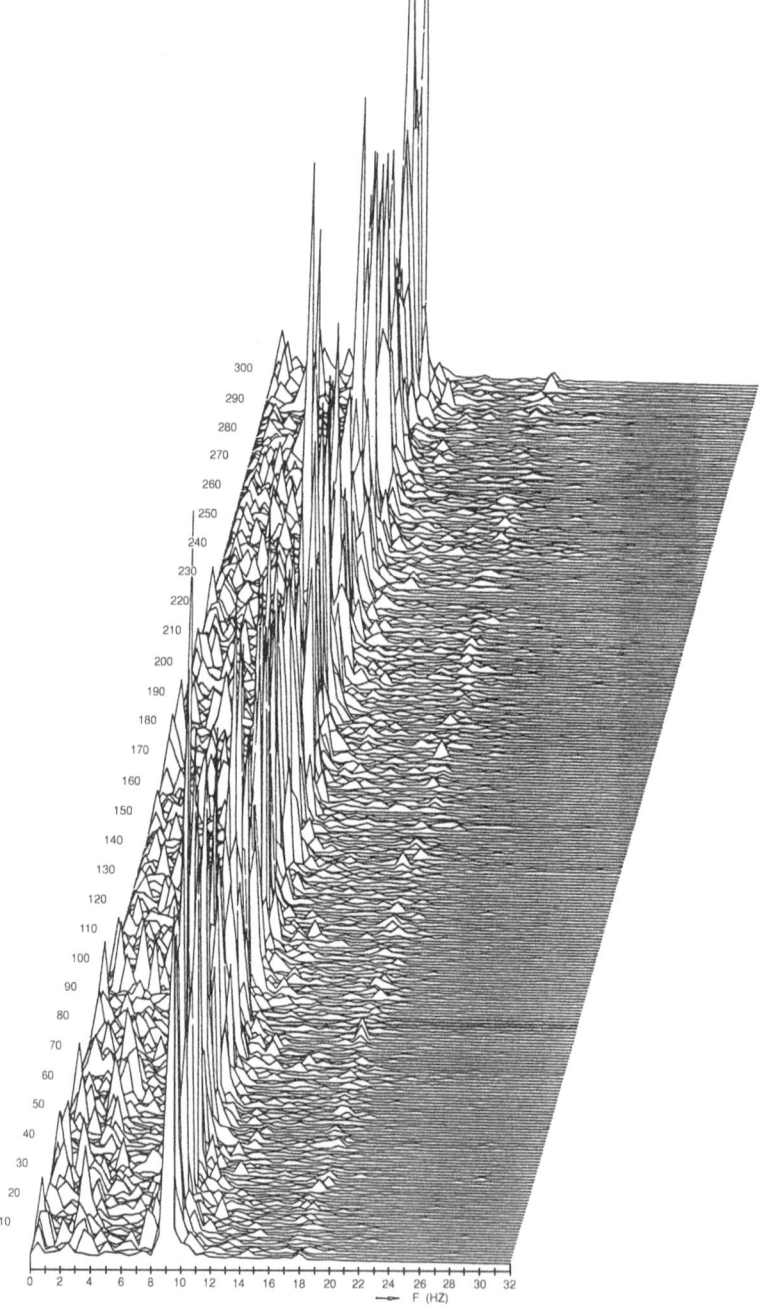

Abb. 2.16b. Chronospektrogramm mit rigider Vigilanzregulation Über 10 Minuten wird das Bild durch die gut ausgepragte frequenzstabile und nahezu kontinuierliche Alpha-Tatigkeit bestimmt Es findet sich kein physiologischer Abfall der Vigilanz mit einem Auftreten von subvigilen B-Stadien

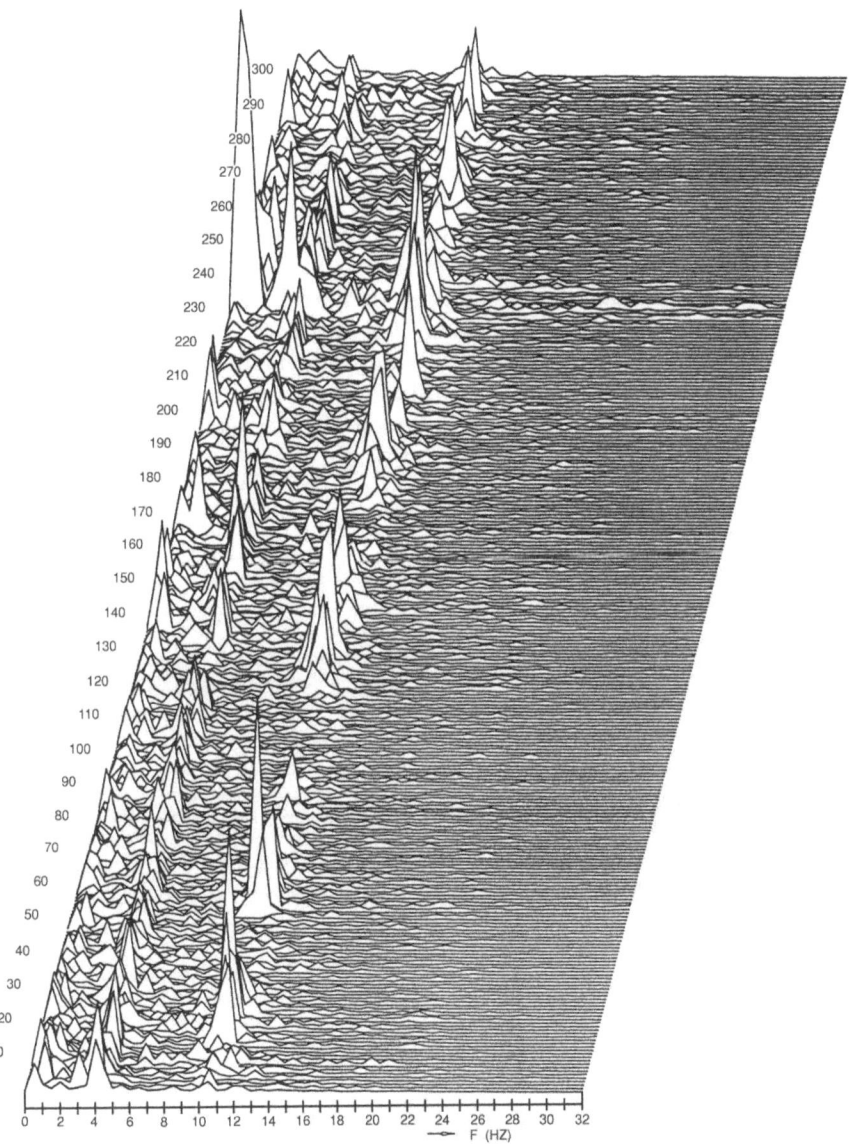

Abb. 2.16c. Chronospektrogramm einer labilen Vigilanzregulation Bereits zu Beginn der Ableitung findet sich eine diskontinuierliche und unregelmäßige (10–12/s) Alpha-Aktivität Finen bedeutenden Anteil haben die Leistungsspektren langsamer Frequenzen aus dem Delta Theta Bereich entsprechend häufig auftretender subvigiler B-Stadien

und A3). Diese Befunde wurden bereits in den 40er Jahren von Davis (1941) beschrieben und später durch einer Reihe von anderen Arbeitsgruppen in ähnlicher Weise bestätigt. Die Beibehaltung des Vigilanzstadiums A über mehrere Minuten wurde von Bente (1965) als Rigidität der Vigilanzdynamik bezeichnet. Anhand eines Chronospektogramms ist die Vigilanzdynamik in einer EEG Ableitung gut beurteilbar (Abbildung 2.16a, b). Eine genaue Zuordnung dieser Muster zu den verschiedenen Arten der Depression ist aufgrund der Inhomogenität der Diagnosen älterer Arbeiten nicht sicher möglich. Einige Publikationen deuten jedoch darauf hin, daß insbesondere „endogene Depressionen" mit einem Syndrom der psychomotorischen Gehemmtheit, eine Rigidität der Vigilanzregulation aufweisen (Ulrich 1994). Demgegenüber scheinen neurotisch-reaktive Depressionen eher mit diskontinuierlicher, gering ausgeprägter Alpha-Aktivität, und eingestreuter Theta- und Beta-Tätigkeit assoziiert zu sein (Blanc u. Lairy 1960).

Bei depressiven Patienten finden sich auch EEG-Veränderungen mit diskreter rechts-hemisphärischer Betonung, vor allem in Form von gruppierten Theta-Wellen. Die Bedeutung dieser herdförmigen Störungen ist nicht geklärt.

Es besteht noch keine Klarheit darüber, ob die beschriebenen Veränderungen im EEG ein zustandsgebundenes oder andauerndes Phänomen darstellen.

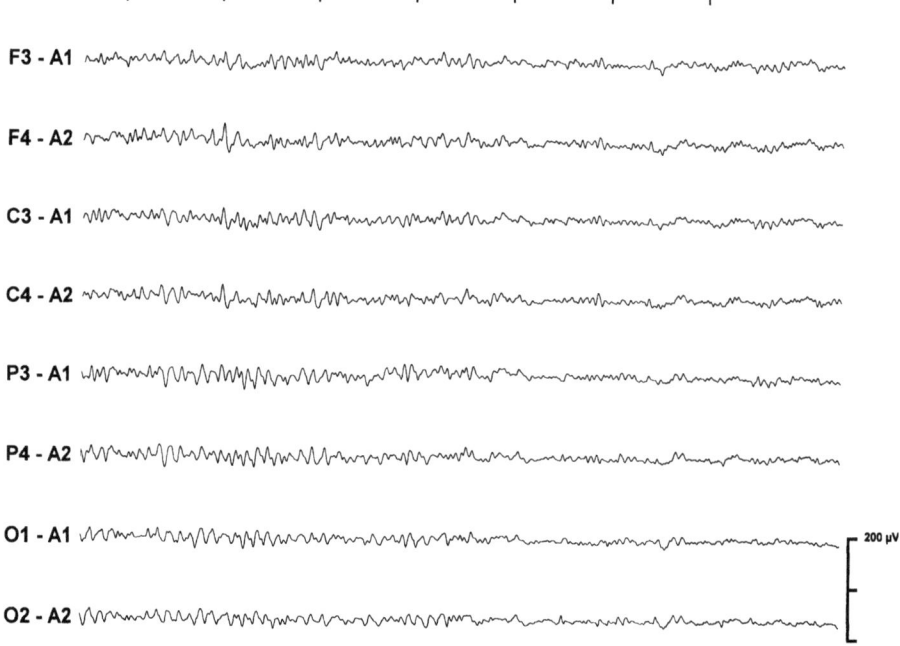

Abb. 2.17. EEG eines Patienten mit einer manischen Episode im Rahmen einer bipolaren affektiven Störung. Schon in der 2. Minute findet sich ein Übergang vom Stadium A in das Stadium B. Im weiteren Verlauf der Registrierung ist das Bild geprägt von häufigen Wechseln zwischen Stadium A und B, die einer Labilität der Vigilanzregulation entsprechen. Siehe hierzu auch Abbildung 2.16c

Aufgrund der unterschiedlichen EEG-Befunde bei den einzelnen Formen der Depression ist für die weitere Forschung eine Untersuchung auf Syndromebene aussichtsreicher als Untersuchungen bei nosologischen Krankheitsgruppen (Ulrich 1994)

In der **Manie** findet sich im Ruhe-EEG häufig ein diskontinuierlicher und unregelmäßiger Alpha-Rhythmus, der schließlich in unregelmäßige niedrige Theta-Aktivität, teils in Verbindung mit Beta-Tätigkeit übergeht. Dieses Bild entspricht dem Vigilanzstadium B (Loomis et al 1937). Das Charakteristische an den Befunden bei manischen Patienten ist die Schnelligkeit der Entwicklung eines B-Stadiums während der Ableitung und die Tatsache, daß nicht selten auch Übergänge in das Leichtschlafstadium C mit Schlafspindeln und Vertex-wellen zu beobachten sind (Abbildung 2.17). Während bei Gesunden das Stadium B zumeist erst nach ca. 5 Minuten erreicht wird, findet dies bei manischen Patienten häufig schon zu Beginn der Ableitung statt. Diese Befunde sind wie bei der Depression als Störung der Vigilanzregulation zu interpretieren, die bei der Manie eine Labilität aufweist (Abbildung 2.16c, Bente 1965). Das Phänomen des raschen Vigilanzabfalls in der reizarmen Ableitesituation bei Manie weist auf die Tendenz zu neurophysiologischem „Hypoarausal" bei diesem Krankheitsbild hin. Die Neigung der Patienten sich eine reizintensive Umgebung mit vermehrten Außenstimuli zu schaffen, könnte als Kompensationsversuch mit dem Ziel der Vigilanzstabilisierung aufgefaßt werden. Durch die reizarme Umgebung während der EEG-Ableitung kommt es hingegen schnell zu einem Vigilanzabfall. Ein ähnlicher Erklärungsansatz wurde auch für hyperkinetische Syndrome bei Kindern oder extravertiertes Verhalten bei Erwachsenen diskutiert.

Schizophrenie

Die Literatur über das EEG von Patienten mit Erkrankungen aus dem schizophrenen Formenkreis beinhaltet auf den ersten Blick eine Fülle scheinbar unvereinbarer Resultate. Bedenkt man jedoch die Vielgestaltigkeit der psychopathologischen Ausgestaltung, die unterschiedlichen Verlaufsformen und die mehr oder minder ausgeprägten hirnstrukturellen Veränderungen bei schizophrenen Patienten, ist mit einer einfachen EEG-Charakteristik nicht zu rechnen. Es erscheint daher plausibel, daß der Zeitpunkt der Untersuchung – ob während des akuten Schubes oder während der Remission – einen entscheidenden Einfluß auf die Befunde hat. Hinzu kommt die große interindividuelle Variabilität, die schon in den EEG von Gesunden auffällig ist, und bei schizophrenen Patienten noch deutlicher ist.

Dennoch ergeben sich aus den berichteten Ergebnissen einige Gesetzmäßigkeiten, die als Forschungsfeld vielversprechend erscheinen. Ungeachtet einer anzustrebenden Gruppenunterteilung in akute, chronische, medizierte und unmedizierte Patienten wurde relativ übereinstimmend eine erhöhte Beta-Aktivität schizophrener Patienten gegenüber Gesunden beschrieben. Diese Charakteristik wurde überwiegend als Ausdruck eines „Hyperarousals" oder einer „overstimulation" interpretiert. Dies wurde von verschiedenen Seiten angezweifelt und erscheint angesichts der Komplexität der EEG-Befunde und psychopathologischer Syndrome als zu stark vereinfachend Ein besserer Erklärungsansatz ist jedoch bis heute nicht gefunden worden

Neben der recht konsistent beschriebenen vermehrten Beta-Tätigkeit sind bei schizophrenen Erkrankungen vor allem zwei voneinander abgrenzbare EEG-Charakteristika beobachtet worden Verschiedene Arbeitsgruppen beschreiben eine diskontinuierliche, frequenz- sowie amplitudenlabile Alpha-Tätigkeit in Verbindung mit unregelmäßiger langsamer Tätigkeit, die häufig als Dysrhythmie bezeichnet wurde Andere hoben eine kontinuierliche, stark synchronisierte Alpha-Tätigkeit von geringer Amplitudenvariabilität als häufigen EEG-Befund hervor Eine Interpretation der widersprüchlichen Beobachtungen ist vor dem Hintergrund der aktuellen Psychopathologie und der individuellen Verlaufscharakteristik der jeweils untersuchten Patientengruppen möglich Die dysrhythmische EEG-Variante scheint, soweit dies bei der oft spärlich beschriebenen Psychopathologie der eingeschlossenen Patienten möglich ist, mit einer akuten Symptomatik in Verbindung zu stehen In Anlehnung an die Unterteilung von Bente (1965) handelt es sich bei diesen EEG um das Bild einer Labilität der Vigilanzregulation Hinsichtlich der zeitlichen Stabilität der berichteten Veränderungen herrscht Uneinigkeit, da einerseits ein Persistieren über mehrere Jahre (Igert u Lairy 1962), andererseits eine Rückbildung nach erfolgter Remission beschrieben wurde (Huber u Penin 1968) Von Bedeutung sind Hinweise, die bei Vorliegen eines solchen EEG-Bildes einen günstigen Therapieverlauf unter neuroleptischer Behandlung vorhersagen (Ulrich et al 1988)

Eine weitere Besonderheit im EEG bestimmter schizophren erkrankter Patienten ist das Auftreten gruppierter, meist frontal betonter Theta- und Delta-Tätigkeit, die sich aus dem Gesamtbild hervorhebt Diese teils paroxysmal wirkende Aktivität wurde von verschiedenen Autoren beobachtet und als Parenrhythmie (Huber u Penin 1968), paroxysmale Dysrhythmie (Helmchen 1968) oder ‚frontal intermittend delta activity' (FIRDA, Koshino et al 1993) bezeichnet Diese gruppierte langsame Tätigkeit hat einen besonderen Bezug zur Psychopathologie, da sie nicht in jeder Phase einer schizophrenen Episode erkennbar ist Während einige Mitteilungen eine Verbindung zu akuter Symptomatik nahelegen (Huber u Penin 1968), sehen andere Autoren ihr Auftreten als Zeichen einer beginnenden Remission des schizophrenen Schubes an (Koshino et al 1993, Helmchen 1968) Auch das neuroleptikainduzierte Auftreten dieser langsamen Gruppen im Sinne einer „Pathologisierung" des EEG geht mit einem günstigen Verlauf einher (Koukkou et al 1979) In der darauf folgenden symptomlosen Phase verschwinden in der Regel auch die EEG-Veränderungen, was deren zustandsabhängigen Charakter verdeutlicht

Die kontinuierliche, stark synchronisierte Alpha-Tätigkeit geringer Amplitudenvariabilität, die bei etwa der Hälfte der Patienten auftritt (Igert u Lairy 1962) – nach der Benteschen Terminologie als Rigidität der Vigilanzregulation bezeichnet – scheinen häufiger bei chronisch schizophrenen Patienten mit Negativsymptomatik aufzutreten Dieses Merkmal ist nicht allein durch den Einfluß von Neuroleptika erklärbar, da auch unmedizierte chronisch Schizophrene betroffen sind (Goldstein et al 1963) Während die oben beschriebene

Labilität der Vigilanzdynamik eher mit einer guten pharmakotherapeutischen Beeinflußbarkeit einhergeht, respondieren Patienten mit einer Rigidität der Vigilanzdynamik schlechter auf eine Behandlung mit Neuroleptika.

Von besonderem Interesse sind Berichte über asymmetrische EEG-Veränderungen bei schizophrenen Patienten. Im Gegensatz zu affektiven Erkrankungen wurden langsame paroxysmale und nicht-paroxysmale Aktivität häufiger über der linken Hemisphäre registriert, insbesondere frontal und parietal. Ähnliches gilt für die vermehrte Beta-Tätigkeit, mit einem vorwiegend links-frontalem Maximum. Eine Parallele findet sich in den Befunden der strukturellen Bildgebung, die eine Volumenminderung des linken Temporallappens und ein erhöhtes Ventrikelvolumen auf der linken Seite nachweisen. Ob die seitenbetonten EEG-Veränderungen Ausdruck einer funktionellen oder strukturellen Veränderung der linken Hemisphäre sind, ist nicht geklärt. Einen Hinweis auf die Bedeutung der Volumenminderung des linken Temporallappens liefert die signifikante Korrelation zwischen der Vergrößerung der linken Sylvischen Fissur und der links temporalen Amplitudenminderung der akustisch evozierten P300 (McCarley et al. 1989).

Trotz der Vielzahl der Untersuchungen an schizophrenen Patienten ist die Frage nach der zustandsgebundenen (State) oder zustandsüberdauernden (Trait) Charakteristik der erhobenen Befunde nicht geklärt. Ihre Kenntnis käme einer Aufklärung der pathophysiologischen Vorgänge zugute und könnte ein besseres Verständnis der zur Schizophrenie disponierenden Faktoren vermitteln.

Alkoholabhängigkeit

Die meisten Studien zum **akuten Alkoholeffekt** bei Gesunden beziehen sich auf die Analyse der Veränderungen im Alpha-Band. Unter mäßigen Alkoholdosen wurde überwiegend eine leichte Verlangsamung der dominanten Alpha-Frequenz mit einer Anteriorisierung entsprechend den Stadien A2 und A3 beschrieben, wenngleich auch hier, ähnlich wie bei Neuroleptikaeffekten, individuell unterschiedliche Reaktionen bestehen (Lehtinen et al. 1985). Im Zustand der **Intoxikation** findet sich das Bild einer Allgemeinveränderung mit deutlich verlangsamtem Grundrhythmus bis hin zu dominierenden Theta- und Delta-Wellen. Das Ausmaß der langsamen Wellen steht hierbei in einem gewissen Verhältnis zum Grad der Bewußtseinsstörung. Die EEG-Veränderungen während der Alkoholintoxikation finden sich in ähnlicher Weise auch bei einer Intoxikation mit anderen psychotropen Substanzen.

Wenig ist über EEG-Veränderungen bei **fortgesetztem Alkoholkonsum** alkoholabhängiger Patienten, also im nicht-entzogenem Zustand bekannt. Dies ist wahrscheinlich durch die übliche Praxis bedingt, stationär aufgenommene Patienten erst nach Überwindung der anfänglichen Entzugssymptome abzuleiten. Es ist zu vermuten, daß bei fortgesetztem Trinken durch Adaptationsvorgänge andere EEG-Veränderungen auftreten als die oben beschriebenen initialen Ethanoleffekte.

In eine Reihe von Arbeiten wurde das EEG von alkoholkranken Patienten wenige Tage **nach Beginn des Entzuges**, also in nüchternem Zustand untersucht. Die konsistenteste Veränderung gegenüber nicht-alkoholkranken Kontrollen ist eine diskontinuierliche, gering ausgeprägte Alpha-Tätigkeit in Verbindung mit einem erhöhten Anteil an Beta-Wellen (Abbildung 2.18). Eine Zunahme der langsamen Frequenzen wurde vergleichsweise selten beobachtet. Hinsichtlich der spärlichen Alpha-Tätigkeit in Verbindung mit vermehrter Beta-Aktivität wurden hauptsächlich zwei Hypothesen formuliert:

1. Die Veränderungen sind Ausdruck des chronischen Substanzgebrauches mit einem begleitenden pathologischen zentralnervösen Funktionswandel.
2. Die Veränderungen sind das Korrelat einer konstitutionsgebundenen Variante im Sinne eines Trait-Markers, der als disponierender Faktor für die Entwicklung einer Alkoholabhängigkeit zu betrachten ist.

Als Argument für die Hypothese 1 und gegen die Hypothese 2 kann das mehrfach beschriebene Wiederauftreten einer kontinuierlichen Alpha-Grundaktivität wenige Wochen nach Entgiftung angesehen werden (Arikawa 1970). Die Reversibilität einer zerebralen Atrophie bei alkoholabhängigen Patienten nach Entzugsbehandlung (Mann et al. 1992) spricht ebenfalls für die Restitution alkoholbedingter Veränderungen. Ob die Rückbildung der Atrophie unmittelbar mit einer EEG-Veränderung einhergeht ist jedoch nicht untersucht worden.

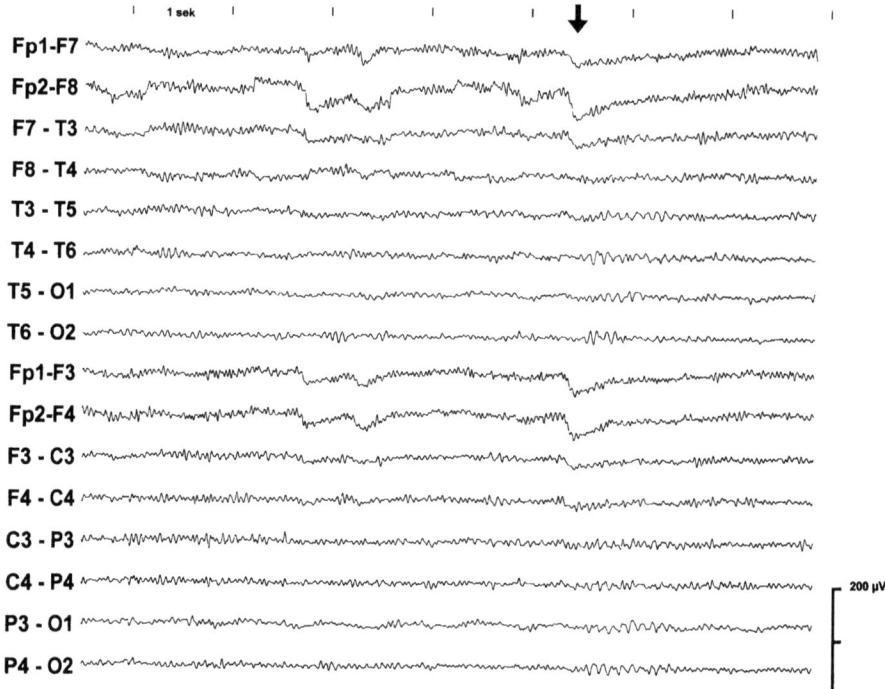

Abb. 2.18. EEG eines 38jährigen alkoholabhängigen und unmedizierten Patienten eine Woche nach Beginn der Entzugsbehandlung. Es dominiert diffus verteilte Beta-Tätigkeit (15–25/s) mit frontaler Akzentuierung. Lediglich nach Augenschluß (Pfeil) findet sich für wenige Sekunden eine Alpha-Aktivität von 11–12/s.

Die Suche nach Trait-Markern im EEG bei Alkoholabhangigkeit erscheint insofern erfolgversprechend, als bei Sohnen alkoholkranker Vater im Vergleich zu Kontrollen mit unbelasteter Familienanamnese unterschiedliche Befunde erhoben wurden. Sohne alkoholabhangiger Vater haben einen erhohten Anteil an Beta-Aktivitat unmittelbar nach Einnahme von Alkohol gegenuber Personen mit negativer Familienanamnese (Ehlers u. Schuckit 1990). Diese Ergebnisse lassen eine genetische Komponente fur Alkoholabhangigkeit vermuten und stutzen die Hypothese 2.

Im Verlauf des Alkoholentzuges ist das **Delirium tremens** eine ernste Komplikation. Das EEG ist haufig durch eine wenig eindruckliche, niedrige Beta-Tatigkeit gepragt, die im Widerspruch zur teils schweren klinischen Symptomatik steht. Das oft normal erscheinende EEG bildet damit eine Ausnahme zu den deutlichen Veranderungen bei anderer Delirformen, die aufgrund anticholinerger Medikation oder neurodegenerativer Prozesse auftreten. Letztere sind durch eine Allgemeinveranderung und vermehrte Theta- und Delta-Wellen gepragt. Eine EEG-Untersuchung kann sich somit als hilfreich bei der Unterscheidung zwischen einem Delirium tremens und Delirien anderer Genese erweisen.

Zu beachten ist, daß bei einer Alkoholintoxikation eine Allgemeinveranderung mit dominierenden langsamen Wellen auftreten kann, die klinisch mit einem Delir einhergeht. Die Messung des Blutalkoholspiegels bestatigt in solchen Fallen die Verdachtsdiagnose einer Intoxikation und bietet eine Erklarung fur das allgemeinveranderte EEG. Auch eine hepatische Enzephalopathie, die im Rahmen der Alkoholkrankheit keine Seltenheit ist, muß bei Vorliegen eines allgemeinveranderten EEG mit deliranter Symptomatik in die differntialdiagnostische Uberlegung einbezogen werden.

Bei der **Wernicke-Korsakow-Enzephalopathie** ist das EEG trotz schwerer mnestischer Storungen haufig unauffallig, da meist eine umschriebene Lasion oder Funktionsstorung im dienzephalen und mediotemporalen Bereich bei weitgehend ungestorter kortikaler Funktion vorliegt.

Die Bedeutung des EEG bei der Vorhersage eines entzugsbedingten Krampfanfalls wird in Kapitel 2.9 dargestellt.

Alzheimer-Demenz (AD) und Differentialdiagnosen

Die Veranderungen bei visueller und quantitativer EEG-Analyse von Patienten mit leichter und mittlerer Alzheimer-Demenz sind in Tabelle 2.5 angegeben. Bei Verwendung von quantitativen EEG-Analysen ist der sensitivste Parameter,

Tabelle 2.5. EEG Befunde bei leichter bis mittelschwerer Alzheimer Demenz

- Zunahme der relativen und absoluten Theta Tatigkeit
- Verlangsamung der Alpha Grundaktivitat
- Abnahme der Beta Aktivitat
- Zunahme der Delta Aktivitat

der auch Patienten mit leichter Alzheimer-Demenz von gleichaltrigen gesunden Personen trennt, der Anstieg der relativen Theta-Aktivität (Szelies et al. 1994). Eine Verlangsamung der Alpha-Grundaktivität auf 8/s oder darunter findet sich bei knapp der Hälfte der Patienten mit leichter Alzheimer-Demenz und bei der Mehrzahl der Patienten mit mittelschwerer Alzheimer-Demenz. Hilfreich ist das Vorliegen eines prämorbiden Ausgangs-EEG, anhand dessen z.B. eine Verlangsamung von 11 auf 9 Hertz erkannt und als pathologisch eingestuft werden kann. Das EEG eines Patienten mit mittelschwerer Alzheimer-Demenz im Vergleich zu einem Normalbefund zeigt Abbildung 2.19.

Bei Patienten mit leichter Alzheimer-Demenz berichten die meisten Studien von einer mäßigen Sensitivität der EEG-Parameter (Prozentsatz der Alzheimer-Demenz-Patienten mit pathologischem EEG: 20–40 %), während die Spezifität (Prozentsatz der Patienten ohne Alzheimer-Demenz und mit unauffälligem

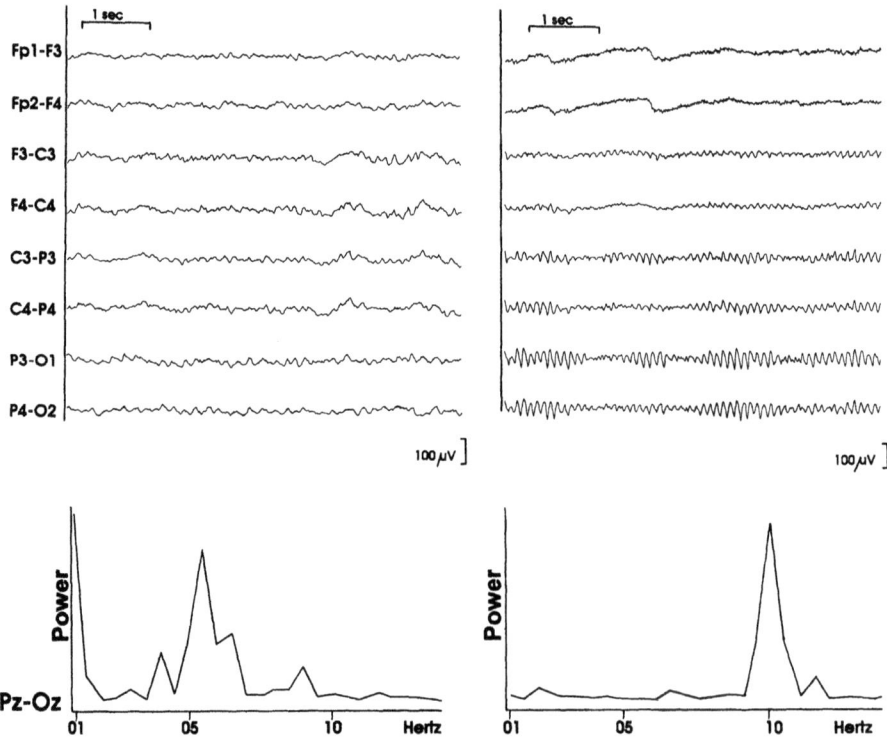

Abb. 2.19. Links das EEG eines 72jährigen Patienten mit einer verlangsamten Grundtätigkeit im Theta-Bereich und Ausbreitung nach Frontal Die Ableitung entspricht einer leichten Allgemeinveränderung Die Powerspektralanalyse (unten) verdeutlicht die Verlangsamung des Grundrhythmus auf 6,5/s und den erhöhten Anteil von Delta-Theta-Wellen Klinisch stellt sich ein progredienter Verlauf mit Einschränkung der kognitiven Fähigkeiten in alltagsrelevanten Bereichen und einem Mini-Mental-State-Examination von 25 Punkten dar Diagnose Demenz vom Alzheimer-Typ Rechts im Vergleich die Registrierung und die Leistungsspektren einer 60jährigen Probandin Es handelt sich um ein EEG vom Alpha-Typ mit okzipital ausgepragtem Grundrhyhmus von 11–12/s

EEG) bei 100 % liegt (Prinz u Vitiello 1989, Brenner 1986) Bei Patienten mit leichter Alzheimer-Demenz kann die Sensitivität auf über 80 % erhöht werden, wenn sowohl die Frequenz als auch die Koharenz der EEG-Aktivität berücksichtigt wird (Leuchter et al 1987) Für Patienten mit mittlerer bis schwerer Demenz erhöht sich die Sensitivität des EEG auf Werte über 90 %

Das tonische REM-Schlaf-EEG unter Verwendung autoregressiver Techniken und der Spektral-Analyse erwies sich in der Frühdiagnose der Alzheimer-Demenz als hilfreich (Prinz et al 1992) 39 Patienten mit leichter Alzheimer-Demenz (Mini Mental State Examination = 23 ± 0 9) wurden mit 43 gesunden Kontrollen verglichen 74–92 % der Patienten mit Alzheimer'scher Erkrankung und 95–98 % der gesunden Kontrollen konnten korrekt klassifiziert werden Diese vielversprechenden Ergebnisse mit dem quantitativen REM-Schlaf-EEG werden von anderen Autoren bestätigt (Montplaisir et al 1996, Petit et al 1992) Die größere diagnostische Trennschärfe des Schlaf-EEG gegenüber dem Wach-EEG konnte dadurch zu erklären sein, daß cholinerge kortikale Projektionen, die bei der Alzheimer-Demenz beeinträchtigt sind, eine besondere Rolle bei der EEG-Desynchronisierung im REM-Schlaf spielen

Durch die maßige Sensitivität des Ruhe-EEG bei leichter Alzheimer-Demenz ist es, wie auch andere apparative Untersuchungsverfahren, als diagnostischer Test wenig geeignet Andererseits bedeutet die hohe Spezifität der EEG-Veränderungen bei Patienten mit Alzheimer-Demenz, daß eine Zunahme der Theta-Aktivität oder eine Verlangsamung der Alpha-Tätigkeit auf 7–8/s ein gewichtiges Argument für das Vorliegen einer Demenz ist und gegen eine Pseudodemenz bei Depression ist Gerade die Abgrenzung einer beginnenden Alzheimer-Demenz von depressiven Störungen gehört zu den häufigsten differentialdiagnostischen Fragestellungen Nicht selten ist ein pathologisches EEG der einzige biologische Parameter, der den klinischen Verdacht auf das Vorliegen einer leichten Alzheimer-Demenz erhärtet (Hegerl u Möller 1998)

Bei mäßiger oder schwerer Demenz weisen die meisten Patienten ein pathologisches EEG auf Findet sich bei einem solchen Patienten ein unauffälliges EEG, sollte dies Anlaß sein, die Diagnose Alzheimer-Demenz zu überdenken und Differentialdiagnosen wie Frontallappendegeneration (Morbus Pick) oder subkortikale Demenzformen in Betracht zu ziehen

Die **vaskuläre Demenz** (**VD**, z B Multiinfarkt-Demenz, subkortikale vaskulare Demenz) ist eine häufige Differentialdiagnose zur Alzheimer-Demenz Hier ist die strukturelle Bildgebung hilfreich, um Informationen über die Lokalisation und das Ausmaß der Läsionen zu gewinnen Doch kann auch das EEG diagnostische Hinweise liefern Asymmetrische oder herdförmige langsame Aktivität sprechen eher für eine VD als eine Alzheimer-Demenz Mit Hilfe der EEG-Frequenz und Koharenz lassen sich 92 % (22 von 24) der Personen korrekt den Gruppen Multiinfarkt-Demenz (n = 6), Alzheimer-Demenz (n = 12) oder gesunde Kontrollen (n = 6) zuordnen (Leuchter et al 1987) In einer neueren Studie wurden 50 Patienten mit Alzheimer-Demenz mit 37 VD-Patienten und 36 älteren gesunden Probanden verglichen (Signorino et al 1995) Die dominante Frequenz im Bereich von 6,5–12 Hertz war bei nur 44 % der Patienten mit Alzheimer-Demenz erhalten, dagegen in 97,3 % der VD-

Patienten. Das Verschwinden der dominanten Grundaktivität spricht demnach gegen das Vorliegen einer vaskulären Demenz. Ähnliche Ergebnisse stammen von anderen Arbeitsgruppen. Diese Befunde sind durch die bei VD auftretenden subkortikalen Läsionen erklärbar. Das EEG wird jedoch kortikal generiert und ist deshalb bei subkortikalen Demenzformen häufig nicht pathologisch verändert. Dies gilt jedoch nicht für die seltenen Läsion thalamischer Strukturen, die für die Bildung des Grundrhythmus von Bedeutung sind.

Bei **Demenzen mit Frontallappendegeneration und subkortikalen Demenzen** wird meist ein unauffälliges EEG gefunden. Nicht selten kontrastiert das normale EEG mit den schweren klinischen Symptomen. Dies wurde von Forstl et al. (1996) in einer Studie an 10 Patienten mit klinisch diagnostizierter **Frontallappendegeneration (FLD)** beobachtet. Obwohl die meisten Patienten eine mittlere oder schwere Demenz aufwiesen (Mini Mental State Examination = 15.4) unterschieden sich die FLD-Patienten nicht von gesunden Kontrollen in der EEG-Aktivität. Ähnliches wurde für die **Picksche Erkrankung, die Demenz bei Alkoholabhängigkeit,** bei **Parkinsonscher Erkrankung** und bei **Normaldruckhydrozephalus** beschrieben (Brown u. Goldensohn 1973,

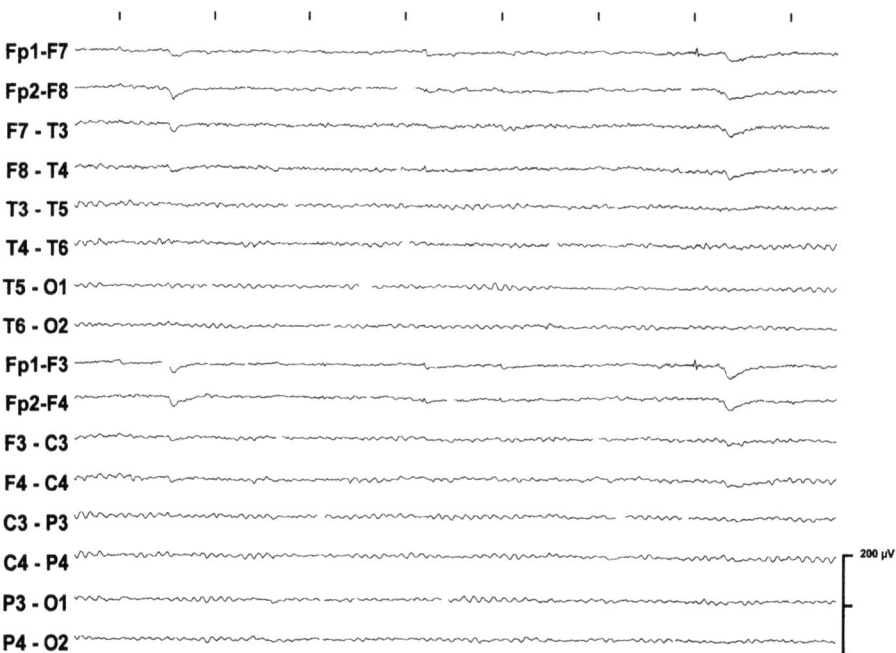

Abb. 2.20. EEG eines 48jährigen Patienten mit einem leichten dementiellen Syndrom (Mini Mental State Examination 25 von 30 Punkten). Es findet sich ein regelmäßiger, jedoch wenig modulierter und niedriger Alpha Grundrhythmus mit einer Frequenz von 9–10/s. Keine nennenswerten Unterlagerungen aus dem Delta-Theta-Bereich. In der kraniellen Magnetresonanztomographie findet sich eine beidseitige Verkalkung der Basalganglien. Diagnose M. Fahr

Stigsby et al 1981, Newman 1978, Mitsuyama 1993, Julin et al 1995) Der Morbus Fahr ist ein weiteres Beispiel für Erkrankungen, die mit einer subkortikalen Demenz und unauffälligem EEG einhergehen können (Abbildung 2 20) In schwerwiegenderen Fällen finden sich jedoch auch eine Verlangsamung des Grundrhythmus und vermehrte Delta-Theta-Tätigkeit (Schmid et al 1986)

Ein pathologisches EEG bei leichter Demenz spricht daher für das Vorliegen einer Alzheimer-Demenz und gegen die oben genannten Diagnosen Umgekehrt sollte ein normales EEG bei einem Patienten mit schwerer Demenz ein Anlaß sein, die Diagnose Alzheimer-Demenz kritisch zu überprüfen

Das EEG kann frühzeitig Hinweise auf eine **zerebrale Beteiligung bei HIV-Infektion** geben, auch wenn noch keine neurologischen Symptome in Erscheinung treten Asymptomatischer HIV-positive Männer weisen in 30 % EEG-Auffälligkeiten auf, nach weiteren 6 Monaten sogar 40 % (Koralnik et al 1990) Hierbei handelte es sich um eine verlangsamte und anteriorisierte Alpha-Tätigkeit und vermehrte frontale Theta-Aktivität Ein erhöhter Anteil auffälliger EEG bei seropositiven aber asymptomatischen Patienten wurde auch in anderen Untersuchungen bestätigt (Parisi 1989, Parisi et al 1989) Patienten ohne neurologische Symptome jedoch mit leichten neuropsychologischen Defiziten haben zudem häufiger Veränderungen im EEG als im cCT Das Elekroenzephalogramm ist somit ein sensitives Instrument für die Frühdiagnostik und Verlaufsbeurteilung der HIV-assoziierten Demenz

Delir

Das EEG liefert Hinweise nicht nur auf das Vorliegen sondern auch auf die Ursache eines Delirs Bei den meisten Patienten mit Delir finden sich hohe langsame Theta- und Delta-Wellen im Sinne einer Allgemeinveränderung Das Ausmaß der Verlangsamung korreliert mit der Schwere der Bewußtseinsstörung und ist zur Verlaufsbeurteilung geeignet (Brenner 1991) Eine Ausnahme bilden Patienten mit Entzugsdelir bei Alkohol- oder Benzodiazepinabhängigkeit Diese Patienten weisen eine niedrige rasche Aktivität auf Ein diffus verlangsamtes EEG spricht demnach gegen ein Entzugsdelir (siehe unten)

Stellenwert des EEG in der apparativen Demenzdiagnostik

Es stellt sich die Frage nach dem Stellenwert des EEG im **Vergleich zur funktionellen und strukturellen Bildgebung** bei der Diagnose und Differentialdiagnose der Demenz Neuere Studien belegen den hohen und nicht immer ausreichend beachteten Stellenwert des EEG Der diagnostische Wert des **EEG** und des **SPECT** wurde bei Patienten mit leichter bis mittelschwerer Alzheimer-Demenz (n = 43), VD (n = 25) und depressiver Störung (n = 29) untersucht (Sloan et al 1995) Bei vergleichbarer Sensitivität zeichnet sich das EEG gegenüber dem SPECT durch eine höhere Spezifität aus Bei verblindeter EEG-Auswertung wurden 77 % der Patienten mit Alzheimer-Demenz, 76 % der VD-Patienten und 79 % der Patienten mit depressiven Störungen richtig klassifiziert Mit Hilfe des SPECT, das ebenfalls blind ausgewertet wurde, wurden

63 % der Patienten mit Alzheimer-Demenz, 80 % der VD-Patienten und nur 55 % der Patienten mit depressiven Störungen richtig klassifiziert. Die Überlegenheit des quantitativen EEG gegenüber SPECT bei der Abbildung kortikaler Funktionsstörungen bei Alzheimer-Demenz wurde neuerdings von anderen Autoren bestätigt (Montplaisir et al. 1996).

Bei einer vergleichenden Untersuchung an 24 Patienten mit Alzheimer-Demenz (leicht bis mittelschwer), 19 VD-Patienten und 15 Kontrollen wiesen einfache EEG-Parameter (relative Theta-Power, okzipito-frontaler Alpha-Quotient) eine vergleichbare oder bessere diagnostische Trennschärfe auf als die globale oder regionale Glukoseutilisation im **PET** (Szelies et al. 1994). Die diagnostische Spezifität wurde durch die Kombination von PET und EEG verbessert. Bei Kombination von EEG und SPECT konnten 100 % der Patienten mit Alzheimer-Demenz und 96 % der VD-Patienten richtig klassifiziert werden (Sloan et al. 1995).

Bei visueller Analyse von **CT-** oder **MRT-Bildern** ist die diagnostische Sensitivität bei Alzheimer-Demenz vergleichbar mit der des EEG, während die Spezifität niedriger ist (DeCarli et al. 1990). Das EEG weist zudem einen engeren Bezug zu kognitiven Dysfunktionen und zum Verlauf auf als eine Atrophie im CT (Schreiter-Gasser et al. 1994). Dies entspricht der klinischen Erfahrung, daß eine kortikale und subkortikale Atrophie im CT oder MRT kein ungewöhnlicher Befund bei alten nicht-dementen Personen ist. Durch aufwendige volumetrische CT-Analysen läßt sich die Sensitivität und Spezifität verbessern. Derartige Verfahren stehen dem Kliniker jedoch selten zur Verfügung.

Bei der Alzheimer-Demenz ist der Ausschluß von Multiinfarktdemenz, Normaldruckhydrozephalus, subduralen Hämatomen oder Hirntumoren am besten durch die strukurelle Bildgebung möglich. Es gibt jedoch Störungen, die bei unauffälliger struktureller Bildgebung mit einem pathologischen EEG einhergehen (Tabelle 2.1). Das EEG zählt deshalb neben der strukturellen Bildgebung zu den wichtigsten apparativen Untersuchungen bei der Diagnose und Differentialdiagnose der Demenz.

Gereralisierte Angsterkrankung und Panikstörung

Bei Patienten mit **generalisierter Angsterkrankung** wurde unter kognitiver Stimulation und der Einwirkung von Stressoren nicht wie bei Gesunden eine Abnahme oder Blockade des Alpha-Grundrhythmus, sondern ein Persistieren oder sogar eine Zunahme der Grundtätigkeit gefunden (Buchsbaum et al. 1985). Diese Reaktion widerspricht der Auffassung, wonach Angst mit einem „Hyperarousal" verbunden ist, welcher sich im EEG durch eine Abnahme der Alpha-Aktivität und Vermehrung von Beta-Tätigkeit äußert.

Spekuliert wurde, daß die Alpha-Blockade und Beta-Vermehrung bei Gesunden Ausdruck einer adäquaten kognitiven Verarbeitung der situativen Angst und Voraussetzung zur Entwicklung einer Bewältigungsstrategie ist, während bei Patienten mit Angsterkrankung das Persistieren der Grundaktivität eine mangelnde kognitive Verarbeitung mit der Folge einer ungenügenden Angstbewältigung anzeigt.

Elektroenzephalographie 63

Eine seltene jedoch wichtige Differentialdiagnose der **Panikstörung** ist epileptisch bedingte Angst ohne konvulsive Symptome im Sinne einer isolierten Angstaura (Abbildung 2.21). Eine isolierte Angstaura kann Panikattacken entsprechend der ICD 10 – Panikstörung so täuschend ähnlich sein, daß die Fehldiagnose einer Panikstörung möglich ist.

Angst und Panikattacken gehören zu den häufigsten psychiatrischen Symptomen bei Epilepsiepatienten. Insbesondere bei fokalen Epilepsien treten sie in bis zu einem Drittel der Fälle auf. Während eines epileptischen Anfalles wird durch Bewußtseinsverlust und motorische Symptome die epileptische Genese der begleitenden Angstattacke deutlich, bei einer isolierten Angstaura ist die Diagnose jedoch schwierig. Bei Verdacht auf eine epileptische Genese von Angst- und Panikattacken sollte daher ein EEG abgeleitet werden.

Hierbei ist jedoch zu bedenken, daß eine tiefliegende abnorm synchrone Nervenzellaktivität häufig nicht im oberflächlich abgeleiteten EEG auftritt. Insbesondere bei gesteigerter Erregungsbildung in limbischen Strukturen, die als Korrelat für Angst und Panik betrachtet werden, finden sich im Skalp-EEG häufig keine Auffälligkeiten:

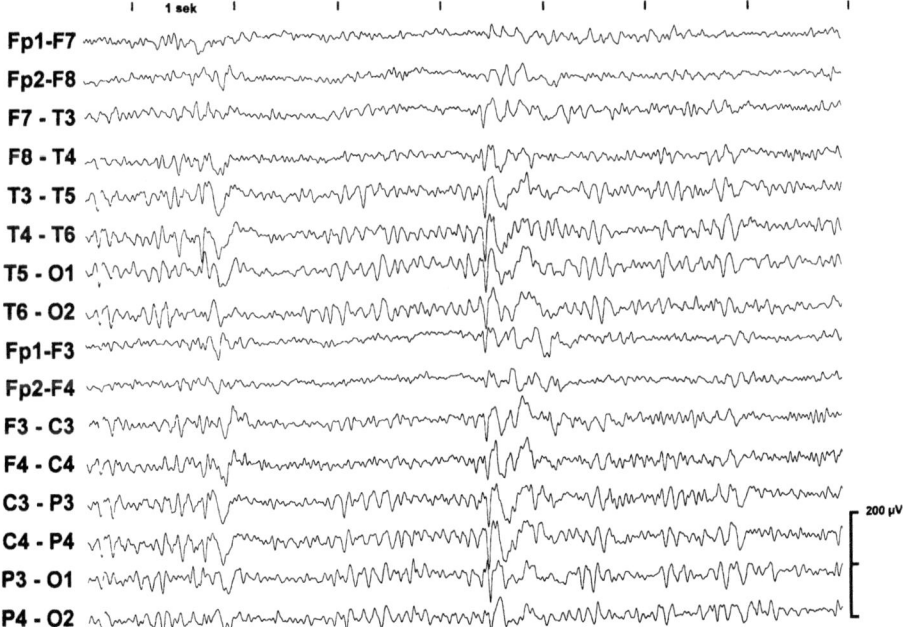

Abb. 2.21a. EEG einer 54jährigen Patientin mit einem seit 1 Jahr bestehendem depressiven Syndrom. Seit 3 Monaten schlagartiges Auftreten von starker Angst mit epigastrischen Sensationen, verzerrter optischer Wahrnehmung, tranceartigen Zuständen und Schwindel für ca. 2–10 Minuten mit plötzlichem Ende innerhalb von Sekunden. Auftreten ca. alle 2 Wochen ohne erkennbaren Auslöser. Konvulsive Symptome, Bewußtseinsverlust oder nachfolgende Erinnerungslücken bestanden nicht. In der Eigen- und Familienanamnese keine Epilepsie, keine somatischen oder psychiatrischen Erkrankungen. Die Ableitung erfolgte im panikfreien Intervall unter 125 mg Doxepin. Bitemporal zeigen sich in der 17minütigen Ableitung mehrfach steile Wellen, Spitzen und SW-Komplexe.

Bei einem 13jährigen Mädchen mit Angstattacken ohne Bewußtseinsveränderungen oder konvulsive Symptome wurden mehrere EEG während der Angstattacken abgeleitet und zeigten keine Auffälligkeiten (Devinsky et al 1989) In der EEG-Langzeitableitung mit Hilfe subduraler Elektroden fanden sich während der Angstanfälle iktuale Entladungen, die eng auf den rechten inferomedialen Temporallappen begrenzt waren Diese Entladungen waren nur während der Angstattacken registrierbar Neben der engen Koppelung von gesteigerter Erregungsbildung mit Angstattacken verdeutlicht dieses Beispiel die begrenzte Sensitivität des oberflächlich abgeleiteten EEG bei tiefliegender abnorm synchroner Aktivität Um die Sensitivität zu erhöhen, kann man die Dauer der Ableitung verlängern Bei 48-stündigen Langzeitregistrierungen zeigten sich epileptische Muster, die kurzdauernden EEG entgehen (Weilburg et al 1995) Die Verwendung von nasopharyngealen Elektroden, die aufgrund ihrer Nähe zum Amygdalum und Hippokampus ebenfalls als nützlich betrachtet wurden, bringen nach neueren Erkenntnissen keine entscheidende Verbesserung

Bemerkenswerterweise finden sich bei einem Teil der Patienten mit Panikstörung nach ICD 10 ebenfalls Zeichen einer gesteigerten hirnelektrischen Erregbarkeit, ohne daß sonstige Hinweise auf eine epileptische Grunderkrankung bestehen Beauclair u Fontaine (1986) fanden derartige Veränderungen bei 27 % der Panik-Patienten gegenüber 3 % bei gesunden Kontrollen Jabou-

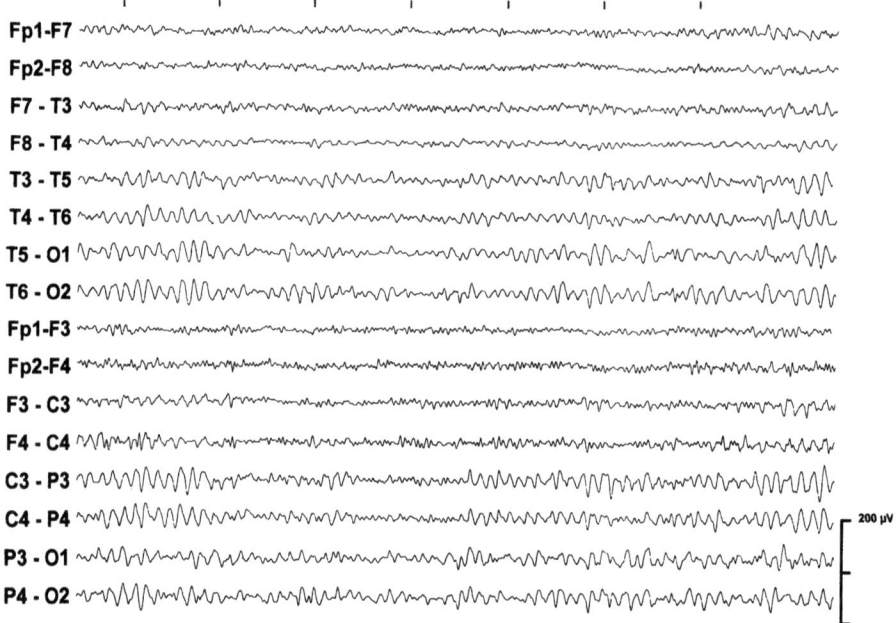

Abb. 2.21b. EEG der 54jährigen Patientin 14 Tage nach Einstellung auf 1200 mg Valproinsäure wegen einfacher partieller Anfälle mit psychischen Symptomen Nach Zugabe von Valproinsäure zur bestehenden antidepressiven Medikation (Mirtazapin 45 mg) ließen die Angstanfälle und epigastrischen Sensationen nach Im EEG finden sich nur noch zeitweilig steile Wellen, jedoch keine SW Komplexe mehr

rian et al (1992) beschrieb epileptiforme EEG-Aktivität sogar bei 80 % der Patienten mit Panikstörung gegenüber 20 % bei einer unmedizierten depressiven Kontrollgruppe. Die steilen Graphoelemente hatten zumeist eine temporale Lokalisation, die einen indirekten Hinweis auf Aktivität der limbischen Strukturen darstellt. Demgegenüber fanden Stein u. Uhde (1989) sowie Lepola et al (1990) lediglich unspezifisch abnorme EEG bei Patienten mit Panikstörung, jedoch keine Zeichen für eine gesteigerte zerebrale Erregbarkeit. Die widersprüchlichen Ergebnisse sind zum Teil mit der sehr unterschiedlichen Ableitedauer erklärbar. Die hohe Inzidenz steiler Graphoelemente in der Studie von Jabourian et al (1992) ist möglicherweise durch die lange Registrierung über 24 Stunden bedingt.

Das häufige Auftreten von Angst- und Panikattacken bei einer epileptischen Grunderkrankung und die Berichte über Spike-Aktivität bei Patienten mit Panikstörung nach ICD 10 lassen vermuten, daß eine abnorm synchrone Nervenzellaktivität in limbischen Strukturen eine wichtige pathophysiologische Grundlage anfallsartiger Angst darstellt. Festzuhalten ist jedoch, daß die gesteigerte Erregungsbildung bei Panikstörung, im Gegensatz zu einer epileptischen Erkrankung, nicht zu einer Generalisierung und Ausweitung der Symptomatik mit Bewußtseinsstörung und motorischen Symptomen führt. Möglicherweise handelt es sich bei Panikstörung um eine qualitativ anders geartete Steigerung der Erregungsbildung, verglichen mit den Epilepsien.

Aufgrund der diskutierten Ätiologie wurden bei Patienten mit Panikstörung Behandlungsversuche mit Antiepileptika durchgeführt. In der bisher einzigen doppelblinden placebokontrollierten Studie mit Valproinsäure konnte eine signifikante Überlegenheit der Substanz gegenüber Placebo gezeigt werden (Lum et al 1990).

Psychiatrische Störungen durch gesteigerte Erregungsbildung

Status epilepticus nonkonvulsivus

Der generalisierte, nicht konvulsive Status epilepticus (Petit Mal Status) stellt eine seltene, jedoch wichtige Differentialdiagnose zu stuporösen oder deliranten Syndromen anderer Genese dar. Die Symptomatik ist vielgestaltig und nosologisch schwer zuzuordnen, da keine motorischen Phänomene auftreten oder nur einzelne klonische Bewegungen der Augenlider, seltener der Gliedmaßen, erkennbar sind. Bei schweren Störungen sind die Patienten nicht ansprechbar, mit vermindertem Bewußtsein. In anderen Fällen kann ein teilgeordnetes oder stereotypes Handeln auffällig werden. Auf Ansprache reagieren die Patienten inadäquat und scheinbar sinnlos. Bei nur leicht ausgeprägten Störungen erscheinen die Patienten vollständig wach und bemerken nur subjektiv eine verminderte Konzentrationsfähigkeit oder zeigen in spezifischen Leistungstests Einbußen. Eine Amnesie für die Dauer des Status kann vollständig oder partiell sein. Die Dauer eines Status kann von Stunden bis zu mehreren Tagen, in Einzelfällen bis zu einigen Wochen betragen. Purdie et al (1981) diagnostizierte bei 7 von 100 konsekutiven

Aufnahmen der Patienten mit unklarem Verwirrtheitszustand einen nicht konvulsiven Status epilepticus. In bis zu 15 % der Fälle ist der Status nonkonvulsivus die erste Manifestation einer epileptischen Erkrankung. Mit dem EEG, welches typischerweise eine kontinuierliche frontal akzentuierte 3/s-SW-Aktivität (Variationen von 1–4/s sind möglich) oder Poly-SW-Aktivität zeigt, ist die Diagnose möglich.

Abbildung 2.22 a, b zeigt das EEG eines 18jährigen Patienten mit einer vorbekannten Grand mal Epilepsie bei einer Anfallsfrequenz von ca. 1/Monat unter Therapie mit Valproinsäure. Fremdanamnestischen Angaben zufolge wirkte der Patient seit mindestens 2 Tagen abwesend, verträumt und reagierte nur zögerlich auf Ansprache. Am Untersuchungstag und während der EEG-Ableitung zeigte sich eine leichte zeitliche und örtliche Desorientierung, Unkonzentriertheit, affektive Verflachung sowie eingeschränkte Mimik und Gestik.

Das EEG ist geprägt von einer deutlich verlangsamten generalisierten, nahezu sinusoidalen Delta-Tätigkeit um 4/s ohne Reaktion auf Augenöffnen. Zwischenzeitlich finden sich 2–3 Sekunden anhaltende generalisierte Spike-Wave-Komplexe gleicher Frequenz. Diagnose: Status epilepticus nonkonvulsivus. Kontroll-Ableitungen zeigten ein EEG vom Alpha-Typ mit einer dominanten Frequenz von 10/s. Neben der Wichtigkeit, ein epileptisches Geschehen in die differentialdiagnostischen Überlegungen einzubeziehen verdeutlicht das Beispiel, daß eine kontinuierliche epileptische Erregungssteigerung im EEG

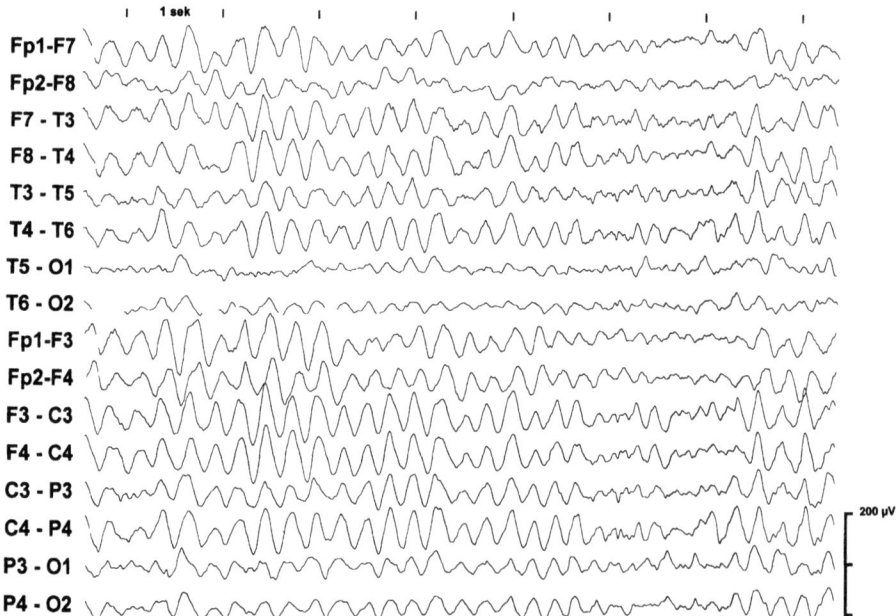

Abb. 2.22 a. EEG eines 18jährigen Patienten mit generalisierter, nahezu sinusoidaler Tätigkeit um 4–5/s ohne Reaktion auf Augenöffnen. Am Untersuchungstag und während der EEG-Ableitung bestanden leichte zeitliche und örtliche Desorientierung, Unkonzentriertheit, affektive Verflachung sowie eingeschränkte Mimik und Gestik

lediglich durch den langsamen (Wave)-Anteil der Spike-Wave-Komplexe in Erscheinung treten kann und sich nicht immer in Form von steilen Wellen zu erkennen gibt. Eine Valproat-Enzephalopathie kann ebenfalls mit einer starken Verlangsamung und steilen Wellen im EEG einhergehen und ist als Differentialdiagnose in Betracht zu ziehen (Aguglia et al. 1995).

Schwierig kann die Abgrenzung eines Status nonkonvulsivus gegenuber einer metabolischen Enzephalopathie (durch Leberfunktionsstorung oder Uramie) sein, da auch hier neben einer ahnlichen klinischen Symptomatik im EEG steile Wellen auftreten konnen. Neben der Bestimmung der Stoffwechselmetabolite kann die Injektion von Diazepam wahrend der EEG-Ableitung differentialdiagnostische Hinweise liefern. Bei einem Status nonkonvulsivus verschwinden haufig die SW-Komplexe mit promptem Aufklaren des Bewußtseins, nicht jedoch bei einer metabolischen Storung (Gubermann et al. 1986).

Auch bei einem fokalen Status epilepticus konnen ahnliche klinische Symptome wie bei generalisiertem Status nonkonvulsivus auftreten, wobei haufiger elementare Automatismen bestehen. Im EEG finden sich vorwiegend fokale iktuale Entladungen. Der fokale Status epilepticus scheint im Gegensatz zur fruheren Auffassung keine Raritat zu sein (Tomson et al. 1986).

Auch bei alteren Patienten kann ein Status nonkonvulsivus auftreten, und ist eine wichtige Differentialdiagnose zum Delir. Dies gilt auch fur Patienten, bei denen anamnestisch keine Hinweise auf eine Anfallserkrankung bestehen.

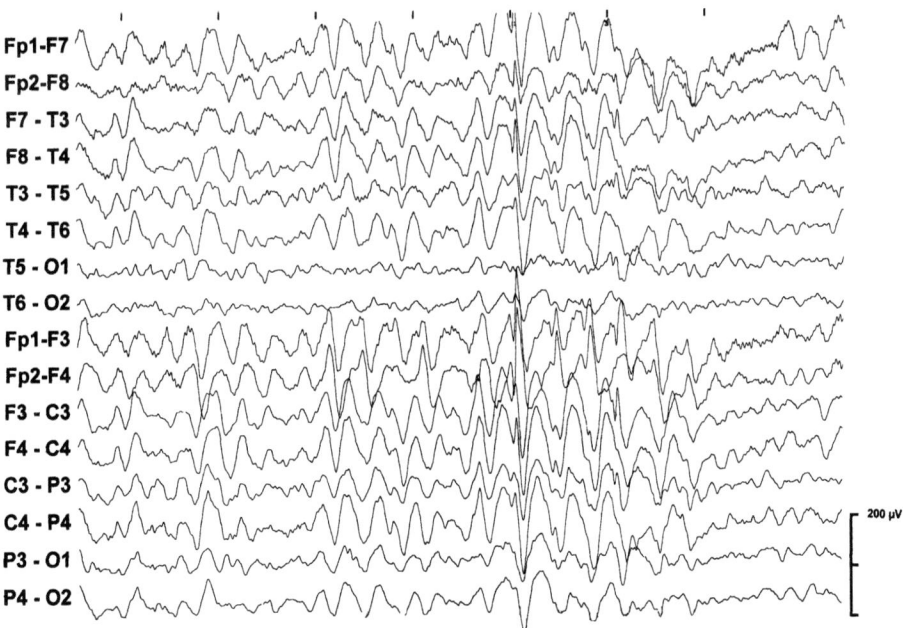

Abb. 2.22b. Wahrend der 20minutigen Ableitung finden sich mehrmals fur 2–3 Sekunden anhaltende generalisierte Spike Wave Komplexe die anschließend wieder in eine kontinuierliche generalisierte 4–5/s Delta Aktivitat ubergehen. Diagnose: Status epilepticus non konvulsivus

Periiktuale psychische Störungen

Präiktual finden sich bei Patienten mit Epilepsie oft Dysphorie und Spannungszustände. Während dieser Zustände findet sich im Gegensatz zu einer Aura keine epileptische Aktivität im EEG.

Der **postiktuale Dämmerzustand** kann Stunden, jedoch auch einige Tage anhalten. Er tritt häufiger nach schweren generalisierten als nach fokalen Anfällen auf. Neben dem Verwirrtheitszustand können Wahn, Halluzinationen und andere psychische Symptome auftreten. Im EEG ist fast immer eine Allgemeinveränderung mit vermehrten langsamen Wellen als Zeichen einer globalen Funktionsstörung anzutreffen. Dieser EEG-Befund zusammen mit dem vorausgegangenen Anfall erlaubt meist die Diagnose.

Interiktuale schizophrenieforme Psychosen sind seltener als die postiktualen Verwirrtheitszustände. Akute, postiktuale Psychosen ohne Bewußtseinsstörungen können sich unmittelbar nach einem Anfall oder nach einem symptomfreien Intervall von einigen Tagen entwickeln und klingen meist innerhalb weniger Tage wieder ab. Anhaltende interiktuale Psychosen – wegen der oft von der Schizophrenie nicht unterscheidbaren Symptomatik auch schizophreniforme Psychose genannt – treten bei Patienten mit Temporallappenepilepsien gehäuft auf, obwohl dies kontrovers diskutiert wird (Schmitz 1995). Es gibt Hinweise sowohl darauf, daß häufige und schwere epileptische Anfälle das Auftreten derartiger Psychosen begünstigen können, als auch darauf, daß die Psychosen gerade bei erfolgreicher pharmakologischer Unterdrückung der Anfälle auftreten (Alternativpsychosen) und typischerweise durch einen Anfall beendet werden. Entsprechend uneinheitlich sind auch die EEG-Veränderungen. Das EEG kann während der Psychose im Vergleich zum nicht-psychotischen Zustand unverändert, pathologisiert oder auch normalisiert sein („forcierte Normalisierung"). Mit „forcierter Normalisierung" wurde von Landolt (1955) der Rückgang oder das Verschwinden von EEG-Auffälligkeiten wie temporale Foci in Verbindung mit dem Wiederauftreten einer postiktualen Psychose bezeichnet. Das Phänomen der forcierten Normalisierung ist gut belegt, jedoch ein seltenes Ereignis. Diskutiert wird, ob infolge einer antiepileptischen Medikation die vom epileptischen Herd ausgehende Erregungsausbreitung in Hirnstrukturen gelenkt wird, die psychotische Symptomatik verursachen, jedoch keine an der Kopfhaut meßbare epileptische EEG-Aktivität generieren.

Elektrokrampftherapie (EKT)

Während des induzierten Krampfes zeigt das EEG ähnliche Veränderungen wie bei einem spontanen generalisierten Krampfanfall. Nach einmaliger Auslösung eines Krampfanfalls finden sich anschließend in der Regel nur minimale Abweichungen vom Ausgangs-EEG. Im Verlauf der Behandlung tauchen ab der 3.–5. Sitzung vor allem am folgenden Tag gruppierte Delta-Wellen auf, die vereinzelt auch von steilen Wellen begleitet werden können. Nach Abschluß der Behandlungsserie kommt es, etwa parallel zum Nachlassen möglicher

Merkfähigkeitsstörungen, zu einem Rückgang der gruppierten langsamen und steilen Aktivität in einem Zeitraum von mehreren Wochen.

Vielfach wurde der prädiktive Nutzen der EEG-Veränderungen hinsichtlich der klinischen Verbesserung untersucht. Bei frühem Einsetzen der postiktualen Delta-Tätigkeit soll der Erfolg der Behandlung bei endogenen Psychosen günstiger sein. Folkerts (1996) beschrieb Zusammenhänge zwischen der Frequenz iktualer Spikes und der klinischen Besserung der Patienten.

Durch die Ableitung des EEG während der Krampfbehandlung ist ein Rückschluss auf die Intensität und Länge der iktualen Entladungen möglich, die nicht immer anhand der motorischen Reaktionen sicher beurteilbar ist. So kann die epileptische EEG-Aktivität doppelt so lange anhalten wie die motorisch beobachtbaren Entäußerungen (Liston et al 1988). Da die Länge der epileptischen EEG-Aktivität für den Therapieerfolg einerseits und das Auftreten von postiktualen mnestischen Störungen andererseits von Bedeutung ist, kann entsprechend der EEG-Befunde die Stimulationsstärke zur Vermeidung von Unter- oder Überstimulation individuell angepaßt werden. Für das EEG sollten mehrere Elektroden verwendet werden, da bei geringer Kanalzahl eine sichere Abgrenzung epileptischer Entladungen von Artefakten nicht möglich ist.

Ob das Auftreten von steilen Wellen nach der Elektrokrampftherapie mit einem erhöhten Risiko eines späteren spontanen epileptischen Anfalls verbunden ist, ist nicht geklärt. Seit der Entdeckung des Kindling-Phänomens bei Versuchstieren wurde jedoch die Möglichkeit in Betracht gezogen, daß eine Elektrokrampftherapie bei psychiatrischen Patienten die Krampfschwelle vermindern und die Entwicklung einer Epilepsie induzieren kann. Klinisch wurden für diese Hypothese bisher keine eindeutigen Hinweise gefunden, vielmehr scheint sich zumindest während einer EKT-Serie die Krampfschwelle zu erhöhen bei nachlassender Krampfdauer (Krueger et al 1993). Andererseit soll die Verbindung von Clozapin und Krampfbehandlung zu einem erhöhten Risiko für Anfälle nach EKT führen (Dervinsky et al 1991). Darüber hinaus wurde über Fälle berichtet bei denen unmittelbar durch die Elektrokrampftherapie ein Status epilepticus oder Status epilepticus nonkonvulsivus induziert wurde (Hansen et al 1995). Bei einem Status nonkonvulsivus können lediglich Bewußtseinstrübungen in Erscheinung treten, die diagnostisch schwer einschätzbar sind. Mit Hilfe des EEG kann die Diagnose gestellt werden. Bei verlängerten Aufwachzeiten und suspekter Psychopathologie nach EKT sollte daher ein fortgesetztes epileptisches Geschehen differentialdiagnostisch in Erwägung gezogen werden.

Malignes neuroleptisches Syndrom (MNS)

Das maligne neuroleptische Syndrom ist eine seltene, jedoch schwere und manchmal tödliche Komplikation bei einer Pharmakotherapie mit Dopaminantagonistischen Substanzen. Zu den häufigsten Symptomen zählen Rigor, Bewußtseinstörungen, Hyperthermie, Tachykardie und eine Erhöhung der Kreatin-Phosphokinase sowie der Leukozyten. Nicht selten ist die differentialdiagnostische Abgrenzung zur Katatonie, einem depressivem Stupor oder dem

Serotonin-Syndrom (siehe unten) äußerst schwierig, jedoch angesichts unterschiedlicher therapeutischer Konsequenzen und der hohen Letalität von bis zu 20 % dringend geboten.

Rosebush u. Stewart (1989) beschrieben bei 7 von 8 Patienten mit malignem neuroleptischem Syndrom eine Allgemeinveränderung ähnlich wie bei einer metabolischen Enzephalopathie. In anderen kasuistischen Beschreibungen wurden keine Auffälligkeiten im EEG registriert (Dammers et al. 1995). Die Widersprüche zu klären ist einerseits aufgrund der geringen Fallzahlen, andererseits durch die unterschiedlichen diagnostischen Kriterien schwierig. Das EEG ist zudem von den Begleitumständen abhängig: Das Auftreten einer deutlichen Allgemeinveränderung bei Patienten mit malignem neuroleptischen Syndrom kann durch eine Intoxikation mit Neuroleptika oder begleitende Medikamente bedingt sein. Bei solchen Befund ist jedenfalls eine Plasmaspiegelbestimmung angezeigt, und eine Medikamentenreduktion zu erwägen. Darüber hinaus können viral oder bakteriell bedingte Enzephalitiden vergleichbare klinische Symptome wie bei einem malignen neuroleptischen Syndrom bieten. Das EEG ist hier ebenfalls häufig allgemeinverändert, wobei zusätzlich Delta-Theta-Wellen in Serien und Strecken auftreten und bei schwerem Verlauf eine charakteristische Rhythmisierung der Delta-Aktivität in Erscheinung tritt (siehe Kapitel 2.7).

Eine weitere wichtige Differentialdiagnose zum MNS ist der Status epilepticus nonkonvulsivus, der auf Symptomebene Ähnlichkeiten mit einem malignen neuroleptischen Syndrom und Katatonie aufweisen kann. Im EEG finden sich in solchen Fällen häufig Anfallsmuster, die das Vorliegen einer epileptischen Erkankung nahelegen.

Serotonin-Syndrom

Das Serotoninsyndrom ist ein lebensbedrohlicher Zustand, der im Rahmen einer Pharmakotherapie mit serotoninagonistischen Substanzen auftreten kann und dessen hauptsächlicher pathophysiologischer Mechanismus in einer zentralen und peripheren serotonergen Überaktivität gesehen wird. Insbesondere die Kombination zweier oder mehrerer Serotonin-Agonisten wie Selektive Serotonin-Wiederaufnahme-Hemmer (SSRI), Monoaminooxidase-Hemmer, Lithium u.a. kann das Syndrom verursachen. Zu den klinischen Symptomen zählen Desorientiertheit, Unruhe, Agitiertheit, Fieber, Diarrhöe, Hyperreflexie, Tremor und Myokloni. Bei einer leichten Ausprägung des Syndroms finden sich häufig vegetative Symptome mit Agitiertheit, die schwer von der depressiven Grunderkrankung unterscheidbar sind. Eine qualitative und quantitative Erfassung der Symptome kann mit Hilfe der kürzlich entwickelten Serotonin-Syndrom-Skala vorgenommen werden (Hegerl et al. 1998).

Ob das EEG zur richtigen diagnostischen Einschätzung beitragen kann, ist nicht geklärt. Im EEG von Versuchstieren mit einem pharmakologisch erzeugten Serotonin-Syndrom wurde vermehrte Beta-Aktivität gefunden (Bo et al. 1987). In der kasuistischen Beschreibung eines Patienten mit Serotonin-Syndrom wurde ein abnormes EEG ohne Alpha-Aktivität, überwiegender Delta-

Tätigkeit und eingelagerten SW-Komplexen beobachtet (Lejoyeux et al. 1992). In einer eigenen Untersuchung an 6 depressiven Patienten mit einem leichten Serotonin-Syndrom zeigte sich in der quantitativen EEG-Analyse nur bei 3 von ihnen eine Veränderung gegenüber dem Ausgangs-EEG: Zwei Patienten zeigten eine leichte Verlangsamung des Grundrhythmus, ein Patient eine Zunahme der Beta-Tätigkeit. Steile Wellen und SW-Komplexe fanden sich bei keinem der Patienten.

Trotz der nur leichten und unspezifischen EEG-Veränderungen beim Serotonin-Syndrom kann ähnlich wie beim malignen neuroleptischen Syndrom das EEG herangezogen werden, um Hinweise auf entzündliche Hirnerkrankungen und epileptische EEG-Aktivität auszuschließen.

2.9. Pharmaka und EEG

Das EEG wird durch zentral wirksame Pharmaka beeinflußt. Dies betrifft nicht nur Substanzen aus dem Bereich der psychiatrischen Pharmakotherapie, sondern einen Großteil der in der Medizin gebräuchlichen Medikamente. Die EEG-Effekte der wichtigsten Substanzklassen und die im Zusammenhang stehenden klinischen Aspekte werden im folgenden beschrieben. Anfallsmuster und Intoxikationszeichen im EEG durch psychotrope Substanzen werden in eigenen Kapiteln behandelt.

Allgemeine Grundlagen

Der Einfluß von Pharmaka auf das EEG ist nicht allein durch die Substanz, sondern durch eine Vielzahl von Faktoren determiniert (Tabelle 2.6). So stellt sich beispielsweise der EEG-Effekt von Lithium bei gesunden jungen Männern anders dar als bei Patienten mit affektiven Psychosen (Ulrich 1994). Daher sind bei gesunden Kontrollen erhobene Ergebnisse nicht ohne weiteres auf psychiatrische Patienten übertragbar.

Wichtig ist die Dauer der Pharmakotherapie: Durch Gabe einer Erstdosis finden sich initiale EEG-Effekte, die bei längerdauernder Gabe bedingt durch Adaptationsvorgänge nachlassen oder verschwinden. Bei Absetzen der Substanz muß mit Readaptationsvorgängen gerechnet werden, die sich beispielsweise während des Entzuges alkohol- oder benzodiazepinabhängiger Patienten in Form von steilen Graphoelementen darstellen können. Nicht selten ist daher die deutlichste Beeinflussung des EEG in der Aufdosierungsphase oder beim Absetzen einer psychotropen Substanz erkennbar.

Findet sich durch die Gabe eines Pharmakons eine Vermehrung von Theta- und Delta-Tätigkeit, ist zu differenzieren, ob es sich um einen direkten pharmakogenen Effekt oder um eine sedativen Einfluß handelt, der mit der Vermehrung von B-Stadien einhergeht. Bei der quantitativen Analyse sollten daher nur die A-Stadien berücksichtigt werden. Die Veränderungen der Vigilanz kann durch sequenzielles Auszählen der A- und B-Stadien in Intervallen von 2 Sekunden gemessen werden.

Tabelle 2.6. Faktoren, die für Pharmakaeffekte auf das EEG von Bedeutung sind

Individuelle Ausgangslage, z.B.	– Vigilanzniveau – Ausprägung eines Grundrhythmus, Grundrhythmusvarianten – Gesunde Probanden oder psychiatrische Patienten – Art der psychiatrischen Störung – Schwere der Psychopathologie – Zustand akuter psychiatrischer Symptomatik oder Symptomfreiheit
Zeitliche Aspekte	– Initiale Pharmakoneffekte – Effekte unter andauernder Therapie – Absetzeffekte
Pharmakoneffekte	– Pharmakodynamik und -kinetik der Substanz – Niedrige oder hohe Dosen, Intoxikation – Therapie mit 2 oder mehreren psychotropen Substanzen

Unter Berücksichtigung der verschiedenen Einflußfaktoren können folgende klinisch relevante Informationen dem EEG entnommen werden.

– Hinweise auf neurotoxische Medikamenteneffekte.
– Unter Berücksichtigung der klinischen Symptome und der Anamnese ergeben sich Hinweise auf eine Epilepsie oder ein erhöhtes Anfallsrisiko im Rahmen der Psychopharmakatherapie.
– Hinweise auf Eigenmedikation (z.B. Benzodiazepine) oder Noncompliance (z.B. Clozapin).

Einzelne Substanzen

Neuroleptika

Die Verabreichung von klassischen Neuroleptika bei gesunden Versuchspersonen führt häufig zu einer Zunahme von Theta-Tätigkeit und einer leichten Verlangsamung des Alpha-Grundrhythmus mit Zunahme der Amplitude, Synchronisation und anteriorer Ausbreitung. Dieses Muster findet sich im wesentlichen auch bei schizophrenen Patienten. Die Synchronisation der Alpha-Grundaktivität soll bei hochpotenten Neuroleptika am stärksten ausgeprägt sein. Die sedierende Wirkung der niedrigpotenten Neuroleptika soll demgegenüber eher mit einer Frequenzverlangsamung des Grundrhythmus einhergehen. In der klinische Praxis kommt es unter üblichen Plasmaspiegeln nicht zu einer Grundrhythmus-Verlangsamung unter 8/s. Ausgeprägte EEG-Veränderungen können jedoch auf eine Intoxikation hindeuten. Bei Vorliegen eines solchen EEG unter Neuroleptika sollte eine Plasmaspiegel-Bestimmung erfolgen. Darüber hinaus ist zu berücksichtigen, daß die Kombination mehrerer psychotroper Substanzen eine additive Wirkung auf das EEG haben kann, so daß sich auch unter regulären Neuroleptika-Plasmaspiegeln das Bild einer Allgemeinveränderung entwickeln kann. Kontroll-EEG geben dann in Verbindung mit der Psychopathologie zusätzliche Auskunft über den Effekt einer Dosisreduzierung.

Clozapin als Prototyp der atypischen Neuroleptika unterscheidet sich deutlich von den klassischen Neuroleptika durch die Art der EEG-Veränderungen. Auch die Häufigkeit der EEG-Veränderungen ist größer als bei den meisten anderen psychotropen Substanzen. Die deutlichste Veränderung gegenüber dem unmedizierten Ausgangs-EEG ist eine paroxysmale Delta-Theta-Aktivität (Abbildung 2.23). Dazwischen ist jedoch häufig noch ein normaler Alpha-Grundrhythmus erkennbar. Vor allem bei höheren Dosen kann die Delta-Theta-Tätigkeit nahezu vollständig das Bild dominieren. Im Gegensatz zum diffus veränderten EEG bei hirnorganischen Schädigungen sind die Clozapin-bedingten EEG-Veränderungen meist durch Augenöffnen blockierbar.

Die Häufigkeit der EEG-Veränderungen wird sehr unterschiedlich zwischen 23 und 72 % angegeben. In den meisten Studien konnte ein loser Zusammenhang zwischen der Dosishöhe, Ausprägung und Häufigkeit der EEG-Veränderungen gezeigt werden. Bei Dosen über 600 mg/d wurden in der überwiegenden Mehrzahl der Fälle gruppierte Unterlagerungen beschrieben (Günther et al. 1993). Haring et al. (1994) konnte darüber hinaus zeigen, daß der Clozapin-

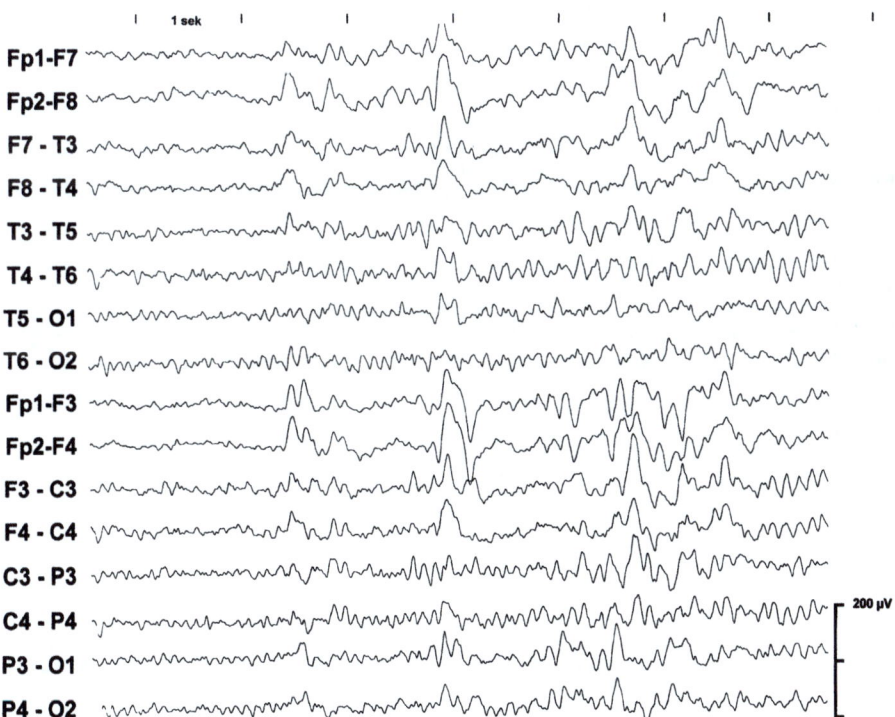

Abb. 2.23. EEG einer 35jährigen schizophrenen Patientin unter 250mg Clozapin: Neben einem Alpha-Rhythmus finden sich paroxysmal auftretende unregelmäßige Delta-Theta-Gruppen mit frontalem Maximum. Klinisch keine Hinweise auf neurologische Störungen.

Plasmaspiegel eine engere Beziehung zu Häufigkeit und Ausmaß der EEG-Veränderungen aufweist als die Dosis. In der Literatur finden sich Hinweise auf einen günstigen Therapieerfolg unter Clozapin bei einer „Pathologisierung" des EEG. Ein abnorm erscheinendes EEG während der Behandlung ist in diesem Sinne ein positives Zeichen und sollte nicht zur Dosisreduktion oder gar Absetzen der Substanz führen. Entscheidend für Dosisveränderungen ist die klinische Symptomatik des Patienten. Auf das Vorgehen bei Auftreten steiler Wellen wird weiter unten eingegangen.

Die Induktion von steilen Wellen und SW-Komplexen ist eine Besonderheit von Clozapin (Abbildung 2.24). Bei bis zu einem Drittel der Behandelten finden sich epileptische EEG-Aktivität. Auch für die typischen Neuroleptika – wenn auch in geringerem Ausmaß als bei Clozapin – ist seit der Einführung von Chlorpromazin in den 50er Jahren über steile Graphoelemente und Krampfanfälle berichtet worden.

Trotz der häufigen Verwendung neuerer und atyischer Neuroleptika in den letzten Jahren ist wenig über deren EEG-Veränderungen bekannt. Für **Zotepin** wurde bei gesunden Probanden mittels quantitativer Analyse eine dosisabhängige Zunahme der Delta-Theta-Tätigkeit und eine verringerte Alpha- sowie Beta-Aktivität mit Verlangsamung der dominanten Frequenz festgestellt (Saletu et al. 1991). Diese Veränderungen entsprechen am ehesten der Wirkung klassischer, schwachpotenter, sedierender Neuroleptika. Durch quantitative

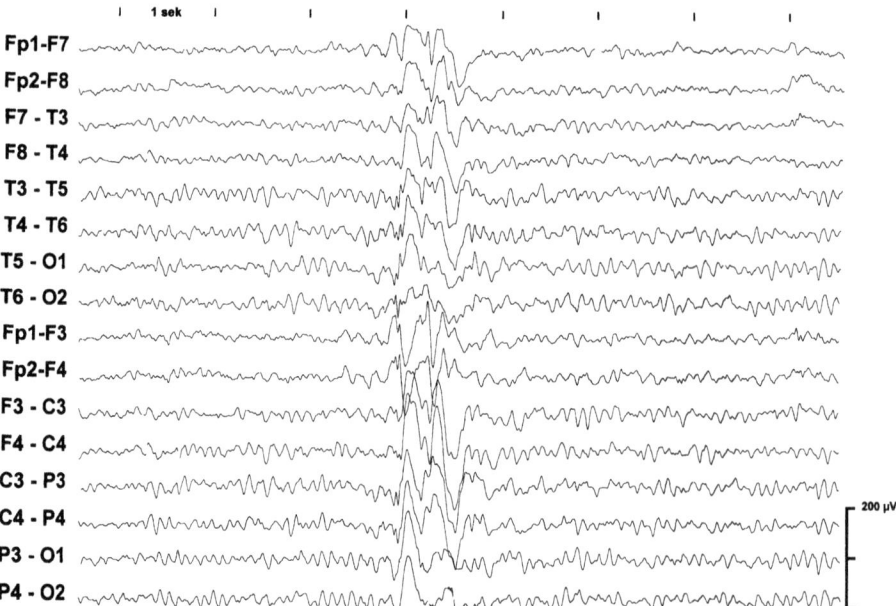

Abb. 2.24. EEG einer schizophrenen Patientin unter 350 mg Clozapin: Die Kurve enthält eine reichliche unregelmäßige Alpha-Grundaktivität mit paroxysmal auftretenden atypischen SW-Komplexen. Neben der schizophrenen Symptomatik finden sich keine neurologischen Auffälligkeiten, Myokloni oder epileptische Anfälle. Die weitere Dosissteigerung von Clozapin wurde langsam vorgenommen.

Analysen wurden bei chronisch schizophrenen Patienten 3 verschiedene EEG-Reaktionstypen unter Behandlung mit Zotepin ermittelt Ein Teil der Patienten zeigte eine Vermehrung der langsamen Aktivität ähnlich den Befunden bei gesunden Probanden, während eine weitere Gruppe verstärkte Alpha-Tätigkeit aufwies, die der Synchronisationsneigung vieler anderer Neuroleptika entspricht Die dritte Gruppe der Patienten zeigte keine Veränderungen des EEG

Die EEG-Veränderungen unter Zotepin sind visuell wenig eindrücklich und erst durch eine quantitative Analyse faßbar

Auch das neuere Neuroleptikum **Risperidon** bietet bei Betrachtung keine markanten EEG-Veränderungen Auch mit Hilfe der Powerspektralanalyse konnte bei schizophrenen Patienten während einer mehrwöchiger Risperidonbehandlung im pra-post-Vergleich keine Veränderung in den verschiedenen Frequenzbändern festgestellt werden (Czabor u Volavka 1993)

Für das 1998 auf den Markt gekommene **Amisulprid** konnten neben einer leichten Frequenzabnahme des Alpha-Grundrhythmus keine Besonderheiten im EEG gefunden werden (Mann et al 1984) Für die atypischen Neuroleptika **Olanzapin** und **Sertindol** sind bisher keine Publikationen zu EEG Veränderungen erschienen

Zusammenfassend treten bei neueren Neuroleptika nur geringe Effekte im EEG auf Damit unterscheiden sich diese Substanzen deutlich von Clozapin Möglicherweise ist neben der serotonin- und dopaminantagonistischen Wirkung der zusätzlich bestehende starke anticholinerge Wirkmechanismus von Clozapin, der bei den anderen neueren Substanzen nur gering ist, für die EEG-Effekte verantwortlich Hinweise auf die Induktion steiler Graphoelemente durch die hier aufgeführten atypischen Neuroleptika gibt es im Gegensatz zum Clozapin nicht

Antidepressiva

Gegenüber den meisten Neuroleptika hat die Substanzgruppe der **trizyklischen Antidepressiva** einen vielschichtigeren Einfluß auf das EEG Die Veränderungen beinhalten eine Abnahme der Alpha-Tätigkeit mit einer Zunahme sowohl der Delta-Theta- als auch der Beta-Aktivität Aufgrund des Zusammenspiels der zunehmenden langsamen und raschen Tätigkeit bei Reduktion der Alpha-Aktivität wurde von Bente der Begriff des „polyrhythmischen Frequenzzerfalls" geprägt

Von der Substanzgruppe der **selektiven Serotonin-Wiederaufnahmehemmer (SSRI)** sind die Effekte im EEG wenig untersucht worden Bei depressiven Patienten bestanden nach einer 4-wochigen Gabe von Paroxetin gegenüber der Placebo-behandelten Gruppe keine signifikanten EEG-Veränderungen (Sedgwick et al 1987) In einer offenen Studie fanden wir bei 20 depressiven Patienten im pra-post-Vergleich keine visuell in Erscheinung tretenden Effekte von Paroxetin auf die EEG-Aktivität Ebenso fanden sich übereinstimmend mit der Literatur keine steilen Wellen oder SW-Aktivität In einer zusätzlichen quantitativen Analyse wurden zur Kontrolle der Vigilanz ausschließlich EEG-Segmente untersucht, die eine Alpha-Tätigkeit aufwiesen (entsprechend dem Stadien A, siehe Kapitel 2 6) Es zeigte sich an den okzipitalen Ableitepunkten eine signifikante Abnahme der absoluten Alpha- und Beta-Power. Diese Veränderung war hauptsächlich durch die Patienten bedingt, welche eine 50%ige Reduktion in der Hamilton-Depressionsskala nach 4 Wochen Pharmakotherapie (Responder) hatten. Diese Veränderungen spiegeln daher möglicherweise nicht direkte pharmakogene Effekte wider, sondern sind ein Korrelat der psychopathologischen Besserung.

Lithium

Durch Lithium kommt es im EEG vor allem zu einer Verlangsamung und Rarefizierung des Grundrhythmus in Verbindung mit einer Amplitudenabnahme. Es findet sich eine Zunahme von Delta- und Theta-Wellen, teils mit links frontaler Betonung. Neben einer Zunahme der Beta-Aktivität treten vereinzelt steile Graphoelemente auf. Letztere sind wahrscheinlich bei einer begleitenden Medikation mit Haloperidol häufiger anzutreffen.

Während Heninger (1969) die Vermehrung von Delta-, Theta- und Beta-Wellen erst ab therapeutisch wirksamen Serumspiegeln fand, berichteten Helmchen u. Kanowski (1971) über langsame Wellen, steile Wellen, Abflachung der Grundaktivität und linksseitige Herde bereits unter Serumspiegeln von 0,4 mmol/l. Die meisten Autoren stimmen darin überein, daß die EEG-Veränderungen wenige Tage nach der Einstellung auf Lithium auftreten.

Wenn Allgemeinveränderungen das Bild dominieren, sollte an neurotoxische Lithium-Effekte gedacht werden und eine Plasmaspiegelbestimmung erfolgen. Während der Lithium-Intoxikation finden sich im Vergleich zu anderen Substanzen häufiger steile Wellen, Spikes sowie Krampfanfälle. Auch periodische Komplexe, wie sie im Rahmen der Creutzfeld-Jakob-Erkrankung auftreten, sind in Einzelfällen unter einer schweren Lithiumintoxikation beschrieben worden (Smith u. Kocen 1988). Insbesondere bei älteren Patienten sind neurotoxische Lithiumeffekte auch bei therapeutischen Plasmaspiegeln nicht selten. Bei der Lithiumaugmentation zur Behandlung einer Altersdepression sind deshalb EEG-Ableitungen vor und unter der Behandlung unerläßlich.

Carbamazepin

Im Ausmaß der EEG-Veränderungen ist Carbamazepin durchaus mit dem atypischen Neuroleptikum Clozapin vergleichbar. Schon bei relativ niedrigen Dosierungen unter 400 mg/d läßt sich eine leichte Frequenzabnahme des Alpha-Grundrhythmus, sowie eine Zunahme von Theta- und Delta-Aktivität feststellen. Diese langsame unregelmäßige Aktivität kann das Bild fast vollständig dominieren, sie wird jedoch zeitweilig von kurzen Serien normfrequenter Alpha-Aktivität unterbrochen. Bei höheren Dosierungen oder Überdosierung findet sich zum Teil frontal betonte Delta-Wellen von beachtlicher Amplitude, die durch Augenöffnen blockierbar sind. Auch unter üblichen Dosierungen und Plasmaspiegeln kann es durch Carbamazepin zum Auftreten steiler Graphoelemente kommen, die allerdings nicht mit erhöhter Anfallswahrscheinlichkeit assoziiert sind. Bei epileptischen Patienten kommt es trotz dieser abnorm synchronen Entladungen unter Carbamazepin zu einer besseren Anfallskontrolle. Dieser Zusammenhang findet sich bei anderen Antiepileptika nicht. Andererseits kann es bei einer Intoxikation mit Carbamazepin zu Krampfanfällen kommen.

Ähnlich wie beim Clozapin spricht die „Pathologisierung" des EEG nicht gegen eine gute klinische Wirksamkeit in der Prophylaxe affektiver Störungen. Daher sollte bei Neuauftreten von steilen Graphoelementen oder Delta-Theta-Gruppen der Befund nicht zu einer Dosisreduktion oder Absetzen des Medikamentes führen.

Benzodiazepine

Die EEG-Veränderungen durch Benzodiazepine zählen zu den am deutlichsten wahrnehmbaren Veränderungen unter den psychotropen Substanzen. Es handelt sich hierbei um die meist deutliche Zunahme der Beta-Wellen (Abbildung 2.25) insbesondere im Frequenzbereich zwischen 14 und 30 Hz. Charakteristischerweise treten sie spindelförmig vor allem in den frontalen und zentralen Ableiteregionen auf. Eine gewisse Bedeutung für die Abgrenzung zur Beta-Normvariante hat die visuelle Blockadereaktion (VBR). Während beim konstitutionsgebundenen Beta-Typ die Beta-Tätigkeit durch Augenöffnen blockiert wird, findet sich meist bei den Benzodiazepin-induzierten Beta-Wellen nur eine geringe Reaktion. Eine mit bloßem Auge erkennbare Vermehrung der

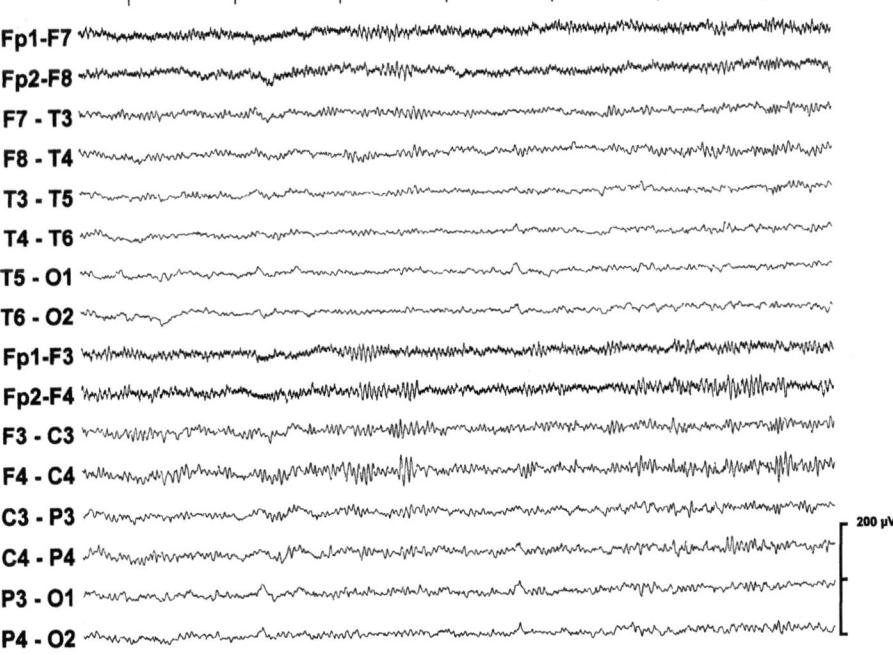

Abb. 2.25. EEG eines Patienten mit generalisierter Angststörung unter 10 mg Diazepam. Es dominiert eine kontinuierliche, diffuse, teils spindelige Beta-Tätigkeit mit fronto-zentralem Amplitudenmaximum.

Beta-Tätigkeit ist nach einer Einmalgabe von Benzodiazepinen häufig schon innerhalb der ersten Stunde erkennbar. In Einzelfällen ist diese Veränderung bis zu zwei Wochen später im EEG nachweisbar.

Andere durch Benzodiazepine induzierte EEG-Veränderungen sind weniger prägnant im Vergleich zur Beta-Vermehrung. Als Akut-Effekt wurde eine geringe Verlangsamung der dominanten Alpha-Frequenz sowie eine Abnahme der Theta- und Delta-Tätigkeit und steiler Graphoelemente angegeben. Vor allem bei höheren Benzodiazepindosen findet sich eine Zunahme von Delta- und Theta-Tätigkeit, die aber aller Wahrscheinlichkeit nach das EEG-Korrelat des sedierenden Effektes darstellt und somit dem Stadium B entsprechen.

Der mittelfristige Gebrauch von Benzodiazepinen erzeugt ähnliche EEG-Effekte wie die akute Einmaldosierung. Bei gesunden Probanden ist die initiale Zunahme von Beta-Wellen und die Abnahme von Alpha-Tätigkeit auch in der ersten, zweiten und vierten Woche unter Diazepam nachweisbar (Saletu 1976). Inwieweit diese Veränderungen bei chronischem Gebrauch der Substanzen beispielsweise bei einem Benzodiazepin-Abusus nachlassen, ist nicht geklärt. Es ist jedoch wahrscheinlich, daß bei Monate und Jahre dauernder Einnahme die initiale Vermehrung der Beta-Wellen nachläßt oder ganz fehlen kann. Nicht selten finden sich bei Patienten mit einem chronischen Benzodiazepin-Abusus EEG mit wenig eindrücklichem Beta-Anteil. Darüber hinaus kann auch bei erstmaliger Einnahme eines Benzodiazepins eine Zunahme der Beta-Aktivität ausbleiben.

Korrelationen zwischen dem Serum-Spiegel, dem Ausmaß der sedierenden Wirkung und dem Grad der Beta-Überlagerung bestehen nicht. Der ursprünglichen Annahme, daß der sedierende Effekt maßgeblich an der Beta-Vermehrung beteiligt ist, kann entgegengehalten werden, daß nicht jede sedierende Substanz zu einer Beta-Tätigkeit führt (z.B. Paraldehyd).

Die alternative Hypothese, daß das Ausmaß der Beta-Vermehrung mit der anxioloytischen Wirkung in Beziehung stehe, konnte bisher nicht hinreichend belegt werden. Möglicherweise handelt es sich lediglich um eine Benzodiazepin-eigenen pharmakodynamischen Mechanismus ohne psychisches Korrelat.

Für den Kliniker ist es wichtig zu wissen, daß das Fehlen von Beta-Vermehrung nicht unbedingt gegen das Vorliegen einer Benzodiazepinintoxikation spricht. Das EEG bei Intoxikation und Benzodiazepin-Entzug wird in den entsprechenden Kapiteln behandelt.

Barbiturate

Verglichen mit den Benzodiazepinen werden die Barbiturate heute in der psychiatrischen Pharmakotherapie nur noch selten eingesetzt. Beide Substanzgruppen haben hinsichtlich des Wirkungsprofils Gemeinsamkeiten wie beispielsweise die sedierende und anfallshemmende Wirkung sowie Toleranzentwicklung und die Gefahr der Abhängigkeit. Auch die akuten EEG-Effekte weisen Ähnlichkeiten auf, allen voran die Vermehrung der spindelförmigen und frontal betonten Beta-Tätigkeit. Im Vergleich zu den Benzodizepinen sind die Beta-Wellen unter Barbituraten noch deutlicher ausgeprägt und haben eine etwas schnelleren Frequenz.

Antidementiva

Ältere Substanzen zur Therapie von diffusen hirnorganischen Psychosyndromen im Alter wurden unter dem Begriff Nootropika subsumiert. Diese Substanzen verfügen über unterschiedliche, zum Teil nicht bekannte Wirkmechanismen und lassen sich von neueren Substanzen mit spezifischer Pharmakodynamik abgrenzen. Zur letzten Gruppe zählen die in Deutschland zugelassenen Acetycholinesterasehemmer Tacrin und Donepezil, deren Indikationsbereich die Behandlung der Alzheimer-Krankheit ist.

Trotz der Unterschiedlichkeit in Wirkmechanismus und chemischer Struktur sind für viele Antidementiva Gemeinsamkeiten bezüglich der EEG-Effekte beschrieben worden. Dies betrifft die Verminderung von Delta-Theta-Wellen sowie eine deutlichere Ausprägung und Frequenzzunahme des Grundrhythmus. Insbesondere bei der Demenz vom Alzheimer-Typ ist das EEG durch vermehrte Delta-Theta-Wellen und eine Verlangsamung des Grundrhytmus geprägt. Der restituierende Effekt einiger Antidementiva auf diese Veränderungen ist möglicherweise das Korrelat der klinischen Verbesserung, so daß das EEG als objektiver Verlaufsparameter der Behandlung eingesetzt werden konnte.

Der beschriebene Einfluß der Antidementiva auf das EEG ist nicht spezifisch für dementielle Erkrankungen. Eine vermehrte Delta-Theta-Aktivität und verlangsamte Alpha-Tätigkeit bei gesunden Probanden läßt sich experimentell durch verminderten Sauerstoffgehalt der Atemluft erzeugen. Die auf diese Weise herbeigeführten EEG-Veränderungen bei gesunden Probanden können durch gleichzeitige Gabe des Nootropikums Piracetam vermindert werden, nicht hingegen mit Placebo (Saletu et al. 1995).

Vergleichbare Ergebnisse stammen von Klink et al. (1979), die Piracetam Frauen während der Geburt verabreichten. In der Austreibungsphase mit konsekutiver Hypoxie des Kindes kam es unter Piracetam zu einer geringeren Frequenzabnahme im EEG des Kindes und zu weniger Dezelerationen (Abnahme der Herzfrequenz des Feten während der Wehentätigkeit) als bei Placebo-behandelten Frauen.

Während die EEG-Veränderungen bei Sauerstoffmangel als unspezifisches Korrelat einer Hypoxie interpretiert wurden, kann bei der Demenz vom Alzheimer-Typ die Achetycholinmangelhypothese zur Erklärung der vermehrten langsamen EEG-Aktivität angeführt werden. Hierfür spricht, daß tierexperimentelle Läsionen des cholinergen Nucleus basalis Meynert im Vorderhirn Delta-Tätigkeit erzeugen. Auch bei gesunden Probanden sind ähnliche Effekte durch anticholinerg wirkende Pharmaka wie Scopolamin beschrieben worden. Post mortem Untersuchungen bei Patienten mit Alzheimer-Demenz konnten einen Zusammenhang zwischen dem Ausmaß der EEG-Verlangsamung und der Schwere der Degeneration cholinerger Nervenzellen nachweisen.

Die EEG-Effekte der Acetylcholinesterasehemmer sind daher von besonderem Interesse. Tierexperimentell konnte gezeigt werden, daß der Acetycholinesterasehemmer Tacrin die verstärkte langsame Aktivität nach Läsionen des Nucleus basalis Meynert oder nach Gabe von Scopolamin unterdrückt. Auch bei Alzheimer-Patienten kommt es durch eine mehrwöchigen Behandlung mit

Tacrin zu einer Frequenzbeschleunigung im EEG (Shigeta et al. 1993). Ähnliche Befunde stammen von anderen Arbeitsgruppen. Klinische Bedeutung könnte die Beobachtung von Alhainen et al. (1991) erlangen: Patienten, die auf eine siebenwöchige Behandlung mit Tacrin respondierten, wiesen nach einer oralen Testdosis von 50 mg Tacrin gegenüber dem Ausgangs-EEG eine deutliche Zunahme des Alpha-Theta-Quotienten auf. In der Nonrespondergruppe war diese Veränderung nicht erkennbar. Vergleichbare Ergebnisse wurden nach intravenöser Applikation des Cholinesterasehemmers Physiostigmin gegenüber Placebo berichtet (Gustavson 1993). Ein solches Testdosismodell könnte hilfreich sein, um Responder auf Acetycholinesterasehemmer zu bestimmen. Da bei Behandlung mit Antidementiva die Kosten/Nutzen-Relation gering ist, könnte durch EEG-Untersuchungen der gezieltere Einsatz dieser Substanzen ermöglicht werden.

Drogen

Psychostimulantien wie **Amphetamine** oder Amphetaminderivate haben heutzutage in der Erwachsenenpsychiatrie als Therapeutika eine untergeordnete Bedeutung. Wesentlich häufiger ist jedoch der Mißbrauch dieser Substanzen. Zwar hat der Psychiater mit Intoxikationen selten zu tun, gelegentlich jedoch mit drogeninduzierten Psychosen. Als Akuteffekte für D- und Meth-Amphetamin wird eine vorübergehende Zunahme von Alpha-Wellen und der Alpha-Frequenz sowie der Frequenz- und Amplitudenvariabilität beschrieben. Darüber hinaus kommt es zur Zunahme von Beta-Wellen.

Eine Besonderheit dieser Substanzen ist die spektralanalytisch darstellbare Abnahme von Delta-Theta-Wellen bei Gesunden im Akutversuch. Auch bei epileptischen Patienten wurde eine deutliche Reduktion der langsamen Wellen und der Spike-Aktivität unter einer Langzeitbehandlung mit hohen Dosen Amphetaminen beschrieben. Ähnliche Effekte wurden auch für Meth-Amphetamin und Methylphenidat berichtet. Umgekehrt kann es durch Mißbrauch von Amphetaminen unabhängig von der Einnahmefrequenz zu epileptischen Krampfanfällen kommen.

Die einmalige Gabe einer Testdosis **Kokain** führt sowohl bei gesunden Versuchspersonen als auch bei abstinenten, polytoxikomanen Patienten zu einer Vermehrung der Beta-Aktivität und gleichzeitigem Nachlassen von Delta-Theta-Tätigkeit (Herning et al. 1994, 1985).

Innerhalb der ersten Woche des Kokainentzuges kommt es zu einem signifikanten Nachlassen der Beta-Tätigkeit, die am ehesten durch den Wegfall der Substanz erklärbar ist (Noldy et al. 1994). Da jedoch bei Patienten, die unter stationären Bedingungen mehrere Monate abstinent waren, ebenfalls eine stärkere Beta-Aktivität als bei Gesunden nachgewiesen wurde, ist für dieses Ergebnis die Erklärung eines direkten Substanzeffektes unwahrscheinlich (Costa u. Bauer 1997). Aus diesem Grunde wurde angenommen, daß die langfristigen EEG-Veränderungen der Ausdruck einer Readaptation des zentralen Nervensystems sind. Ähnliche Mechanismen wurden auch im Hinblick auf eine anteriorisierte Alpha-Grundaktivität bei Kokainkonsumenten 2 Wochen nach der letzten Einnahme vermutet (Alper et al 1990) Krampfanfalle bei Kokainkonsumenten treten weniger im Entzug als vielmehr im Rahmen einer Uberdosierung auf

Psychotomimetika, namentlich LSD, Meskalin und Psilozybin haben initial einen synchronisierenden Effekt auf die Grundaktivitat in Verbindung mit einer Beschleunigung ihrer Frequenz Darauf folgend kommt es zur Desynchronisierung mit Zerfall der Grundtatigkeit Die initiale Sychronisation ist ahnlich wie bei Amphetaminen unter moderaten Dosen mit einem Nachlassen oder Verschwinden herdformiger Veranderungen verbunden Auch eine Verminderung von steilen Wellen bei epileptischen Patienten unter Psilocybin wurde beobachtet Die spater nachfolgende Desynchronisierung der EEG-Aktivitat soll mit dem drogeninduzierten halluzinatorischen Erleben in Beziehung stehen Intoxikationen mit Psychotomimetika sind charakterisiert durch starke Verlangsamung und Auftreten von diffuser unregelmaßiger Theta-Aktivitat sowie periodische Paroxysmen (Fariello u Black 1978) Auch uber das Auftreten von tonisch-klonischen Krampfanfallen im Rahmen des Konsums wurde berichtet

Phencyclidin (PCP) ist fur die Schizophrenieforschung von besonderem Interesse, da die Substanz sowohl Positiv- als auch Negativsymptomatik induzieren kann, die einer schizophrenen Psychose gleichen In diesem Punkt unterscheidet sich das PCP von anderen Psychotomimetika Eine weitere Besonderheit ist, daß durch PCP induzierte Theta-Gruppen nicht auf sensorische Stimuli reagieren Derartige Gruppen sind beispielsweise bei Clozapin oder Carbamazepin durch Augenoffnen beeinflußbar, was als Unterscheidungskriterium zu organischen Veranderungen herangezogen wird Die EEG-Veranderungen durch PCP sind moglicherweise durch den Glutamat-antagonistischen Wirkmechanismus bedingt Eine Parallele zur Schizophrenie findet sich in der Glutamat-Mangelhypothese der Erkrankung

Die Literatur bezuglich des Einflusses von **Cannabis** auf das EEG ist recht widerspruchlich, was durch unterschiedliche Konsumdauer, Dosis und Personlichkeit der Patienten bedingt sein durfte Als Initialeffekt von Cannabis wurde eine deutlichere Auspragung des Alpha-Rhythmus mit einer Frequenzabnahme beschrieben Zusammen mit einer Vermehrung von Beta- und Theta-Wellen scheinen diese Effekte jedoch kurz zu sein, da bei Konsum uber Monate die initialen Effekte nicht mehr nachweisbar sind (Rodin et al 1970) Bei Cannabis-Dauerkonsumenten sind außerdem nicht mehr abnorme EEG als bei Kontrollpersonen zu finden, was durch neuroadaptive Vorgange bedingt sein durfte (Fink 1976) Umgekehrt konnen durch den Entzug von Cannabis Readaptationsvorgange in Gang kommen, so daß einige Wochen nach Substanzentzug das EEG nicht von der Ableitung unter chronischem Cannabis-Konsum unterscheidbar ist (Ulrich 1994)

Nach i v **Heroin**-Applikation findet sich ein zweiphasiger Effekt (Volavka et al 1970) In den ersten Minuten kommt es zur Amplitudenzunahme und Frequenzverlangsamung des Alpha-Grundrhythmus, die im Verlauf einer halben Stunde von paroxysmalen Delta-Theta-Wellen begleitet wird Neben dem Auftreten von herdformigen Veranderungen kann nach hohen Dosen eine diffuse unregelmaßige langsame Aktivitat entstehen Bei chronischem Heroinkonsum scheinen sich die langsamen Wellen zuruckzubilden, so daß relativ unauffällige EEG mit leicht verlangsamter Alpha-Tätigkeit überwiegen. In den ersten Wochen des Entzuges kommt es erneut zu einer vermehrten Delta-Tätigkeit, die sich im Verlauf einiger Monate zurückbildet. Das EEG von dauerhaft Abstinenten unterscheidet sich nicht von gesunden Kontrollen (Shufman et al. 1996).

Ähnlich wie bei Amphetaminen und Psychotomimetika treten bei Mißbrauch und Abhängigkeit von Heroin epileptische Anfälle auf. Neben der Senkung der Krampfschwelle unter hohen Heroin-Dosen haben vermutlich die häufig zusätzlich konsumierten Drogen einen Einfluß auf die Krampfschwelle.

Die Effekte einer **Methadon-Substitution** auf das EEG ähneln denen einer chronischen Heroineinnahme. Die initiale geringe Verlangsamung des Alpha-Rhythmus sowie Delta-Theta-Gruppen lassen im Verlauf einer 2–3monatigen Behandlung unter 100 mg/d Methadon nach (Roubicek et al. 1969).

Pharmakotoxische EEG-Effekte

Bei der Behandlung von Patienten mit psychotropen Substanzen kommt es nicht selten zu einer toxischen Enzephalopathie durch Überdosierung im Rahmen der Therapie oder durch Einnahme in suizidaler Absicht. Akute oder chronische Überdosierungen bewirken zumeist deutliche EEG-Veränderungen. So kann bei stationär neuaufgenommenen Patienten mit Delir oder unklaren psychopathologischen Bildern und ohne Kenntnis der Anamnese eine EEG-Ableitung überhaupt erst den Verdacht auf eine Intoxikation lenken.

Zu den häufigsten Veränderungen zählen die Verlangsamung der Grundaktivität und das Auftreten von paroxysmalen und nicht-paroxysmalen langsamen Wellen. Darüber hinaus sind auch Herdbefunde möglich (Abbildung 2.14a), die einerseits durch eine Demaskierung vorbestehender struktureller Läsionen, aber auch durch die Pharmakonwirkung selbst bedingt sein können.

Als Beispiel für den pharmakotoxischen Effekt verschiedener Substanzen kann der stadienhafte Ablauf der EEG-Veränderungen während einer Narkose dienen. In der Anästhesie wird das EEG als Überwachungsinstrument für die Narkosetiefe und zerebrale Sauerstoffmangelzustände eingesetzt. In der Einleitungsphase mit Thiopental findet sich die für Barbiturate typische frontale Beta-Aktivität, die sich innerhalb einiger Sekunden diffus ausbreitet und sich unter steady state Bedingungen zunehmend verlangsamt. Zusätzlich finden sich einzelne oder gruppierte langsame Delta-Theta-Wellen, die bei weiterer Anästhesietiefe höher und häufiger werden. Bei Überschreiten der üblichen Dosen treten abhängig vom Anästhetikum SW-Komplexe auf, die in Bursts hoher Spike-Aktivität im Wechsel mit relativer Inaktivität übergehen (Burst-Suppressions-Muster). Bei weiter zunehmender Narkosetiefe erlischt die Hirnrindenaktivität. Selbst nach Erreichen dieses Stadiums ist eine vollständige Restitution ohne bleibende neurologische Schäden möglich. Bei vorheriger Beendigung der Anästhesie bilden sich die Änderungen im wesentlichen in der gleichen Reihenfolge zurück, so daß vor dem Erwachen im Falle einer Narkose mit Thiopenthal wieder die Beta-Aktivität erscheint. Abgesehen von einigen Abweichungen bedingt durch die verschiedenen Eigenschaften der Anästhetika findet sich dieses EEG-Muster mit einer gewissen Regelmaßigkeit als das Korrelat einer Narkose

Eine ahnliche Abfolge von EEG-Mustern ist haufig bei Intoxikation mit Psychopharmaka zu beobachten Sofern diffuse Wellen aus dem schnellen Alpha- und langsamen Beta-Bereich bestehen, ist in erster Linie an eine Intoxikation mit Barbituraten oder Benzodiazepinen zu denken, da Neuroleptika, Antidepressiva und andere psychotrope Substanzen dieses Merkmal nicht aufweisen Eine Identifizierung anderer Substanzgrupppen durch das EEG ist nicht moglich

Die EEG-Befunde konnen durch vergiftungsbedingte Folgeschaden vielgestaltig werden Das trifft vor allem bei hypoxischer Hirnschadigungen infolge kardialer Insuffizienz bei Vergiftung mit trizyklischen Antidepressiva oder Ateminsuffizienz bei Benzodiazepinintoxikation zu Schadigung von Leber und Nieren haben ihrerseits weitere EEG-Veranderungen, wie steile Graphoelemente, Paroxysmen und triphasische Wellen zur Folge (Kapitel 2 7) Eine Unterscheidung zwischen direkter Pharmakonwirkung und sekundar bedingter Hypoxie oder Organstorung ist in solchen Fallen schwierig

Durch die stadienhafte Entwicklung und Ruckentwicklung der EEG-Veranderungen ist eine Beurteilung der Schwere und des Verlaufes der Intoxikation moglich Daher sollte Kontrollableitungen in den Tagen der Rekonvaleszenz durchgefuhrt werden

Wahrend die verschiedenen Grade der Vergiftung bei akuter Intoxikation im EEG relativ regelmaßig zu finden sind, ist bei einer chronischen Uberdosierung das EEG oft unauffallig Die klinische Erfahrung zeigt, daß selbst hochste Dosen psychotroper Substanzen bei Abhangigen haufig nur zu geringen EEG-Veranderungen fuhren

Gesteigerte Erregungsbildung und Krampfanfalle durch Pharmaka

Die Frage nach Hinweisen auf eine „erniedrigten Krampfschwelle" ist eine der am haufigsten gestellten Fragen an den EEG-Befunder Berichte und Erfahrungen mit epileptischen Krampfanfallen unter einer neuroleptischen oder antidepressiven Medikation oder im Rahmen eines Alkoholentzuges bedingen den Wunsch nach einer Vorhersagbarkeit solcher Ereignisse Die Assoziation zwischen dem Auftreten steiler Graphoelemente und einem bevorstehenden Krampfanfall ist jedoch sehr lose Aufgrund der bisherigen Datenlage muß der Schluß gezogen werden, daß das EEG allein kein sicherer Pradiktor fur einen epileptischen Anfall ist Eine bessere Vorhersagbarkeit ist jedoch durch Einbeziehen anderen klinischer Variablen moglich

Epileptische Anfalle bei Pharmakotherapie

Seit der Einfuhrung der trizyklischen Antidepressiva (TCA) und Neuroleptika existieren Berichte uber epileptische Krampfanfalle und das Auftreten steiler Graphoelemente bei der Behandlung psychiatrischer Storungen Aufgrund des seltenen Auftretens von Krampfanfallen beziehen sich die Berichte haufig auf retrospektive Studien, unterschiedliche Patientenkollektive und Begleitmedikationen Trotz der methodischen Schwierigkeiten lassen sich einige Risikofaktoren fur das Auftreten epileptischer Anfalle ableiten (Tabelle 2 7)

Bei der Gesamtheit der **trizyklischen Antidepressiva** betragt die Inzidenz von Krampfanfallen unter therapeutischen Dosen etwa 0,1 % Bei hohen Dosen steigt die Haufigkeit an und kann bei Intoxikation bis zu 8 % betragen (Hulten u Heath 1983) Fur Maprotilin finden sich unter Berucksichtigung der Verschreibungshaufigkeit die meisten Berichte uber Krampfanfalle Bei den selektiven Serotonin Wiedaufnahmehemmer **(SSRI)** wurde allgemein eine geringe Beeinflussung der Krampfschwelle vermutet Unter therapeutischen Fluoxetin-Spiegeln traten jedoch bei 0,2 % von 6000 Patienten Anfalle auf (Weber 1989) Ein geringes Risiko fur Krampfanfalle laßt sich aus der Literatur uber **Monoaminooxidasehemmer (MAOH)** ableiten

Bei der Behandlung mit **Phenothiazinen** betragt die Inzidenz fur epileptische Anfalle 1,2 % (Logothetis 1967) Wie bei den trizyklischen Antidepressiva besteht eine erhohter Krampfwahrscheinlichkeit unter hohen Dosen Fur die **Butyrophenone** mit dem Hauptvertreter Haloperidol existieren trotz haufiger Verwendung vergleichsweise wenig Berichte uber Krampfanfalle, so daß Haloperidol als Mittel der Wahl bei Epileptikern oder anderen Risikopatienten mit psychotischen Symptomen angesehen wird (Remick u Fine 1979)

Vollig anders stellt sich die Situation fur **Clozapin** dar In einer großen retrospektiven Studie bei 1418 Patienten wurde die Anfallshaufigkeit in der Gruppe bis 300 mg/d mit 1 % und bis 600 mg/d mit 2,7 % beschrieben (Devinsky et al 1991) Fur den Dosisbereich 600–900 mg/d wurden 4,4 % Krampfanfalle beobachtet, was die Bedeutung der Dosis fur die Krampfwahrscheinlichkeit unterstreicht Fur den Zeitraum von 3,8 Jahren berechnete sich das kumulative Risiko fur einen Krampfanfall auf 10 %, womit Clozapin das

Tabelle 2.7. Risikofaktoren fur das Auftreten von Krampfanfallen unter Pharmakotherapie

Patientenbezogene Risikofaktoren	– Epilepsie
	– Positive Familienanamnese bezuglich Epilepsie
	– Fruhere Krampfanfalle unter Pharmakotherapie
	– Myokloni unter Pharmakotherapie
	– Organische Vorschadigung (zerebrales Geburtstrauma, Schadel-Hirn-Trauma etc)
Pharmakonbezogene Risikofaktoren	– Rasche Dosissteigerung
	– Hochdosis-Behandlung und Intoxikation
	– Hohe Plasmaspiegel (z B slow metabolizer)
	– Psychotrope Komedikation mit prokonvulsiver Wirkung (z B trizyklische Antidepressiva, Neuroleptika)
	– Gleichzeitiger Benzodiazepinentzug
	– Rasches Absetzen einer antiepileptischen Komedikation
	– Behandlung mit Clozapin (v a > 600mg/d) oder Maprotilin

Mittel mit der größten epileptogenen Wirkung in der psychiatrischen Pharmakologie darstellen durfte

EEG-Veranderungen

Bei der Behandlung mit Antidepressiva, Neuroleptika, Lithium u a ist haufig das Auftreten von steilen Graphoelementen im EEG beschrieben worden Diese gelten zwar als Ausdruck einer gesteigerten Erregungsbildung des zentralen Nervensystems, eine direkte Beziehung zum Auftreten von Krampfanfallen laßt sich jedoch nicht ableiten Ebenso ist es nicht moglich, anhand eines EEG-Befundes eine konkrete Aussage zur Anfallsgefahrdung zu treffen Die Schwierigkeit einer Vorhersage laßt sich schon daran erkennen, daß steile Wellen und Spitzen bei Pharmkotherapie wesentlich haufiger vorkommen als epileptische Anfalle Umgekehrt finden sich vielfach unauffallige EEG vor einem epileptischen Anfall Bei Patienten mit Krampfanfallen unter Clozapin, waren dem vorher abgeleiteten EEG keine Hinweise auf ein erhohtes Krampfrisiko zu entnehmen (Gunther et al 1993, Blume et al 1984) Am Beispiel von 66 Epilepsiepatienten konnte gezeigt werden, daß klinisch beobachtbare fokale Krampfanfalle im zeitgleich registrierten EEG in 30 % der Falle ohne steile Graphoelemente einhergingen und lediglich repetitive Delta-Theta-Wellen enthielten

Im klinischen Alltag konnen trotz der geringen pradiktive Funktion steiler Graphoelemente dem EEG klinische Informationen entnommen werden, die diagnostische und therapeutische Konsequenzen beinhalten Diese Konsequenzen mussen nur in einem angemessenen Verhaltnis zur tatsachlichen Bedeutung der EEG-Befunde stehen Die folgenden Empfehlungen beziehen sich hauptsachlich auf die Substanz Clozapin, konnen aber sinngemaß auf andere psychotrope Substanzen mit epileptogener Potenz ubertragen werden

Hinweise auf gesteigerte zerebrale Erregbarkeit im EEG finden sich haufig schon in der Aufdosierungsphase In diesen Fallen sollte im Befund die Empfehlung gegeben werden, die weitere Dosissteigerung langsam vorzunehmen, da die Auftitration ein besonderes Anfallsrisiko beinhaltet Daruber hinaus sollte spatestens zu dieser Zeit eine gezielte Epilepsieanamnese des Patienten erhoben werden Eine deutliche Dosisreduktion oder gar Absetzen des Medikamentes widerspreche der Verhaltnismaßigkeit der Maßnahmen Dies ware insbesondere bei gutem klinischen Ansprechen auf die Therapie ein Behandlungsfehler Auch die „prophylaktische" Zugabe eines Antiepileptikums wie beispielsweise Valproat ist nicht zu empfehlen Angemessen ist eine Aufklarung des Patienten uber ein erhohtes Krampfrisiko und gegebenenfalls eine Einschrankung der Außenaktivitaten Diese Maßnahmen sind insbesondere dann wichtig, wenn neben den EEG-Veranderungen auch Myokloni als indirekte klinische Zeichen fur eine gesteigerte neuronale Erregbarkeit bestehen Aufgrund der eingeschrankten Aussagekraft des EEG bezuglich epileptischer Anfalle ist es auch nicht sinnvoll, engmaschig EEG-Kontrollen durchzufuhren Wiederholungsableitungen alle zwei bis drei Wochen sind aber zweckmaßig

Bei den unter Clozapin und anderen psychotropen Substanzen auftretenden Krampfanfällen handelt es sich zumeist um generalisierte tonisch-klonische Anfälle ohne Aura. Nach dem Auftreten eines epileptischen Anfalls sollte Clozapin nicht abgesetzt, sonder in der Dosis reduziert werden, sofern der Patient hinsichtlich der psychotischen Symptomatik profitiert hat. Bei den meisten Patienten mit Clozapin-induzierten Anfällen traten nach einer Dosisreduktion keine weiteren Anfälle mehr auf (Devinsky et al. 1991). Bei Clozapin sollte wegen zusätzlicher Nebenwirkungen auf eine antiepileptische Komedikation mit Carbamazepin (Agranulozytosegefahr) oder Benzodiazepinen (Hypotonie, Atemdepression) verzichtet werden.

Neben generalisierten Anfällen mit motorischen Entäußerungen findet sich selten auch ein Status epilepticus nonkonvulsivus im Rahmen einer psychotropen Pharmakotherapie. Die oft schwer einzuordnenden Zustände von Verwirrtheit und Bewußtseinstrübung ohne motorische Phänomene können durch eine EEG-Ableitung als epileptisches Geschehen identifiziert werden (Laan u. de Weerd 1990). Siehe hierzu auch Kapitel 2.8.

Gesteigerte Erregungsbildung bei Entzug psychotroper Substanzen

Ebenso wie bei der Pharmakotherapie kann das EEG bei Patienten im Alkohol- oder Benzodiazepinentzug die Anfallswahrscheinlichkeit nicht verläßlich vorhersagen. Bei der Gesamtheit der Alkoholpatienten finden sich überwiegend normale oder unspezifische EEG-Veränderungen. Die Abschätzung des Risikos ist anhand klinischer Angaben, wie beispielsweise früher aufgetretene Anfälle, leichter möglich. Sofern Krampfanfälle auftreten, handelt es sich in der Regel um generalisierte tonisch-klonische Anfälle (Grand mal). Eine geringere Zahl der Patienten erleidet fokale Anfälle, die häufig mit zerebralen Läsionen im CT und früheren Hirntraumata assoziert sind. Für diese Gruppe wurde im EEG eine größere Häufigkeit herdförmiger und fokaler EEG-Veränderungen festgestellt (Krauss u. Niedermeyer 1991). Anamnestische Angaben und umschriebene EEG-Veränderungen sind daher möglicherweise geeignet, alkoholabhängige Patienten mit einer bisher unbekannten Epilepsie von alkoholabhängigen Patienten mit lediglich entzugsbedingten Krampfanfällen zu differenzieren (Deisenhammer et al. 1984). Dementsprechend könnte eine bessere Planung der langfristigen Therapie für die erste Gruppe vorgenommen werden.

Der Entzug bei Benzodiazepinabhängigkeit birgt ähnliche Risiken wie der Alkoholentzug. Die Angabe über epileptische Krampfanfälle in 4 % der Fälle (Schöpf 1983) ist bei den heute durchgeführten protrahierten Entzügen über mehrere Wochen nicht mehr zu erwarten. Hinsichtlich der diagnostischen Bedeutung des EEG im Entzug gelten ähnliche Grundsätze wie bei Alkoholentzug. Eine verläßliche Prädiktion eventueller Krampfanfälle ist nicht möglich. Auffällige EEG-Ableitungen können jedoch auf zerebrale Läsionen hindeuten, die einen weiteren disponierenden Faktor für Krampfanfälle darstellen (Abbildung 2.26a, b).

Pharmako-EEG

Der als Pharmako-EEG bezeichnete Forschungszweig befaßt sich mit substanzbedingten EEG-Veränderungen, die durch Frequenz- und Powerspektren quantitativ analysiert werden. Durch diese Methodik können bei der Entwicklung neuer Pharmaka wichtige Informationen gewonnen werden. Sie helfen Fragen nach der zentralen Pharmakokinetik zu beantworten. Während die üblichen Eckdaten der Pharmakokinetik Aussagen über Aufnahme, Verteilung und Elimination aus dem Körperkreislauf machen, ist eine Beurteilung der Blut-Hirn-Schranken Passage und der zerebralen Verfügbarkeit beim Menschen nicht ohne weiteres möglich. Das EEG bietet durch die sensible Reaktion auf diese Veränderungen eine Möglichkeit des Monitorings und gibt Aufschluß darüber, ob eine Substanz überhaupt im Zielorgan ZNS wirksam ist.

Bei der Dosisfindung, die häufig bei neuen Substanzen problematisch ist, können EEG-Daten die minimale ZNS-wirksame Dosis bestimmen. Auch unerwünschte Einflüsse auf das ZNS im Sinne einer toxischen Wirkung lassen sich durch eine starke Frequenzverlangsamung des Grundrhythmus erfassen. Ähnliche Informationen lassen sich durch die analogen Untersuchungen der Pharmako-EP (evozierte Potentiale) und des quantitativ untersuchte Schlaf-EEG gewinnen.

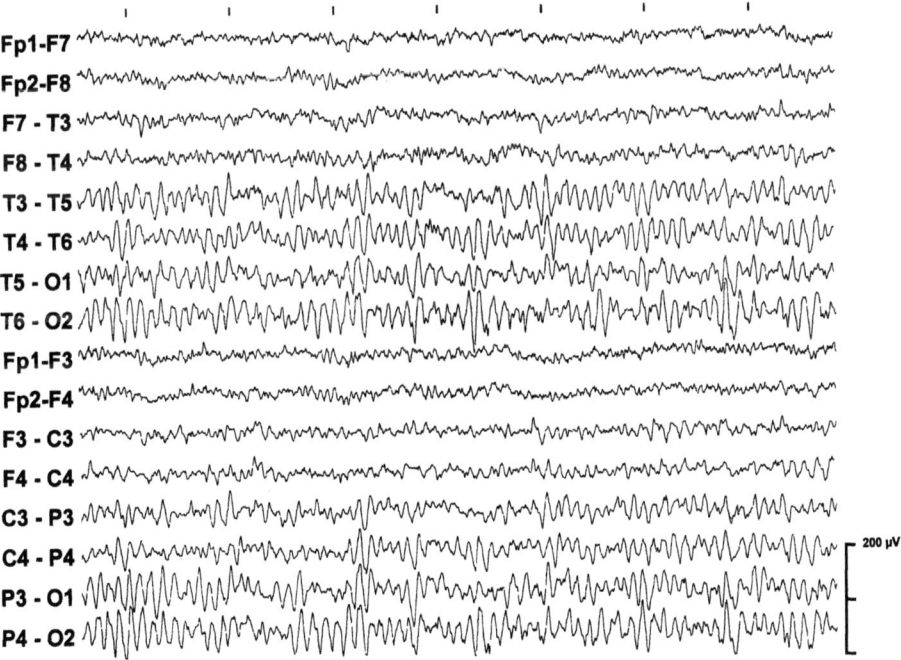

Abb. 2.26a. EEG einer 19jährigen Patientin mit Benzodiazepin-Mißbrauch bei Diazepam-Tagesdosen von ca. 20 mg seit mindestens 2 Jahren. Vor Beginn der Entzugsbehandlung findet sich neben einem gut ausgeprägten und unregelmäßigem Alpha-Grundrhythmus keine auffällige Beta-Vermehrung. Steile Wellen finden sich während der 20minütigen Registrierung nicht. Die Patientin erlitt bisher keine epileptischen Anfälle.

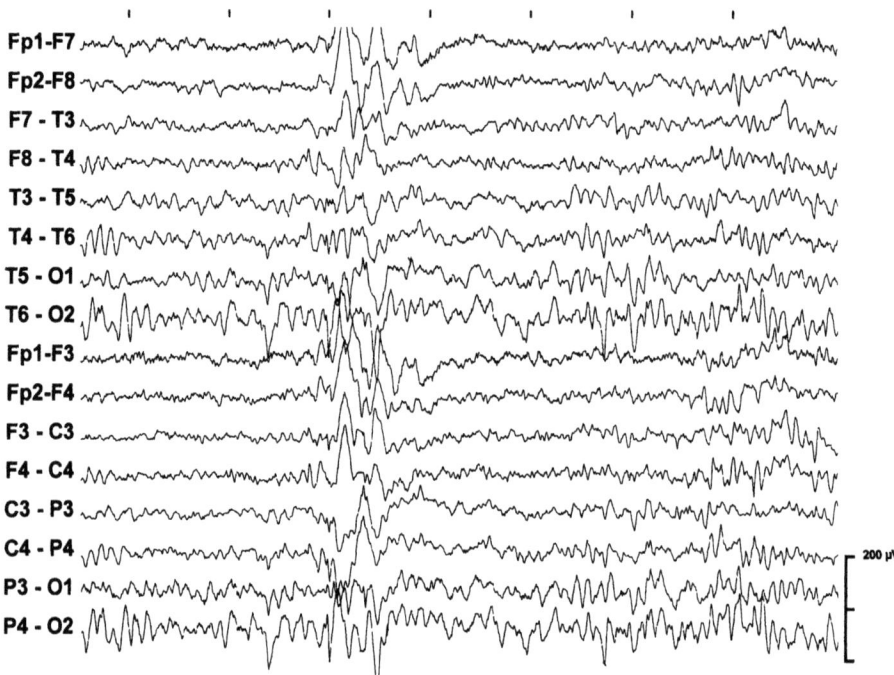

Abb. 2.26b. Wiederholungsableitung nach 10 Tagen absteigender Diazepam-Dosierung (7 mg) Mehrfaches Auftreten von generalisierten atypischen SW-Komplexen Klinisch keine Anzeichen für epileptische Anfälle, Myokloni oder Bewußtseinsstörungen Familienanamnestisch ist eine epileptische Erkrankung einer Tante bekannt Bei der Mutter der Patientin wurden steile Wellen und SW-Komplexe ohne epileptische Anfälle als Zufallsbefund erhoben

2.10. Zusammenfassung und Ausblick

Das EEG hat in der Psychiatrie als Instrument zur zerebralen Funktionsdiagnostik seinen Stellenwert in Klinik und Forschung behauptet Dieser Stellenwert steht und fällt jedoch mit der Qualität der EEG-Ableitungen EEG-Geräte sind leicht anzuschaffen und per Knopfdruck zu starten, gleiches gilt für die Berechnung von EEG-Maps Unterschätzt und im ambulanten Bereich nicht immer zu leisten ist der beträchtliche Aufwand für eine kontinuierliche Qualitätskontrolle (Eichung, technische und biologische Artefakte, Ausbildung der EEG-Assistentinnen usw), ohne den dieses Untersuchungsverfahren wertlos wird Der Vorteil der Elektroenzephalographie liegt in der Abbildung der elektrischen zerebralen Massenaktivität, die als direkter Ausdruck der Nervenzellaktivität betrachtet werden kann Die hohe zeitliche Auflösung im Millisekundenbereich gestattet rasche Zustandsänderungen zu beurteilen Das EEG verfügt über eine hohe Sensitivität für Veränderungen im zentralnervösen Funktionsgefüge

Hier ergeben sich Vorteile gegenüber funktionellen Untersuchungsmethoden wie PET und SPECT die lediglich indirekt durch Messung der Glukose-

oder Sauerstoffutilisation die Nervenzellaktivität abbilden und eine geringere zeitliche Auflösung erlauben.

Das EEG ist nichtinvasiv, kostengünstig und deshalb wie kein anderes Verfahren für serielle Untersuchungen zur Verlaufsbeobachtung geeignet. Quantitative Analyseverfahren können bei zweckorientierter Anwendung die visuelle Auswertung unterstützen und zu einer differenzierteren Beurteilung der EEG-Parameter führen.

Das EEG liefert klinisch relevante Informationen für die Diagnose und Behandlung psychiatrischer Patienten. Dies betrifft insbesondere die Frühdiagnose und Differentialdiagnose der Demenz vom Alzheimer-Typ. Mit Hilfe des EEG wird die differentialdiagnostische Abgrenzung verschiedener dementieller Syndrome von der depressiven Pseudodemenz erleichtert, sowie eine bessere Unterscheidung zwischen kortikal und subkortikal bedingten Hirnleistungsstörungen ermöglicht. Bezüglich der Alzheimer-Erkrankung kann dem EEG als objektivem Verlaufsparameter bei einer Behandlung mit Cholinagonisten eine zunehmende klinische Bedeutung zukommen, da sich sowohl Verschlechterungen des klinischen Zustandes als auch die kognitive Besserungen unter Nootropika widerspiegeln. Derartige, die klinische Beurteilung ergänzende Parameter können für den behandelnden Arzt ein Hinweis sein, ob bei einem bestimmten Patienten die Medikation zu einer Verbesserung der zentralnervösen Funktion führt oder wegen Unwirksamkeit besser abzusetzen wäre.

Beim Auftreten stuporöser, deliranter Symptomatik oder geringgradiger Bewußtseinsstörungen kann das EEG entscheidende Informationen liefern. Dies betrifft Hinweise auf das Vorliegen einer pharmakotoxischen Enzephalopathie als Ursache der psychopathologischen Symptome. Bei der Abgrenzung des Delir im Rahmen dementieller Erkrankungen vom Delirium tremens bei Alkoholabhängigen ist das EEG hilfreich. Ein Status epilepticus nonkonvulsivus, der nicht selten die Erstmanifestation einer epileptischen Erkrankung darstellt oder im Verlauf einer Pharmakotherapie auftreten kann, ist durch das charakteristische Hirnstromkurvenbild diagnostizierbar. Das EEG verbessert die Erfolgskontrolle der Elektrokrampftherapie durch Monitoring der epileptischen Aktivität. Die im Rahmen der Pharmakotherapie psychiatrischer Erkrankungen auftretende Gefahr eines epileptischen Anfalls kann mit Hilfe des EEG im Zusammenspiel mit weiteren klinischen Variablen abgeschätzt werden und zu einer Modifizierung der Therapiestrategie führen. Hinweise auf gesteigerte zerebrale Erregungsbildung bei einem Teil der Patienten mit Panikstörung tragen zur Klärung der Ätiologie bei und können therapeutische Konsequenzen nach sich ziehen.

Bei Patienten mit affektiven Störungen und schizophrenen Erkrankungen finden sich von Normkollektiven abweichende EEG-Befunde. Die beobachteten Auffälligkeiten sind zum Teil sehr diskret oder geben sich in Form einer veränderten Vigilanzregulation zu erkennen. Hier eröffnet sich ein vielversprechender Forschungsbereich in dem bereits Ansätze zur Verlaufsprognose und Vorhersagbarkeit des Ansprechen auf eine bestimmte Pharmakotherapie gemacht wurden. Zur weiteren Evaluierung der klinisch praktischen Einsetzbarkeit des EEG im Rahmen der Prognose und Therapieplanung psychiatrischer Erkrankungen sind individuelle Verlaufsuntersuchungen und syndromorientierte Untersuchungen zu fordern, da den sehr variablen Krankheitsverlaufen und der differenzierten psychopathologischen Ausgestaltung durch statistische Gruppenvergleiche nicht ausreichend Rechnung getragen werden kann. Die Möglichkeiten sind in diesem Punkt bisher kaum genutzt worden, so daß das EEG für die psychiatrische Forschung und Klinik ein interessantes Entwicklungpotential beinhaltet.

2.11. Literatur

Aguglia U, Gambardella A, Zappia M, Valentino P, Quattrone A (1995) Negative myoclonus during valproate-related stupor. Neurophysiological evidence of a cortical non-epileptic origin. Electroencephal Clin Neurophysiol 94: 103–108

Alhainen K et al (1991) Discrimination of tetrahydroaminoacridine responders by a single dose pharmaco EEG in patients with Alzheimers disease. Neurosci Lett 127: 113–116

Alper KR, Chabot RJ, Kim AH (1990) Quantitative eeg correlates of crack cocaine dependence. Psychiatry Res Neuroimagin 35: 95–105

Arikawa K (1970) An electrophysiological study on the alcohol withdrawal in chronic alcoholics. Seishin Shinkeigaku Zasshi 72: 596–617

Beauclair L, Fontaine R (1986) Epileptiform abnormalities in panic disorder. Society of Biological Psychiatry, Annual Convention 96: 148

Bente D (1964) Vigilanz, dissoziative Vigilanzverschiebung und Insuffizienz des Vigilitatstonus. In: Kranz H, Heinrich K (Hrsg) Begleitwirkung und Mißerfolge der psychiatrischen Pharmakotherapie, Thieme, Stuttgart

Bente D (1965) Das Elektroenzephalogramm bei Psychosen. Befunde und Probleme. Hippokrates 36: 817–823

Blanc CL, Lairy CG (1960) Modifications de l EEG au cours des syndromes depressifs. Rev Neurol 102: 371–374

Blume WT, Young GB, Lemieux JF (1984) EEG morphology of partial epileptic seizures. Electroencephal Clin Neurophysiol 57: 295–302

Bo P, Patrucco M, Maurelli M, Camana C, Savoldi F (1987) Influence of L-5-hydroxytryptophan and DL-p-chlorophenylalanine on neurophysiological profiles of serotonin reuptake inhibitors in rabbits. Farmaco Sci 42: 595–601

Brenner RP (1991) Utility of EEG in delirium: past views and current practice. Int Psychogeriatr 3: 211–229

Brenner RP et al (1986) Computerized EEG spectral analysis in elderly normal, demented and depressed subjects. Electroencephal Clin Neurophysiol 64: 483–492

Brown DG, Goldensohn ES (1973) The electroencephalogram in normal pressure hydrocephalus. Arch Neurol 29: 70–71

Buchsbaum MS, Hazlett E, Sicotte N, Stein M, Wu J, Zetin M (1985) Topographic EEG changes with benzodiazepine administration in generalized anxiety disorder. Biol Psychiatry 20: 832–842

Costa L, Bauer L (1997) Quantitative electroencephalographic differences associated with alcohol, cocaine, heroin and dual-substance dependence. Drug Alcohol Depend 46: 87–93

Czobor P, Volavka MD (1993) Quantitative electroencephalogram examination of effects of risperidone in schizophrenic patients. J Clin Psychopharmacol 13: 332–342

Dammers S, Zeit T, Leonhardt M, Schar V, Agelink MW (1995) The neuroleptic malignant syndrome. Dtsch Med Wochenschr 120: 1739–1742

Davis PA (1941) Electroencephalograms in manic depressive patients. Am J Psychiatry 98: 430–433

DeCarli C, Kaye JA, Horwitz B, Rapoport SI (1990) Critical analysis of the use of computerassisted transverse axial tomography to study human brain in aging and dementia of the Alzheimer type. Neurology 40: 872–883

Deisenhammer E, Klingler D, Tragner H (1984) Epileptic seizures in alcoholism and diagnostic value of EEG after sleep deprivation. Epilepsia 25: 526–530

Devinsky O, Sato S, Theodore WH, Porter RJ (1989) Fear episodes due to limbic seizures with normal ictal scalp EEG a subdural electrographic study. J Clin Psychiatry 50: 28–30

Devinsky O, Honigfeld G, Patin J (1991) Clozapine-related seizures. Neurology 41: 369–371

Dierks T, Ihl R, Maurer K (1993) Age-related changes of spontaneous EEG described by equivalent dipoles. EEG EMG Z Elektroenzephalogr Elektromyogr Verwandte Geb 15: 255–261

Ehlers CL, Schuckit MA (1990) EEG fast frequency activity in the sons of alcoholics. Biol Psychiatry 27: 631–641

Engel GL, Romano J, Ferris EB (1947) Variations in the normal electroencephalogram during a five-year period. Science 105: 600–601

Fariello RG, Black JA (1978) Pseudoperiodic bilateral EEG paroxysms in a case of phencyclidine intoxication. J Clin Psychiatry 39: 579–581

Fink M (1976) Effects of acute and chronic inhalation of hashish, marijuana, and delta 9-tetrahydrocannabinol on brain electrical activity in man evidence for tissue tolerance. Ann NY Acad Sci 282: 387–398

Folkerts H (1996) The ictal electroencephalogram as a marker for the efficacy of electroconvulsive therapy. Eur Arch Psychiatry Clin Neurosci 246: 155–164

Forstl H, Besthorn C, Hentschel F, Geiger KC, Sattel H, Schreiter GU (1996) Frontal lobe degeneration and Alzheimer's disease a controlled study on clinical findings, volumetric brain changes and quantitative electroencephalography data. Dementia 7: 27–34

Gloor P, Kalabay O, Giard N (1968) The electroencephalogram in diffuse encephalopathies electroencephalographic correlates of grey and white matter lesions. Brain 91: 779–802

Goldensohn ES (1979) Use of the EEG for evaluation of focal intracranial lesions. In: Klass DW, Daly DD (eds) Current practice of electroencepahalography. Raven Press, New York

Goldstein L, Murphee II, Sugarman A (1963) Quantitative electroencephalographic analysis of naturally occurring (schizophrenic) and drug-induced psychotic states in human males. Clin Pharmacol Ther 4: 10–21

Guberman A, Cantu RG, Stuss D, Broughton R (1986) Nonconvulsive generalized status epilepticus clinical features, neuropsychological testing, and long-term follow-up. Neurology 36: 1284–1291

Gunther W, Baghai T, Naber D, Spatz R, Hippius H (1993) EEG alterations and seizures during treatment with clozapine A retrospective study of 283 patients. Pharmacopsychiatry 26: 69–74

Gustafson L (1993) Physostigmine and tetrahydroaminoacridine treatment of Alzheimer's disease. Acta Neurol Scand 149: 39–41

Hansen GS, Tandon R, Maixner D, DeQuardo JR, Mahapatra S (1995) Subclinical status epilepticus following ECT. Convuls Ther 11: 134–138

Haring C et al (1994) EEG alterations in patients treated with clozapine in relation to plasma levels. Psychopharmacology (Berl) 114: 97–100

Hegerl U, Moller HJ (1998) Electroencephalography as a diagnostic instrument in Alzheimer's dementia review and perspectives. Int Psychogeriat 9 [Suppl 1]: 237–246

Hegerl U, Bottlender R, Gallinat J, Kuss HJ, Ackenheil M, Moller HJ (1998) The serotonin syndrome scale first results on validity. Eur Arch Psychiatry Clin Neurosci 248: 96–103

Helmchen H (1968) Bedingungskonstellationen paranoid-halluzinatorischer Syndrome Zugleich ein methodischer Beitrag zur Untersuchung psychopathologisch-elektrencephalographischer Korrelationen. Monogr Gesamtgeb Neurol Psychiatr 122: 1–104

Helmchen H, Kanowski S (1971) EEG-changes during lithium therapy. Nervenarzt 42: 144–148

Heninger GR (1969) Lithium effects on cerebral cortical function in manic depressive patients. Electroencephal Clin Neurophysiol 27: 670

Herning RI, Jones RT, Hooker WD, Mendelson J, Blackwell L (1985) Cocaine increases EEG beta a replication and extension of Hans Berger's historic experiments. Electroencephal Clin Neurophysiol 60: 470–477

Herning RI, Glover BJ, Koeppl B, Phillips RL, London ED (1994) Cocaine-induced increases in EEG alpha and beta activity evidence for reduced cortical processing Neuropsychopharmacology 11 1–9

Huber G, Penin H (1968) Clinical electroencephalographic correlation studies in schizophrenics Fortschr Neurol Psychiatr Grenzgeb 36 641–659

Hulten BA, Heath A (1983) Clinical aspects of tricyclic antidepressant poisoning Acta Med Scand 213 275–278

Igert C, Lairy CG (1962) Interet prognostique de l'EEG au cours de l'evolution des schizophrenes EEG Clin Neurophysiol 14 183–190

Jabourian AP, Erlich M, Desvignes C, El Hadjam M, Bitton R (1992) Panic attacks and 24-hour ambulatory EEG monitoring Ann Med Psychol Paris 150 240–244

John ER et al (1994) Quantitative electrophysiological characteristics and subtyping of schizophrenia Biol Psychiatry 36 801–826

Julin P, Wahlund LO, Basun H, Persson A, Mare K, Rudberg U (1995) Clinical diagnosis of frontal lobe dementia and Alzheimer's disease relation to cerebral perfusion, brain atrophy and electroencephalography Dementia 6 142–147

Klink F, Grosspietzsch R, von KL, Oberheuser F (1979) The protective effect of piracetam during delivery Fortschr Med 97 2163–2165

Koralnik IJ et al (1990) A controlled study of early neurologic abnormalities in men with asymptomatic human immunodeficiency virus infection N Engl J Med 323 864–870

Koshino Y et al (1993) Frontal intermittent delta activity in schizophrenic patients receiving antipsychotic drugs Clin Electroencephalogr 24 13–18

Koukkou M, Angst J, Zimmer D (1979) Paroxysmal EEG activity and psychopathology during the treatment with clozapine Pharmacopsychiatry 12 173–183

Krauss GL, Niedermeyer E (1991) Electroencephalogram and seizures in chronic alcoholism Electroencephal Clin Neurophysiol 78 97–104

Krueger RB, Fama JM, Devanand DP, Prudic J, Sackeim HA (1993) Does ECT permanently alter seizure threshold? Biol Psychiatry 33 272–276

Kugler J (1981) Elektroenzephalographie in Klinik und Praxis Thieme, Stuttgart, New York

Laan LA, de Weerd AW (1990) Drug-induced absence status the significance of EEG in diagnosis and treatment EEG EMG Z Elektroenzephalogr Elektromyogr Verwandte Geb 21 131–133

Landolt H (1955) Uber Verstimmung, Dammerzustande und schizophrene Zustandsbilder bei Epilepsie Schweiz Arch Neurol Neurochir Psychiat 76 313–321

Lehtinen I, Nyrke T, Lang A, Pakkanen A, Keskinen E (1985) Individual alcohol reaction profiles Alcohol 2 511–513

Lejoyeux M, Fineyre F, Ades J (1992) The serotonin syndrome [letter] Am J Psychiatry 149 1410–1411

Lepola U, Nousiainen U, Puranen M, Riekkinen P, Rimon R (1990) EEG and CT findings in patients with panic disorder Biol Psychiatry 28 721–727

Leuchter AF, Spar JE, Walter DO, Weiner H (1987) Electroencephalographic spectra and coherence in the diagnosis of Alzheimer's-type and multi-infarct dementia A pilot study Arch GenPsychiatry 44 993–998

Liston EH, Guze BH, Baxter-LR J, Richeimer SH, Gold ME (1988) Motor versus EEG seizure duration in ECT Biol Psychiatry 24 94–96

Logothetis J (1967) Spontaneous epileptic seizures and electroencephalographic changes in the course of phenothiazine therapy Neurology 17 869–877

Loomis AL, Harvey EN, Hobart GA (1937) Cerebral states during sleep as studied by human brain potentials J Exp Psychol 21 127–144

Lum M, Fontaine R, Elie R, Ontiveros A (1990) Divalproex Sodium's antipanic effect in panic disorder a placebo-controlled study Biol Psychiatry 27 164–165

Mann K, Bartels M, Bauer H, Gaertner HJ (1984) Amisulpride-an open clinical study of a new benzamide in schizophrenic patients Pharmacopsychiatry 17 111–115

Mann K, Batra A, Gunthner A, Schroth G (1992) Do women develop alcoholic brain damage more readily than men? Alcohol Clin Exp Res 16 1052–1056

McCarley RW et al (1989) CT abnormalities in schizophrenia A preliminary study of their correlations with P300/P200 electrophysiological features and positive/negative symptoms Arch Gen Psychiatry 46 698–708

Mitsuyama Y (1993) Presenile dementia with motor neuron disease Dementia 4 137–142

Montplaisir J, Petit D, McNamara D, Gauthier S (1996) Comparisons between SPECT and quantitative EEG measures of cortical impairment in mild to moderate Alzheimer's disease Eur Neurol 36 197–200

Morgan MH, Scott DF (1970) EEG activation in epilepsies other than petit mal Epilepsia 11 255–261

Newman SE (1978) The EEG manifestations of chronic ethanol abuse relation to cerebral cortical atrophy Ann Neurol 3 299–304

Noldy NE, Santos CV, Politzer N, Blair RD, Carlen PL (1994) Quantitative EEG changes in cocaine withdrawal evidence for long-term CNS effects Neuropsychobiology 30 189–196

Parisi A (1989) Neurophysiological diagnosis of AIDS dementia complex importance of electroencephalography G Ital Med Lav 11 19–21

Parisi A et al (1989) Electroencephalography in the early diagnosis of HIV-related subacute encephalitis analysis of 185 patients Clin Electroencephalogr 20 1–5

Petit D, Montplaisir J, Lorrain D, Gauthier S (1992) Spectral analysis of the rapid eye movement sleep electroencephalogram in right and left temporal regions a biological marker of Alzheimer's disease Ann Neurol 32 172–176

Prinz PN, Vitiello MV (1989) Dominant occipital (alpha) rhythm frequency in early stage Alzheimer's disease and depression Electroencephalogr Clin Neurophysiol 73 427–432

Prinz PN, Larsen LH, Moe KE, Vitiello MV (1992) EEG markers of early Alzheimer's disease in computer selected tonic REM sleep Electroencephalogr Clin Neurophysiol 83 36–43

Purdie FR, Hareginin B, Rosen P (1981) Acute organic brain syndrome review of 100 cases Ann Emergency Medecine 10 455–461

Rechtschaffen A, Kales A (1968) A manual of standardized terminology, techniques and scoring system for sleep stages of human subjects US Gov Print Off, Publ Health Serv, Washington

Remick RA, Fine SH (1979) Antipsychotic drugs and seizures J Clin Psychiatry 40 78–80

Rodin EA, Domino EF (1970) Effects of acute marijuana smoking on the EEG Electroencephalogr Clin Neurophysiol 29 321

Rosebush P, Stewart T (1989) A prospective analysis of 24 episodes of neuroleptic malignant syndrome Am J Psychiatry 146 717–725

Roth B (1961) The clinical and theoretical importance of EEG rhythms corresponding to states of lowered vigilance EEG Clin Neurophysiol 13 395–399

Roubicek J, Zaks A, Freedman AM (1969) EEG changes produced by heroin and methadone Electroencephalogr Clin Neurophysiol 27 667–668

Saletu B (1976) Psychopharmaka, Gehirntätigkeit und Schlaf Karger, Basel

Saletu B, Grunberger J, Anderer P, Chwatal K (1991) Relation between blood levels and average quantitative EEG and psychometrically assessed pharmacodynamic changes following zotepine Fortschr Neurol Psychiatr 59 [Suppl 1] 45–55

Saletu B et al (1995) Double-blind, placebo-controlled, pharmacokinetic and -dynamic studies with 2 new formulations of piracetam (infusion and sirup) under hypoxia in man Int J Clin Pharmacol Ther 33 249–262

Schmid H, Haller R, Konig P (1986) Value of EEG in parathyroid gland disorders and/or symmetrical calcinosis of the basal ganglia (Fahr syndrome) Review of the literature with personal cases Wien Klin Wochenschr 98 486–490

Schmitz B (1995) Psychische Komplikationen der Epilepsien psycho 21 380–390

Schopf J (1983) Withdrawal phenomena after long-term administration of benzodiazepines A review of recent investigations Pharmacopsychiatria 16 1–8

Schreiter GU, Gasser T, Ziegler P (1994) Quantitative EEG analysis in early onset Alzheimer's disease correlations with severity, clinical characteristics, visual EEG and CCT Electroencephal Clin Neurophysiol 90 267–272

Sedgwick EM, Cilasun J, Edwards JG (1987) Paroxetine and the electroencephalogram J Psychopharmacology 1 31–34

Shigeta M, Persson A, Viitanen M, Winblad B, Nordberg A (1993) EEG regional changes during long-term treatment with tetrahydroaminoacridine (THA) in Alzheimer's disease Acta Neurol Scand [Suppl] 149 58–61

Shufman E et al (1996) Electro-encephalography spectral analysis of heroin addicts compared with abstainers and normal controls Isr J Psychiatry Relat Sci 33 196–206

Signorino M, Pucci E, Belardinelli N, Nolfe G, Angeleri F (1995) EEG spectral analysis in vascular and Alzheimer dementia Electroencephal Clin Neurophysiol 94 313–325

Sloan EP, Fenton GW, Kennedy NS, MacLennan JM (1995) Electroencephalography and single photon emission computed tomography in dementia a comparative study Psychol Med 25 631–638

Smith SJ, Kocen RS (1988) A Creutzfeldt-Jakob like syndrome due to lithium toxicity J Neurol Neurosurg Psychiatry 51 120–123

Stein MB, Uhde TW (1989) Infrequent occurrence of EEG abnormalities in panic disorder Am J Psychiatry 146 517–520

Steriade M, Gloor P, linas RR, Lopes da Silva FH, Mesulam MM (1990) Basic mechanisms of cerebral rhythmic activities Electroencephal Clin Neurophysiol 76 481–508

Stigsby B, Johannesson G, Ingvar DH (1981) Regional EEG analysis and regional cerebral blood flow in Alzheimer's and Pick's diseases Electroencephal Clin Neurophysiol 51 537–547

Szelies B, Mielke R, Herholz K, Heiss WD (1994) Quantitative topographical EEG compared to FDG PET for classification of vascular and degenerative dementia Electroencephal Clin Neurophysiol 91 131–139

Tomson T, Svanborg E, Wedlund JE (1986) Nonconvulsive status epilepticus high incidence of complex partial status Epilepsia 27 276–285

Ulrich G (1994) Psychiatrische Elektroenzephalographie Fischer, Jena

Ulrich G, Gaebel W, Pietzcker A, Muller OB, Stieglitz RD (1988) Prediction of neuroleptic on-drug response in schizophrenic in-patients by EEG Eur Arch Psychiatry Neurol Sci 237 144–155

Volavka J, Zaks A, Roubicek J, Fink M (1970) Electrographic effects of diacetylmorphine (heroin) and naloxone in man Neuropharmacology 9 587–593

Weber JJ (1989) Seizure activity associated with fluoxetine therapy Clin Pharm 8 296–298

Weilburg JB et al (1995) EEG abnormalities in patients with atypical panic attacks J Clin Psychiatry 56 358–362

Zschocke S (1995) Klinische Elektroenzephalographie Springer, Berlin Heidelberg

Ulrich Hegerl

3. Ereigniskorrelierte Potentiale

3.1. Einführung

Ereigniskorrelierte Potentiale (EKP) sind Ausdruck von hirnelektrischen Prozessen, die mit zeitlicher Koppelung vor oder nach bestimmten Ereignissen auftreten. Es kann sich hierbei um sensorische Ereignisse wie z.B. akustische Stimuli handeln, aber auch um enterozeptive Ereignisse wie z.B. muskuläre Aktivität oder um mentale Prozesse. Ein Problem besteht nun darin, die ereignisgekoppelte elektroenzephalographische Aktivität von der häufig viel größeren, nicht ereignisgekoppelten Aktivität zu trennen. Zu Beginn der 50er Jahren wurde versucht, dieses Problem zu lösen, indem eine größere Zahl ereignisgekoppelter Einzelpotentiale fotographisch übereinander projiziert oder mit viel Aufwand summiert und gemittelt wurde, um so die ereignisgekoppelte Aktivität besser sichtbar zu machen. Erst mit der Entwicklung der Computer-Technik wurde es ein leichtes, eine größere Zahl ereigniskorrelierter EEG-Segmente zu mitteln. Ziel dabei ist eine Verbesserung des Signal-Rausch-Verhältnisses, die dadurch bewirkt werden soll, daß die nicht ereignisgekoppelte Aktivität sich aufhebt. Visuell evozierte Potentiale (VEP), Akustisch evozierte Potentiale (AEP) und Somatosensibel evozierte Potentiale (SEP) gewannen in den folgenden Jahren in verschiedenen Fachgebieten klinische Bedeutung. So ermöglichen sehr frühe Hirnstammpotentiale (AEP) eine objektive Audiometrie und spielen eine wichtige Rolle bei der Frühdiagnostik, z.B. des Akustikusneurinoms, demyelinisierender Prozesse oder der objektiven Audiometrie.

Das psychiatrische Interesse an den EKP wurde besonders durch die Tatsache geweckt, daß bestimmte Komponenten in engen Beziehungen zu psychologischen Konstrukten und introspektiven Phänomenen stehen. Von Walter et al. (1964) wurde ein langsam ansteigendes negatives Potential beschrieben, das einem erwarteten Stimulus vorausgeht und „contingent negative variation" (CNV) genannt wurde. Etwa zur selben Zeit wurde erstmals die P300, auch P3 genannt, von Sutton et al. (1965) beschrieben, eine positive Komponente mit einer Latenz um 300 ms, die nach seltenen und aufgabenrelevanten Ereignissen zu beobachten ist und mit der subjektiven Bedeutung dieser Ereignisse, sowie dem sequentiellen Ablauf von Informationsverarbeitungsschritten in Beziehung gebracht wurde.

Mit Hilfe der EKP war es möglich geworden, zentralnervöse Prozesse abzubilden, die sich im Zeitbereich von Millisekunden abspielen, einem Zeitbereich, in dem auch Bewußtseinsvorgänge und kognitive Prozesse angesiedelt sind. Es standen erstmals psychophysiologische Variablen zur Verfügung, die eine Beziehung zur Intensität und zeitlichen Struktur psychischer Prozesse zeigten.

3.2. Grundlagen

EKP können in Verbindung mit einer Vielzahl sensorischer Ereignisse (akustisch, somatosensorisch, visuell, olfaktorisch) aber auch nach einer Reihe anderer Ereignisse (motorische Aktivität, mentale Operationen, Fehlen eines sensorischen Stimulus in einer Stimulusreihe usw.) beobachtet werden. Die EKP können sowohl dem Ereignis vorausgehen (z.B. contingent negative variation = CNV, Bereitschaftspotential) als auch nachfolgen, wie z.B. die Hirnstammpotentiale, die in den ersten 10 ms nach dem akustischen Stimulus

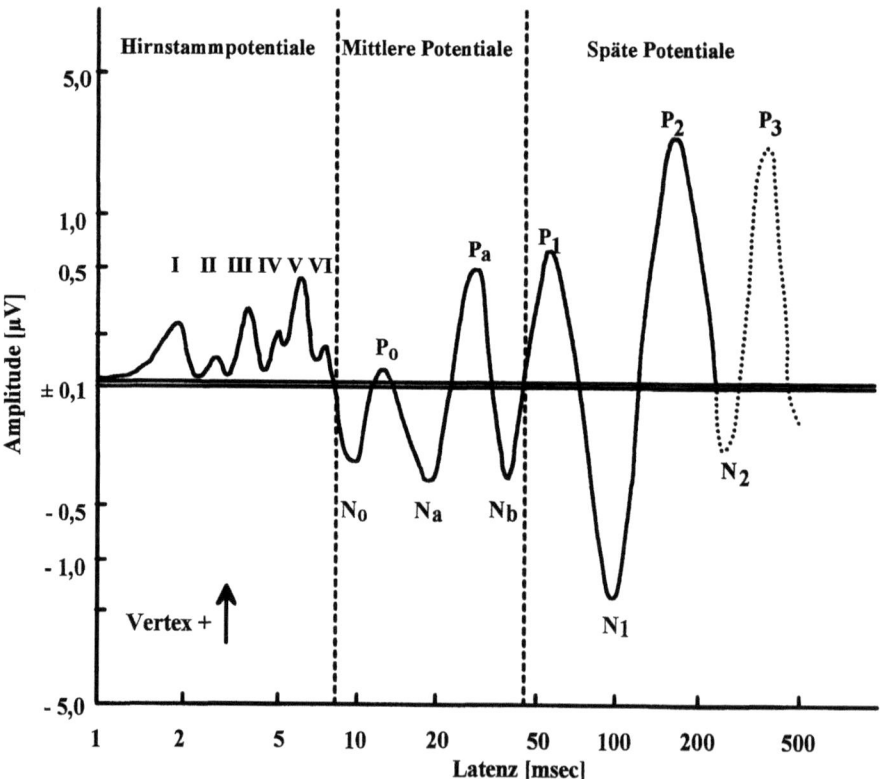

Abb. 3.1. Schematische, im Zeitbereich logarithmische Darstellung der akustisch evozierten Potentiale. Die P3-Komponente (P300) kommt nur unter besonderen Bedingungen, wie z.B. nach seltenen und aufgabenrelevanten Ereignissen, zur Darstellung.

auftreten oder die P300, die mit einer Latenz von 300 ms auftritt. Potentiale, wie sie nach akustischen Reizen auftreten, werden in schematisierter Form und mit logarithmischer Zeitachse in Abb 3.1 dargestellt. Die Nomenklatur ist uneinheitlich: Von einigen Autoren werden die Potentiale mit P1, N1, P2, P3 usw. (Abbildung 3.1) bezeichnet, von anderen durch Angabe der Polarität und der Gipfellatenz (z.B. N100, P200, P300).

Frühe Potentiale der EKP mit Latenzen von weniger als 100 ms unterscheiden sich von späten Potentialen mit Latenzen von mehr als 100 ms dadurch, daß ihre intraindividuelle Varianz zu einem großen Teil durch physikalische Stimulus-Parameter wie Modalität, Intensität, Interstimulusintervall usw. erklärbar ist. Die Varianz später Potentiale ist dagegen besser durch psychologische Konstrukte wie z.B. Aufmerksamkeit, Motivation, Wachheit oder „Informationsverarbeitungsstrategie", durch den Stimulus-Kontext sowie durch den Gesamtzustand und die Ausgangslage des Nervensystems erklärbar. Frühe Potentiale wurden auch als exogene, und späte Potentiale als endogene Potentiale bezeichnet. Die Unterscheidung zwischen frühen und späten Potentialen ist jedoch nicht trennscharf und zur Klassifikation der EKP wenig geeignet, da z.B. durch Variation der selektiven Aufmerksamkeit bereits deutliche Effekte im Latenzbereich ab 20 msec feststellbar sind. Zudem hängen späte Potentiale wie die P300-Komponente durchaus auch von rein physikalischen Eigenschaften des Ereignisses wie z.B. der Stimulusintensität, dem Stimuluskontrast oder der Modalität ab.

Unterschieden wird auch zwischen obligatorischen Komponenten, die regelhaft nach jedem sensorischen Stimulus zu finden sind, und nicht-obligatorischen Komponenten wie z.B. die P300, die nur unter bestimmten Bedingungen zur Darstellung kommt. Auf weitere nicht-obligatorische Potentiale wie die CNV, die Mismatch Negativity (MMN) oder die N400 wird in diesem Kapitel weiter unten eingegangen.

Die ereigniskorrelierte Aktivität und ihre Beziehung zur nicht ereignisgekoppelten EEG-Aktivität kann in den Rahmen zweier unterschiedlicher Modelle gestellt werden, die dann auch zu unterschiedlichen Interpretationsansätzen führen:

Modell 1 (Computermodell): Nach diesem klassischen Konzept wird davon ausgegangen, daß es durch das Ereignis zum Auftreten einer ereigniskorrelierten Aktivität (Signal) kommt, die sich der unbeeinflußten EEG-Hintergrundaktivität (Rauschen) additiv auflagert. Durch Mittelungstechniken wird eine möglichst gute Trennung der ereigniskorrelierten Aktivität von der EEG-Hintergrundaktivität angestrebt. Wenn bei repetitiver Reizung die ereigniskorrelierte Aktivität über den ganzen Ableitezeitraum konstant mit dem Ereignis gekoppelt ist und die EEG-Hintergrundaktivität unbeeinflußt bleibt, kommt es während der Mittelung zu einer Verbesserung des Signal-Rausch-Verhältnisses, die proportional der Quadratwurzel aus der Zahl der Mittelungen ist. Von diesem Modell wird in den meisten EKP-Studien mit klinischer Fragestellung ausgegangen und für frühe Komponenten ist dieses Modell eine gute Annäherung. Anders ist die Situation bei späteren und insbesondere den nicht-obligatorischen Komponenten, wie z.B. der P300. Das Gehirn schwimmt nicht ruhig im Nervenwasser und wartet, bis etwas passiert, sondern ist ein ununterbrochen aktives und mit sich selbst interagierendes Netzwerk mit unzähligen rekursiven Schleifen. Die neuronale Aktivität, die von den sensorischen Neuronen ausgeht, kann diese ununterbrochene rekursive Aktivität lediglich modifizieren. Die Neurone der Kochlea beispielsweise feuern bereits spontan und unterliegen zudem afferenten Einflüssen. Ihre Feuerrate wird durch akustische Aktivierung der Hirnzellen nur moduliert. Der von den Hörzellen ausgehende Effekt verdünnt sich zudem sehr schnell im neuronalen Netzwerk und EKP wie die P300 hängen kaum mehr von dem sensorischen Ereignis selbst ab. Dies wird unmittelbar dadurch deutlich, daß auch das Auslassen eines Stimulus in einer Stimulusreihe eine P300 verursacht, also eine P300 ohne Stimulation der Hörzellen. Dieser Gegebenheit trägt Modell 2 Rechnung.

Modell 2: EKP sind nicht Signale, die sich der spontanen EEG-Aktivität additiv auflagern, sondern Ausdruck einer durch das Ereignis bedingten Modulation der hirnelektrischen Aktivität. Es wird deshalb nicht von einem klar trennbaren Signalanteil und einer stationären, durch das Ereignis nicht beeinflußten EEG-Hintergrundaktivität ausgegangen. Die P300 wird in erster Linie als Ausdruck von ereignisbedingter Frequenzstabilisierung, Phasenadjustierung und Amplitudenverstärkung der dem Ereignis unmittelbar vorrausgehenden EEG-Aktivität im Theta/Delta-Bereich angesehen (Basar et al. 1984). Das EKP erweist sich als keineswegs unabhängig von der vorhandenen Aktivität, sondern stellt lediglich eine Modulation dieser Aktivität dar. Der enge Zusammenhang zwischen der EEG-Aktivität in der Sekunde vor dem Stimulus und der „evozierten" Poststimulus-Aktivität wurde von Basar und vielen anderen Autoren bestätigt.

Während für die Hirnstammpotentiale das Modell 1 noch eine gute Annäherung ist, da das überwiegend kortikal generierte Spontan-EEG in den ersten Millisekunden noch unbeeinflußt von der stimulusgetriggerten neuroelektrischen Aktivität bleibt, trifft dies für spätere Komponenten nicht zu. Die Gründe dafür, daß in der Literatur meist dennoch implizit oder explizit von Modell 1 ausgegangen wird, liegen wohl in dessen großer Anschaulichkeit und der leichteren Verknüpfbarkeit mit dem vertrauten Computermodell.

Die EKP werden in **Komponenten** untergliedert, die bei obligatorischen Potentialen meist durch ihre positive bzw. negative Polarität und den Latenzbereich, in dem sie zu beobachten sind, definiert werden. Als weiteres Kriterium kommen topische Aspekte wie der Ort des Amplitudenmaximums hinzu. Komponenten nicht-obligatorischer Potentiale werden zudem durch Bedingungen für ihr Auftreten oder ihre Sensitivität gegenüber bestimmten experimentellen Faktoren definiert. In zahlreichen Studien wurden EKP-Komponenten durch multivariate statistische Verfahren wie die Hauptkomponentenanalyse bestimmt. Komponenten werden hierbei unter Berücksichtigung der Kovariabilität der Daten berechnet, wobei die unterschiedlichen experimentellen Bedingungen eine wesentliche Varianzquelle darstellen und so in die Bestimmung der Komponente eingehen. Eine Berücksichtigung der generierenden Strukturen bei der Definition einer Komponente wäre wünschenswert, ist jedoch wegen der unzureichenden Kenntnisse über die jeweiligen Generatoren meist nicht möglich.

Zur **Parametrisierung** der EKP werden im einfachsten Fall die Latenzen und Amplituden der verschiedenen positiven und negativen Potentiale herangezogen (Abb 3.1). Die Latenz bezeichnet meist die seit dem Ereignis, z.B. dem Reizbeginn, bis zu dem Gipfelpunkt des jeweiligen Potentials verstrichene Zeit. Der Gipfelpunkt eines Potentials wird üblicherweise als die Stelle des positivsten bzw. negativsten Potentialwertes innerhalb eines Zeitfensters definiert. Die Amplitude wird oft als Amplitudendifferenz zwischen zwei aufeinanderfolgenden Potentialen angegeben (z.B. N1/P2-Amplitude), manchmal wird sie auf die technische Nullinie, den Mittelwert der gesamten Kurve, meistens aber auf den Mittelwert des Kurvenverlaufs vor Reizbeginn bezogen. Von einigen Autoren wird auch die Fläche unter der Kurve für bestimmte Zeitfenster als Amplitudenmaß und der Schwerpunkt dieser Fläche als Latenzmaß berechnet.

Neben diesen einfachen Parametern werden viele weitere Parameter gewonnen, die sich aus der Struktur und Dynamik der erhobenen Daten ergeben. Beispiele sind Maße für die Variabilität der ungemittelten EKP, für die Habituation der EKP, für die Abhängigkeit der Amplituden bestimmter Komponenten von der Stimulusintensität, für die Kovarianz zwischen unterschiedlichen Ableiteorten usw.

3.3. Elektrogenese

In den letzten Jahren hat die Erklärungslücke zwischen EKP und den generierenden neurobiologischen Prozessen und Strukturen wegen der damit verbundenen nur sehr eingeschränkten physiologischen Interpretierbarkeit von EKP-Daten die Bedeutung und Akzeptanz dieses Untersuchungsinstrumentes für die biologisch-psychiatrische Forschung eingeschränkt. Häufig wurde auf kognitv-psychologische Interpretationsansätze ausgewichen. Die Erklärungslücke zwischen EKP-Daten und basalen neurobiologischen Aspekten beginnt sich nun zu schließen. Neurophysiologische, neuroantomische und neurochemische Prozesse, die bedeutsam für die Elektrogenese der verschiedenen EKP-Komponenten sind, wurden in den letzten Jahren genauer untersuchbar und beschreibbar. Die EKP gewinnen hierdurch Anschluß an andere Forschungsbereiche der Biologischen Psychiatrie und insbesondere auch an die psychopharmakologische Forschung. Einen wichtigen Beitrag haben hierbei tierexperimentellen Untersuchungen geleistet (Mitzdorf 1985). Durch intrakortikale Ableitungen wurden die Potentiale in unterschiedlichen Kortexschichten gemessen und aus der Potentialverteilungen wurde auf die Stromflüsse in den unterschiedlichen Kortexschichten rückgerechnet. Aus dem raum-zeitlichen Muster dieser intrakortikalen Stromflüsse können wiederum Rückschlüsse darauf gezogen werden, in welcher Kasakade verschiedene Neuronenpopulationen in den verschiedenen Kortexschichten nach sensorischer Stimulation aktiviert werden, und welchen Beitrag sie zur Elektrogenese der Skalppotentiale leisten. Diese und andere Untersuchungen weisen darauf hin, daß überwiegend exzitatorische und inhibitorische postsynaptische Potentiale (EPSP, IPSP) die Skalppotentiale verursachen.

Diese postsynaptischen Potentiale entstehen durch die Wirkung von Neurotransmittern auf postsynaptische Ionenkanäle und reflektieren damit unmittelbar kortikale neurochemische Aspekte. Die Amplitude von EKP kann so unmittelbar Änderungen in der Funktion dieser Neurotransmitter im Kortex abbilden. EKP-Parameter können jedoch nicht nur unmittelbare, postsynaptische Neurotransmittereffekte widerspiegeln, sondern auch indirekte tonisch-regulierende Effekte von Neuromodulatoren wie Serotonin, Noradrenalin, Dopamin und Azetylcholin. Diese Neuromodulatoren sind im Gegensatz zu den Neurotransmittern aufgrund zahlreicher Charakteristika (hoher Verzweigungsgrad, langsame Signalübermittlung etc.) nicht für rasche und exakte neuronale Prozesse geeignet, sondern sie beeinflussen die generelle Reagibilität bestimmter kortikaler oder subkortikaler Strukturen. Sie sind geeignet, die neuronale Massenaktivität und damit auch die hirnelektrische Reizantwort in bestimmten Kortexarealen zu regulieren. Ein Indikator dieser Systeme wäre besonders wertvoll, da sie für pathogenetische Modelle in der Psychiatrie und als Wirkbereich für Psychopharmaka eine zentrale Rolle spielen.

Die generierenden, **makroanatomischen** Strukturen sind für die sehr frühen EKP weitgehend bekannt. So lassen sich die innerhalb der ersten 10 ms auftretenden kleinen Komponenten der akustisch evozierten Hirnstammpotentiale näherungsweise unterschiedlichen Strukturen der Hörbahn zuordnen.

Spätere Komponenten mit höheren Amplituden werden überwiegend kortikal generiert, da der Kortex durch seine laminäre und kolumnäre Organisation besonders geeignet ist, ein gerichtetes und auch in räumlichem Abstand meßbares elektrisches Feld zu erzeugen. Die Kenntnisse über die genauen generierenden Kortexareale sind zum Teil jedoch noch lückenhaft. Ein erster Schritt um Informationen über generierende Strukturen zu erhalten sind **Vielkanalableitungen**. Wird die zwischen den Ableiteorten liegende EKP-Aktivität rechnerisch extrapoliert, so kann die EKP-Aktivität in ihrer Verteilung an der Kopfhaut in Form von Landkarten (Maps) dargestellt werden. Die Verteilung der EKP-Aktivität in diesen Maps erlaubt jedoch noch keine direkten Rückschlüsse auf die Aktivität bestimmter Hirnstrukturen (Abbildung 3.2). Wenn die Verteilung der EKP in Form von Maps dargestellt wird, dann haben wir es mit EEG- oder EKP-Maps zu tun. Von „Brain-Maps" zu sprechen ist unkorrekt.

Um aus der Verteilung der EEG-Aktivität an der Kopfhaut auf generierende Gehirnstrukturen schließen zu können, sind weiterführende EEG-Analyseverfahren nötig. Bewährt hat sich für eine Reihe von Fragestellungen die **Dipolquellenanalyse**. Hier wird versucht, die an der Kopfhaut gemessene Potentialverteilung durch die Aktivität zugrundeliegender Stromdipole zu erklären (Abbildung 3.3). Jeder Stromdipol soll annäherungsweise den Summenstromfluß eines bestimmten kortikalen Areals repräsentieren. Dieser Stromfluß erzeugt ein Potential, das sich abhängig von Lokalisation und Orientierung des Stromflusses und von den anatomisch-physikalischen Gegebenheiten (Kopfmodell) mit unterschiedlicher Stärke und Polarität an verschiedenen Ableiteorten darstellt. Durch einen Optimierungsalgorithmus werden hypothetische Stromdipole solange hinsichtlich ihrer Lokalisation und Orientierung verändert, bis eine Dipolkonfiguration gefunden ist, die die tatsächlich gemessene Poten-

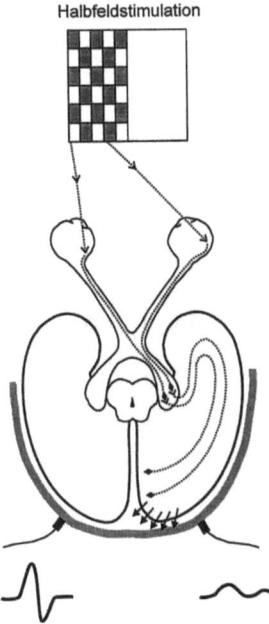

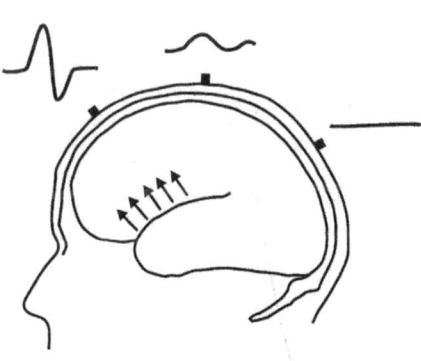

Abb. 3.2. Aus der Lokalisation des Amplitudenmaximums eines Skalppotentials kann nicht geschlossen werden, daß dieses Potential durch daruntergelegene Strukturen generiert wird In **a** sind die Grand-Average-Kurven von 30 Probanden nach Schachbrettmusterumkehr-Reizen (P100-Komponente) bei Stimulation des rechten und linken Gesichtsfeldes dargestellt Bei Reizung einer Halfte des Gesichtsfeldes wird der kontralaterale okzipitale Kortex aktiviert Wie der Abbildung zu entnehmen, ist die P100-Komponente jedoch ipsilateral zum stimulierten Halbfeld besser profiliert als kontralateral Dies ist dadurch zu erklaren, daß der durch die kortikale neuronale Aktivität entstehende okzipitale elektrische Dipol aufgrund seiner Orientierung zur Gegenseite projiziert wird und deshalb ipsilateral zum stimulierten Halbfeld besser abzuleiten ist als kontralateral **b** veranschaulicht, wie Aktivität im Bereich des oberen temporalen Kortex nach frontal projiziert

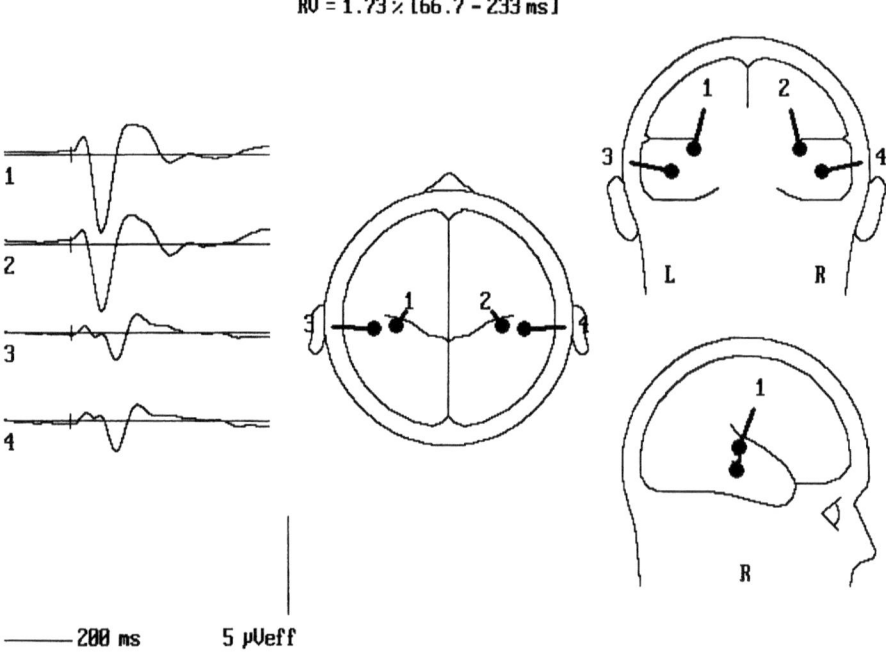

Abb. 3.3. Bei der Dipolquellenanalyse wird im Rahmen einer Modellrechnung die an der Kopfhaut gemessene Potentialverteilung durch Aktivität zugrundeliegender hypothetischer Stromdipole erklärt. Gezeigt ist die Dipolquellenanalyse der gemittelten akustischen N1/P2-Komponente gesunder Probanden. Mit zwei Dipolen pro Hemisphäre kann mehr als 98 % der Varianz der Skalppotentiale (32 Kanäle) im Zeitbereich der N1/P2-Komponente erklärt werden (*RV* Residual Varianz). Ein Großteil der Varianz wird durch die tangentialen Dipole (1 und 2) erklärt, die überwiegend evozierte Aktivität im oberen und damit auch im primären akustischen Kortex abbilden. Die Aktivität der radialen Dipole (3 und 4), die Aktivität sekundärer akustischer Areale im lateralen Temporalbereich widerspiegeln, weist eine zeitliche Verzögerung zur Aktivität der tangentialen Dipole auf

tialverteilung an der Kopfhaut optimal erklärt und damit Aussagen über mögliche Generatoren erlaubt. Da eine bestimmte Potentialverteilung prinzipiell durch unterschiedliche Dipolanordnungen erklärt werden konnte (z. B. konnte das Potentialfeld eines tiefen Dipols auch durch mehrere kleinere oberflächlich gelegene Dipole erklärt werden), ist es hilfreich, wenn durch Vorwissen über die Generatoren und die anatomischen Gegebenheiten die Zahl der möglichen Dipollösungen eingeengt werden kann.

Durch die Dipolquellenanalyse konnte die Reliabilität der EKP-Parameter erhöht werden, da die Information vieler EEG-Kanäle physiologisch plausibel zusammengefaßt wird und sich überlappende Subkomponenten der EKP getrennt werden (Hegerl et al. 1994). Zudem wird die physiologische Validität der EKP-Parameter verbessert, da die Potentiale zumindest teilweise ihren generierenden kortikalen Strukturen zugeordnet werden können und Subkomponenten mit unterschiedlicher funktioneller Bedeutung getrennt untersuchbar werden. Besonders erfolgreich ist dieser Ansatz, wenn Vorwissen aus **intra-**

Ereigniskorrelierte Potentiale 103

Grunde fur Amplitudenreduktion eines einzelnen EKP's

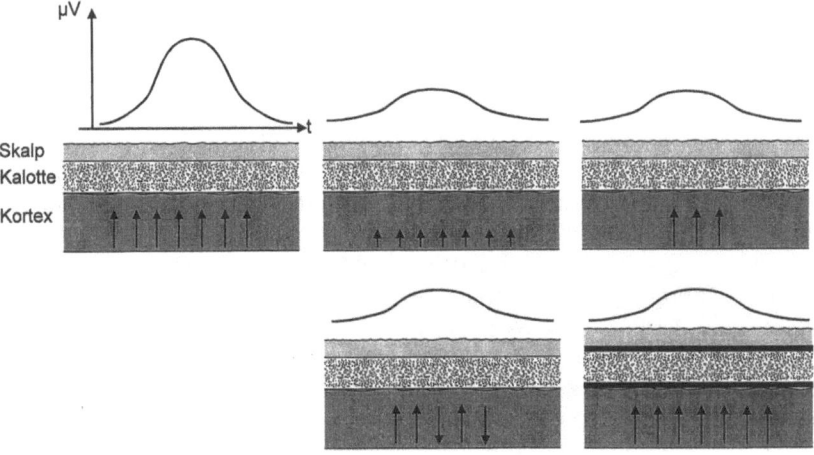

Abb. 3.4. Reduktionen der Amplitude der P300 konnen verschiedene Ursachen haben Faktoren die zu einer verminderten P300-Amplitude fuhren, konnen eine verminderte Aktivitat der einzelnen Neurone (oben, mitte), geringere Anzahl an aktiven kortikalen Neuronen (oben, rechts), desynchronisierte Aktivitat (unten, Mitte) oder eine verdickte Schadelkalotte (unten, rechts) sein

Grunde fur Amplitudenreduktion des gemittelten EKP's

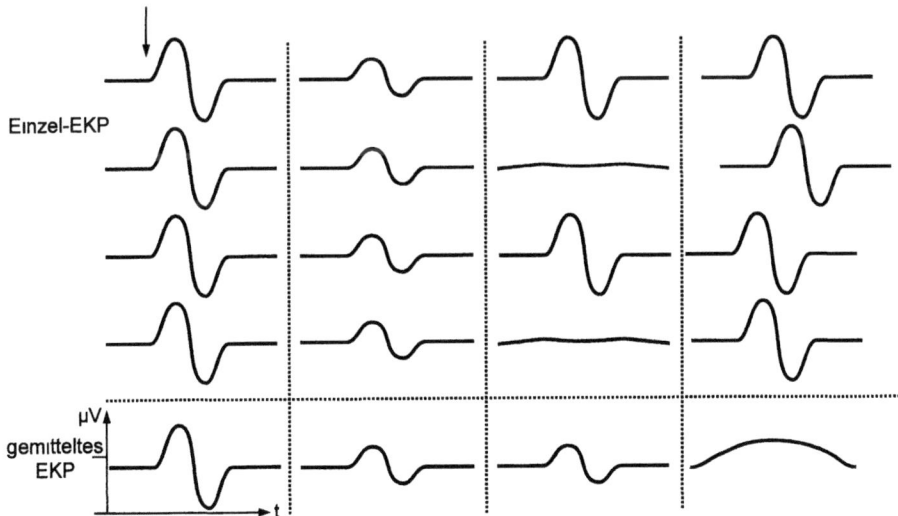

Abb. 3.5. Eine Amplitudenreduktion kann nicht nur durch kleinere Einzelpotentiale bedingt sein (2 Spalte), sondern auch Folge des intermittierenden Fehlens von Einzelpotentialen (3 Spalte) oder einer goßeren Latenzvariabilitat der Einzelpotentiale sein (4 Spalte)

kraniellen Ableitungen, tierexperimentellen Untersuchungen, Läsionsstudien oder **magnetenzephalographischen Untersuchungen** in das Dipolmodell mit einfließen und tatsächlich nur wenige umschriebene kortikale Bereiche an der Generierung einer EKP-Komponente beteiligt sind (Scherg 1991).

Bei der **physiologischen Interpretation** der Amplitude der EKP ist zu bedenken, daß wir es mit gemittelten Einzelantworten zu tun haben, die sich ihrerseits aus der raum-zeitlichen Summation kortikaler neuroelektrischer Prozesse ergeben (Abbildung 3.4 und 3.5). Durch Analyse der Variabilität der Einzelantworten kann die Frage geklärt werden, ob eine Amplitudenreduktion der gemittelten Potentiale durch das intermittierende Fehlen von Einzelantworten, eine größere Latenzvariabilität der Einzelantworten oder eine generelle Verkleinerung der Einzelantworten zustande kommt. Die letztere Variante wäre z.B. zu erwarten, wenn eine Amplutenreduktion einer Komponente Ausdruck einer strukturellen und nicht nur funktionellen kortikalen Störung ist.

3.4. EKP und kognitive Funktionen

Die intraindividuelle Varianz später EKP wie der P300 kann teilweise durch Veränderungen psychischer und insbesondere kognitiver Aspekte erklärt werden. Deshalb beschäftigen sich viele Arbeitsgruppen intensiv mit der Frage, ob EKP-Parameter mit bestimmten kognitiven Teilprozessen nicht nur in einem spezifischen Zusammenhang stehen, sondern möglicherweise sogar unmittelbar Ausdruck der den kognitiven Leistungen zugrundeliegenden neuronalen Prozesse sind. EKP wären dann als Indikatoren für die Intensität und das Timing kognitiver Prozesse geeignet. Insbesondere bei Übertragung des Computermodells auf die Hirnfunktion erschien dieser Forschungsansatz auch für psychiatrische Fragestellungen als sehr vielversprechend. Um hier übertriebenen Erwartungen vorzubeugen, sind einige kritische Überlegungen zu diesem Forschungsansatz angebracht:

– Um eine EKP-Variable als Indikator einer kognitiven Störung einsetzen zu können, genügt es nicht zu zeigen, daß sie mit Parametern kognitiver Prozesse im Rahmen eines bestimmten Paradigmas korreliert. Die Spezifität der Beziehung ist wichtig, wenn von Veränderungen einer EKP-Variable auf entsprechende kognitive Veränderungen geschlossen werden soll. Die Hautleitfähigkeit kann z.B. mit bestimmten kognitiven Teilprozesse kovariieren, ohne daß umgekehrt Hautleitfähigkeitsänderungen jeweils auf Änderungen dieses einen kognitiven Prozesses hindeuten und als dessen Indikator eingesetzt werden können. Spezifische Zusammenhänge zwischen kognitiven Teilprozessen und EKP sind jedoch bisher nicht gefunden worden.
– Ein spezifischer Zusammenhang zwischen kognitiven Teiprozeßen und EKP-Parametern erscheint auch nicht wahrscheinlich, wenn man bedenkt, daß EKP wie die P300 sich aus der räumlichen und zeitlichen Summation weitverteilter kortikaler neuronaler Aktivität ergeben und deshalb eher globale Funktionsaspekte des ZNS, als kognitive Teilaspekte widerspiegeln.

Mit anderen Worten ist zu fragen, ob EKP umschriebene Teilfunktionen des ZNS ausdrücken, oder eher dem „Geräusch des Motors" entsprechen. Von Cohen wurde darauf hingewiesen, daß ein langer Blickkontakt ein Marker für zarte Liebe, einen aggressiven Einschüchterungsversuch oder tiefe Dummheit sein kann, und in analoger Weise sind EKP auf der psychologischen Ebene bisher nicht eindeutig interpretierbar.
- Die vorschnelle Übertragung des Computermodells auf die Hirnfunktion und die häufig erfolgende Interpretation eines EKP als Ausdruck von „Informationsverarbeitungsprozessen" verführt zur gedanklichen Verknüpfung von EKP und Kognition. Es drückt sich hier die Vorstellung aus, daß es durch die sensorische Stimulation zu einer annähernd linearen Informationsweiterleitung zum Kortex kommt und daß hier dann ein ereigniskorreliertes EEG-Signal als Ausdruck der sensorischen Verarbeitung auftritt, das durch Mittelungstechniken aus dem EEG-Rauschen herausgehoben werden kann. Dieses Modell trifft zumindest für die nicht-obligatorischen und späteren EKP nicht zu. Das ZNS wartet nicht auf Ereignisse, etwa so wie ein Computer auf den Tastendruck, und die neuronale Aktivität des aktivierten sensorischen Neurons wird nicht linear weitergeleitet. Späte EKP wie die P300 sind Ausdruck einer Modulation der ununterbrochen Eigenaktivität des Nervensystems. Unter diesem Blickwinkel ist es weniger naheliegend, bestimmte EKP-Parameter als physiologische Grundlage umschriebener kognitiver Teilaspekte anzusehen.
Information ist zudem kein physiologischer Begriff. Wie soll Information transportiert werden? Was soll das Substrat sein? Sind alle neuronalen Prozesse Ausdruck von Informationsverarbeitung?
- Unter banalen praktischen Anwendungsaspekten ist schließlich zu bedenken, daß die meisten kognitiven Leistungen (z.B. Gedächtnis, Aufmerksamkeit) mittels einfacher testpsychologischer Verfahren schneller und valider zu erfassen sind als mit Hilfe der EKP.

Trotz dieser skeptischen Einwände ist unbestritten, daß die EKP ein einzigartiges Verfahren darstellen, um das Ausmaß und das Timing der kortikalen Massenaktivität unter bestimmten kognitiven Belastungen und bei psychischen Störungen zu untersuchen. Auch wenn es aus den obigen Gründen unwahrscheinlich ist, daß es spezifische Beziehungen zwischen bestimmten EKP-Parametern und kognitiven Teilprozessen gibt, so zeigen die folgenden Ausführungen, daß sich doch Zusammenhänge mit einer teilweisen Spezifität finden lassen und daß kognitive Störungen bei psychiatrischen Patienten hinsichtlich ihrer physiologischen Korrelate in einer differenzierten Weise untersuchbar werden.

3.5. P300

Das am besten untersuchte EKP ist die P300, die mit einer Latenz von ca. 300 msec nach unerwarteten, aufgabenrelevanten Stimuli in einer Stimulusreihe, aber auch im Rahmen anderer Paradigmen zur Darstellung kommt. Sie ist

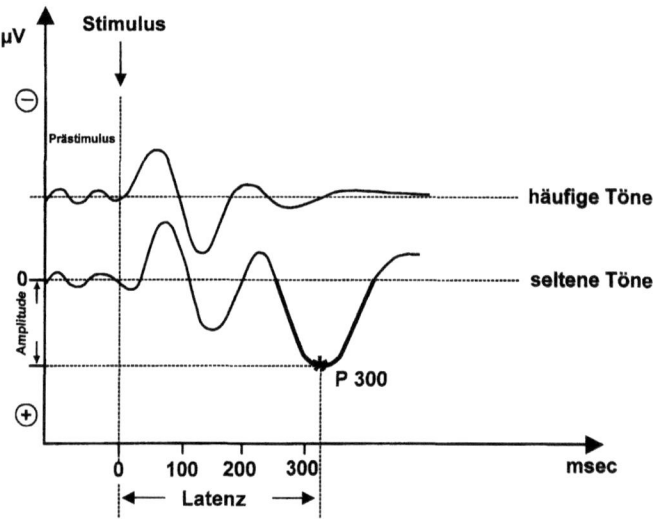

Abb. 3.6. P300 ist ein positives Potential, das mit einer Latenz von ca. 300 msec nach unerwarteten, aufgabenrelevanten, seltenen Stimuli auftritt. Diese seltenen Stimuli sind in eine Stimulusreihe aus häufigen, gleichförmigen Tönen eingebettet. Gezeigt sind Reizantworten nach häufigen (oben) und seltenen Tönen (unten).

Teil einer Gruppe später Positivierungen (P3a, P3b, positive slow wave), wobei P3b der P300 im engeren Sinn entspricht. Die P300 (P3b, Abbildung 3.6) wird üblicherweise im Rahmen des klassischen „Oddball-Paradigmas" untersucht. Mittels Kopfhörer werden in randomisierter Form binaural Töne in einer gut wahrnehmbaren Lautstärke angeboten, wobei es häufige und seltene Töne gibt, die sich in ihrer Frequenz deutlich unterscheiden. Zum Beispiel haben 80 % der Töne eine Frequenz von 800 (häufige Töne) und 20 % eine von 1600 Hertz (seltene Töne). Das Interstimulusintervall liegt meist bei 1–2 Sekunden. Die seltenen Töne sind aufgabenrelevant, das heißt sie müssen leise mitgezählt werden oder mit einem Tastendruck beantwortet werden. Die Mitarbeit und Aufmerksamkeit des Patienten wird durch Kontrolle des korrekten Zählens und der motorischen Antwort überprüft.

Werden in einer Stimulusreihe einzelne Stimuli weggelassen, so wird das Fehlen des Stimulus auch mit einer P300 beantwortet, wogegen frühere obligatorische Komponenten hierbei nicht zur Darstellung kommen.

Die P3a tritt nach neuen, unerwarteten Ereignissen auf, auch wenn diese nicht aufgabenrelevant sind, und hat eine frontale Betonung sowie eine kürzere Latenz als die klassische P300 (P3b).

Die **Dipolquellenanalyse** ist hilfreich, um die sich überlappenden Subkomponenten zu trennen (Hegerl u. Frodl-Bauch 1997). Mit einem temporo-basalen und einem temporo-superioren Dipol pro Hemisphäre läßt sich die Potentialverteilung an der Kopfhaut gut erklären (Abbildung 3.7). Die P300-Aktivität des temporo-basalen Dipols entspricht überwiegend der klassischen P3b und die

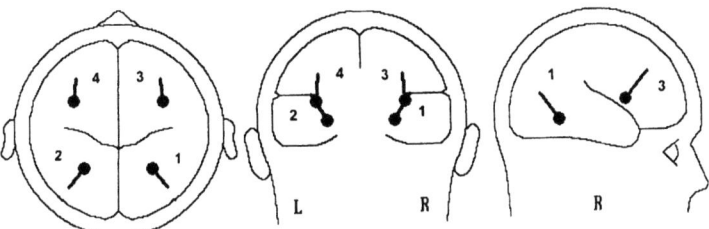

Abb. 3.7. Dipolmodell der akustisch evozierten P300. Mit einem temporo-basalen und einem temporo-superioren Dipol pro Hemisphäre wird die an der Kopfhaut gemessene Potentialverteilung gut erklärt (Hegerl u. Frodl-Bauch 1997). Die P300-Aktivität der temporo-basalen Dipole projiziert nach parietal und entspricht der klassischen P300.

der nach frontal ausgerichteten temporo-superioren Dipole der P3a. Eine klare neuroanatomische Interpretation der Dipollokalisationen ist wegen der multiplen Generatoren der P300 schwierig. Der entscheidende Fortschritt besteht darin, daß bei Verwendung der Dipolquellenanalyse die Reliabilität der P300-Amplituden signifikant gegenüber traditionellen Analyseverfahren wie Einzelkanalauswertungen oder Hauptkomponentenanalyse verbessert wird. Für die P3b-Amplitude lag die Test-Retest-Reliabilität bei Retest nach drei Wochen (Pearson-Korrelation) bei r = 0.76 für die Hauptkomponentenanalyse (Faktor 1), bei r = 0.78 für die Einzelkanalanalyse (Pz gegen verbunden Mastoidelektroden) und bei r = 0.88 für die Dipolquellenanalyse (temporo-basale Dipole). Zudem konnte gezeigt werden, daß auch die physiologische Validität der P300-Parameter verbessert wird, da die so getrennten P300-Subkomponenten funktionell unterschiedliche Prozesse abbilden. Die P300-Latenz der temporo-basalen Dipole ist positiv mit dem Alter korreliert, die der temporo-superioren Dipole dagegen negativ. Für die temporo-superioren Dipolamplituden wurde eine positive Alterskorrelation gefunden, nicht aber für die temporo-basalen (Hegerl u. Frodl-Bauch 1997). Dieser Befund stimmt mit der Beobachtung einer mehr frontalen Verteilung der P300 bei alten Menschen überein (Fabiani u. Friedman 1995). Diese Ergebnisse zeigen, daß die beiden Dipolpaare unterschiedliche neuronale Prozesse abbilden. Die Dipolquellenanalyse verbessert deshalb nicht nur die Reliabilität, sondern auch die physiologische Validität der P300-Parameter und ebnet so den Weg für die klinische Anwendung der P300 bei psychiatrischen Erkrankungen.

3.5.1. Physiologische Interpretation (Generierung, Bezug zur Neurochemie)

Im Rahmen von intrazerebralen Ableitungen bei Epilepsie-Patienten ist gezeigt worden, daß an der **Generierung** der an der Kopfhaut ableitbaren P3a und P3b (P300) unterschiedliche kortiko-limbische Strukturen beteiligt sind (Halgren et al. 1995). Die P3a dürfte vor allem in frontalen und präfrontalen kortikalen Arealen sowie in Assoziationskortices und limbischen Strukturen entstehen. Die P3b wird u.a. im medialen Temporallappen sowie in multimodalen Assoziationskortices gebildet (Halgren et al. 1995). Bei akustischer Stimulation ist zudem der Kortex im oberen Temporalbereich involviert. Der Hippokampus, der bei lokaler intrazerebraler Ableitung die größte P300 generiert, leistet vermutlich keinen wesentlichen direkten Beitrag zu der an der Kopfhaut abgeleiteten P300, da dessen Kortexfläche klein ist und eine komplexe räumliche Anordnung aufweist, sodaß sich kein starkes, gerichtetes, bis zur Kopfhaut wirksames elektrisches Feld aufbauen kann.

Die P300 dürfte überwiegend Ausdruck **inhibitorischer kortikaler Prozesse** sein. Dies wird durch die Beobachtung gestützt, daß die Reaktionszeit auf Stimuli, die zeitlich in eine entstehende P300 fallen, verlängert ist. Hierzu paßt auch die Beobachtung, daß Stimuli, die die Unterdrückung einer motorischen Antwort erfordern, besonders hohe P300-Amplituden hervorrufen.

Die P300 hängt von **cholinergen Einflüssen** ab. Anticholinerg wirkende Substanzen wie z.B. Scopolamin verlängern die Latenz und verringern die Amplituden der visuellen und akustischen P300, und umgekehrte Effekte wurden nach cholinerg stimulierenden Substanzen beobachtet (Meador et al. 1995). In Katzenexperimenten konnte nach Septumläsionen das Verschwinden einer P300-analogen Komponente in der akustischen Modalität beobachtet werden. Dieser Effekt war jedoch erst nach einigen Tagen sichtbar. Ein Erklärungsversuch für diesen verzögerten Effekt ist, daß nach Zerstörung der cholinergen Zellkörper die völlige Degeneration der Nervenendigungen noch einige Tage dauert und daß in dieser Phase weiterhin und sogar vermehrt Azetycholin freigesetzt wird. Die bei reduzierter cholinerger Aktivität zu beobachtende verkleinerte und verzögerte P300 paßt zu der vielfach replizierten Beobachtung, daß im Rahmen von Demenzen vom Alzheimer-Typ, die mit einer cholinergen Unterfunktion einhergehen, ebenfalls Latenzverlängerungen und Amplitudenabnahmen der P300 gefunden wurden.

Von einer hohen Spezifität des Zusammenhangs zwischen P300 und cholinergem System kann jedoch nicht ausgegangen werden. Es gibt Hinweise, daß auch das **noradrenerge System** die P300 moduliert. Läsionen des Locus coeruleus oder Durchtrennung der vom Locus coeruleus aufsteigenden noradrenergen Bahnen führen zu einer Amplitudenabnahme und veränderten Topik der P300 (AEP) bei Affen, während frühe Komponenten weniger oder nicht beeinflußt werden (Pineda et al. 1989). Clonidin, ein Antagonist der Alpha2-Rezeptoren, führt bei Affen in einer Dosierung, die die neuronale Feuerrate im Locus coeruleus nachweislich senkt, zu einer Abnahme der P300 (AEP), nicht jedoch der P1, N1 und P2. Für die visuelle P300 wurde jedoch nach Gabe von Clonidin über zentralen Hirnregionen keine Effekte festgestellt. Dies könnte nach Pineda u.a. durch Unterschiede im neurochemischen Innervationsmuster zwischen visuellen und akustischen Kortices erklärbar sein. Bei Ratten wurden ebenfalls noradrenerge Effekte auf späte positive Komponenten beschrieben. Da es nach unerwarteten, bedeutsamen sensorischen Ereignissen sowohl zu einer P300 als auch zu einer deutlichen phasischen Zunahme der Feuerrate im Locus coeruleus kommt, ist ursprünglich postuliert worden, daß die P300 unmittelbar durch das noradrenerge System getriggert wird. Zusammenhänge zwischen der Feuerrate der noradrenergen Neurone im Hirnstamm und der P300 ließen sich in tierexperimentellen Untersuchungen jedoch nicht nachweisen, sodaß das noradrenerge System möglicherweise über mehr indirekte Mechanismen die P300 beeinflußt.

Die P300 ergibt sich aus der Summation intrakortikaler Ströme, die durch exzitatorische postsynaptische Potentiale (EPSP) ausgelöst werden. Für die Elektrogenese der P300 sind möglicherweise besonders die **NMDA-Rezeptoren** bedeutsam. Hierfür spricht, daß NMDA-getriggerte EPSP lang anhalten (10–100 msec) und damit für die Elektrogenese später Komponenten bedeutsam sein könnten. Zudem haben interessanterweise die NMDA-Rezeptoren ebenso wie die P300 einen konditionalen Aspekt. Die Öffnung der NMDA-Kanäle durch Glutamat hängt von der Voraktivierung ab, ist also ebenso wie die P300, die nur nach seltenen oder aufgabenrelevanten Ereignissen auftritt, an Vorbedingungen gebunden. Ein weiteres Argument für die Bedeutung der

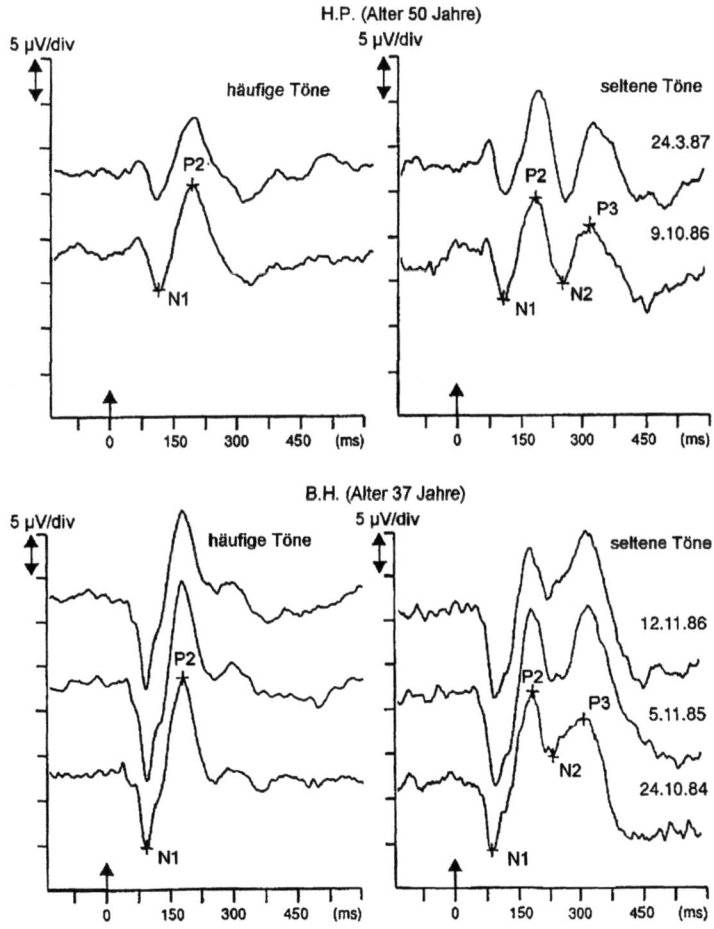

Abb. 3.8. Zwei Beispiele für die intraindividuelle Stabilität der P300 bei Ableitungen im Abstand von einem Jahr. Die P300-Amplituden und Latenzen von Patienten (Alter: 50 Jahre und 37 Jahre) weisen nur geringe Veränderungen innerhalb von einem oder von zwei Jahren auf.

NMDA-Rezeptoren für die Elektrogenese der P300 ergibt sich aus intrakranialen Ableitungen bei Affen. NMDA-Kanalblocker (MK-801) reduzieren bei systemischer und lokaler kortikaler Applikation die Mismatch Negativity (MMN), die wie die P300 eine konditionale Komponente ist und nur nach abweichenden Stimuli auftritt. Die obligatorischen Komponenten, die nach jedem sensorischen Stimulus auftreten, werden dagegen nicht beeinflußt (Javitt et al. 1995). Nicht-NMDA-Rezeptoren, die kurze EPSP haben (1–10 ms) und deren Funktion unabhängig vom Ruhepotential ist, könnten für die Elektrogenese der obligatorischen EKP entscheidend sein. Bei Gabe einer Substanz, die sowohl NMDA- als auch Nicht-NMDA-Rezeptoren hemmt, kam es dementsprechend zu einer Reduktion sowohl der konditionalen als auch obligatorischen Komponenten.

Wie alle späteren Komponenten weist auch die P300 eine deutliche Abhängigkeit von vielen **zustands-abhängigen Faktoren** (z.B. Wachheit, Motivation, Tageszeit, aktueller Nikotin- oder Coffeinkonsum) auf. Bei Kontrolle derartiger Faktoren ist für eine Reihe von EKP wie z.B. die P300 eine beachtliche intraindividuelle Stabilität (Abb 3.8) und in Zwillingsuntersuchungen eine genetische Komponente nachgewiesen worden.

3.5.2. Psychologische Interpretation

Von zahlreichen Forschergruppen wurde versucht, ein psychologisches Korrelat der P300 zu finden. So wurde die Amplitude der P300 mit der selektiven Aufmerksamkeit, mit dem Informationsgehalt des Stimulus, mit der subjektiven Auftretenswahrscheinlichkeit, mit der Beanspruchung kontrollierter und kapazitätsbegrenzter Informationsverarbeitungsprozesse, mit Gedächtnisprozessen, mit der Reorganisation eines internen Erwartungsmodells bezüglich der Umwelt („context updating", Modell von Donchin) oder mit dem Abschluß eines

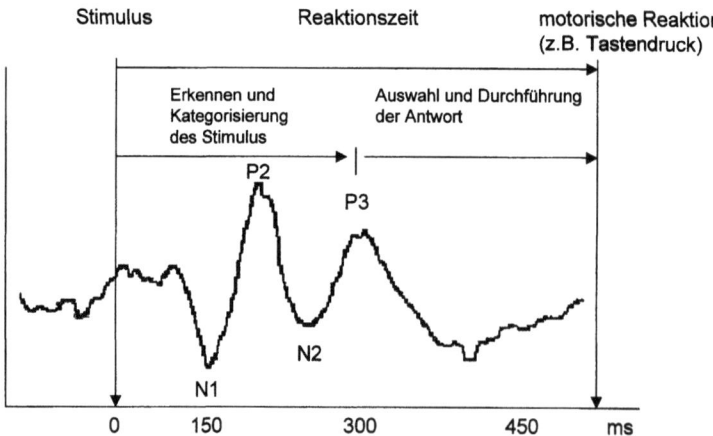

Abb. 3.9. Konzept der Stimulus-Beurteilung: Die Reaktionszeit setzt sich aus der Summe der Zeit für das Erkennen und Kategorisieren des Stimulus und der Zeit für die Auswahl und Durchführung der Antwort zusammen.

durch den Kontext aufgespannten kognitiven Zusmmenhanges („context closure", Modell von Verleger) in Verbindung gebracht. Diese und weitere Modelle wurden in der Übersichtsarbeit von Verleger (1988) diskutiert. Die Vielzahl der Modelle zeigt bereits, daß sich bisher kein klarer und eindeutiger Zusammenhang zwischen der P300-Amplitude und psychologischen Aspekten finden ließ.

Die Latenz der P300 wurde als Indikator für die Dauer von Stimulus-Beurteilungsprozessen im Gegensatz zu antwortbezogenen Prozessen angesehen (Abb 3.9). Dieses Konzept geht davon aus, daß sich die Reaktionszeit auf einen Stimulus aus der Summe der Zeit für die Stimulusevaluation und der Zeit für Antwort-bezogene Prozesse ergibt. Gestützt wurde dieses Konzept durch die Beobachtung, daß eine Erschwerung der Stimulusbeurteilung, z.B. durch Erhöhung der Stimuluskomplexität oder Stimulusunschärfe sowohl P300-Latenz als auch Reaktionszeit verlängert, während eine Erschwerung der Antwortauswahl die Reaktionszeit, nicht aber die P300-Latenz verlängert.

Auch dieses Modell steht mit anderen empirischen Daten nur teilweise in Einklang. So können z.B. bei einfachen Aufgaben die motorischen Reaktionen bereits vor der P300 erfolgen, sodaß ein paralleles und nicht rein serielles Ablaufen von Stimulusbeurteilungsprozessen und Antwort-bezogenen Prozessen postuliert wurde. Zudem sind die Korrelationen zwischen der P300-Latenz und der Reaktionszeit in den meisten Studien gering (weniger als 25 % gemeinsame Varianz).

Die P3a, die nach neuen überraschenden Ereignissen auftritt und rasch habituiert, wurde als Ausdruck einer Orientierungsreaktion interpretiert.

3.5.3. Schizophrenie

Die Heterogenität der Krankheits- und Therapieverläufe schizophrener Erkrankungen dürfte Ausdruck der Heterogenität zugrundeliegender pathophysiologischer Prozesse sein. Die klinische Heterogenität erschwert die individuelle Therapieplanung und Prognose und macht die Suche nach Verlaufsprädiktoren wichtig. Physiologische Parameter könnten zu Untergruppen innerhalb der Patienten mit schizophrenen Erkrankungen führen, die nicht nur eine größere Homogenität des klinischen Verlaufes sondern auch der pathophysiologischen Mechanismen aufweisen und damit die Erforschung dieser Pathomechanismen erleichtern. Die P300 ist das in Verbindung mit schizophrenen Störungen am intensivsten untersuchte EKP.

Die P300-Amplitude ist bei schizophrenen Patienten verkleinert

Die P300-Amplitude ist bei schizophrenen Patienten niedriger als bei gesunden Kontrollen. Dies gilt für akut erkrankte, remittierte, medizierte und unmedizierte Patienten. Neuroleptika haben keine oder nur relativ geringe Effekte auf die P300-Amplitude. Bei einem Vergleich schizophrener Patienten mit hohem versus niedrigem Plasmaspiegel von Perazin bzw. von Clozapin wies die Gruppe mit hohen Spiegeln lediglich tendenziell eine verkleinerte P300-

Amplitude auf. Auch in Längsschnittuntersuchungen führte das Absetzen der Neuroleptika nur zu einer geringfügigen Zunahme der mittleren P300-Amplitude (Juckel et al. 1997). Wiederholt, wenn auch weniger konstant, wurde bei schizophrenen Patienten gegenüber Kontrollen eine Verlängerung der P300-Latenz beobachtet.

Für die P3a, die nach neuen Ereignissen auftritt und als Ausdruck einer Orientierungsreaktion interpretiert werden kann, sind die Ergebnisse weniger deutlich. Die P3a war relativ zur P3b bei schizophrenen Patienten größer, als bei gesunden Kontrollen. Dies wurde als Korrelat der Aufmerksamkeitsstörung und stärkeren Ablenkbarkeit der schizophrenen Patienten interpretiert (Grillon et al. 1990).

Die P300-Amplitudenreduktion ist ein prämorbid vorhandener Trait

Die bei schizophrenen Patienten gefundene P300-Reduktion – insbesondere für die akustische Modalität – ist nicht lediglich Ausdruck des momentanen psychopathologischen Zustands, sondern ist überwiegend als ein Trait-Merkmal anzusehen. Hierfür sprechen Studien, die in ihrer Mehrzahl zeigen, daß die Reduktion der P300-Amplitude (AEP) nicht wesentlich durch klinische Besserung oder neuroleptische Medikation beeinflußt wird (Blackwood et al. 1987) und auch bei gut remittierten Schizophrenen nachweisbar ist. Weiter sind auch bei Kindern schizophrener Eltern und anderen Personen mit erhöhtem Erkrankungsrisiko P300-Veränderungen beobachtet worden. Kinder (Alter 7–17 Jahre) schizophrener Eltern zeigten im Vergleich zu gematchten Kontrollen in zwei Studien mit akustischem Oddball-Paradigma eine signifikant verlängerte P300-Latenz, in einer dritten Untersuchung mit einem selektiven Hörparadigma eine lediglich tendenziell verlängerte P300-Latenz und eine niedrigere P300-Amplitude (Schreiber et al. 1996). Diese Veränderungen waren normalverteilt, so daß sich kein Hinweis auf eine Extremgruppe, die möglicherweise später manifest schizophren erkranken könnte, ergibt.

Die P300-Veränderungen scheinen eher mit einer allgemeinen Disposition zu Verhaltensauffälligkeiten als spezifisch mit schizophrenen Störungen in Verbindung zu stehen. Mit dieser Interpretation stimmen die Ergebnisse von Friedman et al. (1994) überein. Diese Arbeitsgruppe fand in einer prospektiven High-Risk-Studie zwar keine niedrigere P300 (visuelle und akustische Paradigmen) bei Kindern schizophrener Eltern und auch keinen Zusammenhang zwischen der P300-Reduktion bei den Jugendlichen und dem Auftreten von Erkrankungen aus dem schizophrenen Formenkreis im jungen Erwachsenenalter, jedoch bestand ein deutlicher Zusammenhang zwischen niedriger P300 im Jugendalter und dem späteren Auftreten von Persönlichkeitsauffälligkeiten (Global Personality Functioning Scale) im jungen Erwachsenenalter.

Eine P300-Reduktion ließ sich demnach lange vor dem Auftreten manifester Verhaltensauffälligkeiten nachweisen, sie stand jedoch in keiner spezifischen Beziehung zur psychiatrischen Erkrankung der Eltern (Squires-Wheeler et al. 1993). Niedrige P300-Amplituden (AEP) wurden auch bei klinisch unauffälligen Geschwistern von Schizophrenen gefunden. Ähnliches wurde für Verwandte schizophrener Patienten berichtet, wobei jedoch Alterseffekte nicht kontrolliert wurden. Schließlich weisen auch Patienten mit schizotypischer Persönlichkeitsstörung tendenziell eine P300-Amplitudenreduktion auf.

Diese Argumente sprechen dafür, daß es sich bei der P300-Amplitudenminderung bei schizophrenen Patienten um einen **bereits prämorbid vorhandenen Trait** handelt.

Nicht zu entscheiden ist bei gegenwärtigem Kenntnisstand, ob von einem erworbenen oder genetisch festgelegten Trait auszugehen ist. Die P300 käme als genetischer Trait in Frage, da für diese Komponente in Zwillingsstudien eine genetische Komponente nachgewiesen wurde.

Die P300-Amplitude und P300-Latenz sind bei Kontrollen und Schizophrenen normalverteilt, während bei nicht-schizophrenen Angehörigen von Schizophrenen eine bimodale Verteilung gefunden wurde. Dies wäre bei einem genetischen Trait-Marker zu erwarten.

Eine Amplitudenminderung der P300 ist weder ein hinreichendes noch notwendiges Merkmal einer schizophrenen Störung. Niedrigere P300-Amplituden finden sich z. B. auch bei Demenzen, bei Alkoholabhängigkeit, und, in geringerer Ausprägung, bei affektiven Störungen. Zudem weisen nicht alle schizophrenen Patienten eine niedrige P300 auf, sondern vermutlich nur eine Untergruppe. Die Amplitudenreduktion der P300 ist demnach als „**schwacher Vulnerabilitätsmarker**" einzustufen.

Kennzeichnet eine P300-Amplitudenreduktion eine Untergruppe schizophrener Patienten mit einer Hirnentwicklungsstörung (kortikalen Fehlanlage)?

Strukturelle kortikale Auffälligkeiten wie Volumenminderung, verminderte Neuronenzahl und neuronale Dysorganisation in kortikolimbischen Strukturen sind bei schizophrenen Patienten beschrieben und u. a. als Ausdruck einer Hirnentwicklungsstörung interpretiert worden. Derartige Veränderungen betreffen besonders Strukturen, die an der Generierung der akustischen P300 beteiligt sind wie den Gyrus temporalis superior (Barta et al. 1997). Da die regelrechte laminare und kolumnare kortikale Organisation wichtig für die Elektrogenese der P300 ist und nur eine Untergruppe schizophrener Patienten eine verkleinerte P300 aufweist, liegt die Vermutung nahe, daß eine P300-Reduktion eine Untergruppe schizophrener Patienten mit strukturellen kortikalen Auffälligkeiten charakterisiert. Hiermit stimmt die Beobachtung überein, daß die P300-Amplitudenreduktion bei schizophrenen Patienten nicht lediglich ein Mittelungsartefakt ist, der sich nur aus einer erhöhten Latenzvariabilität oder dem intermittierenden Fehlen der Einzelantworten ergibt, sondern zumindest teilweise aus einer generellen Reduktion der Einzelpotentiale resultiert. Dies wäre mit einem neuroanatomischen kortikalen Erklärungsmodell der P300-Reduktion vereinbar.

Eine glutamaterge Unterfunktion, die ebenfalls als ein pathogenetischer Faktor schizophrener Störungen diskutiert wird (Kornhuber u. Weller 1994), könnte auch die P300-Reduktion bei schizophrenen Patienten erklären. Durch

Glutamat-Antagonisten induzierte Psychosen (PCP-Psychose) weisen ähnliche kognitive Störungen und Negativsymptomatik auf, wie sie auch bei schizophrenen Störungen zu finden sind. Postuliert wurde, daß eine Dysregulation der NMDA-Rezeptor-bedingten Neurotransmission die gemeinsame Endstrecke für die Entstehung neurokognitiver Störungen und der Negativsymptomatik darstellen könnte (Javitt et al. 1995). Diese Hypothese ist von besonderem Interesse, da das glutamaterge System als wichtigster kortikaler exzitatorischer Neurotransmitter eine entscheidende Rolle bei der Elektrogenese der P300 spielt. Die Hypothesen einer glutamatergen Dysfunktion und einer Hirnentwicklungsstörung als pathogenetische Faktoren schizophrener Störungen sind nicht unabhängig voneinander zu sehen. Sie werden durch neuere pathogenetische Modelle, in denen die glutamaterge Dysfunktion als Folge einer kortikalen Fehlanlage aufgefaßt wird, verbunden (z.B. Glenthoj u. Hemmingsen 1997).

Die Möglichkeit, durch kortikale Volumetrie direkt den Zusammenhang zwischen P300-Amplitude und kortikalen Auffälligkeiten zu untersuchen, wurde bisher nur wenig genutzt. Die Arbeitsgruppe um McCarley fand eine verkleinerte P300 (AEP) bei schizophrenen Patienten, die zudem im Seitenvergleich bei Rechtshändern über den linken Hemisphären besonders ausgeprägt war (McCarley et al. 1989). Es wurde ein deutlicher und spezifischer Zusammenhang zwischen der P300-Reduktion und P300-Asymmetrie einerseits und der Volumenreduktion der grauen Substanz im Gyrus temporalis superior (primärer akustischer Kortex und Planum temporale) andererseits gefunden. Das Ausmaß der Denkstörungen und der akustischen Halluzinationen stimmt dabei mit der Reduktion des linken Gyrus temporalis superior überein. Bei schizophrenen Patienten wurde auch eine Volumenminderung der grauen Substanz im Frontal- und Temporalbereich gefunden (Ford et al. 1996), die signifikant mit der P300-Amplitude in Beziehung stand.

Kennzeichnet eine P300-Amplitudenreduktion eine Untergruppe schizophrener Patienten mit schlechter Prognose?

Diskutiert wird, ob Patienten mit einer Hirnentwicklungsstörung einer schizophrenen Kerngruppe entsprechen, die durch schlechte prämorbide Anpassung mit kognitiven Störungen, frühen und schleichenden Erkrankungsbeginn, chronisch-progredienten Verlauf, Negativsymptomatik, und Neigung zu Spätdyskinesien charakterisiert ist.

Eine Reihe von Studien stützt die Annahme, daß schizophrene Patienten mit niedrigen P300 dieser Kerngruppe entsprechen. In einer Untersuchung an 89 ambulanten stabilisierten Patienten wies die Untergruppe mit niedriger P300 **vermehrte Residualsymptomatik** (überwiegend Denkstörungen), häufiger Geburtskomplikationen, eine tendenziell **schlechtere prämorbide Anpassung** auf. Von besonderem Interesse ist die Beobachtung eines **erhöhten Spätdyskinesierisikos** bei Patienten mit niedriger P300. Zwölf der 16 Patienten, die zum Ableitezeitpunkt Zeichen einer Spätdyskinesie aufwiesen, waren in der Gruppe mit kleiner P300. Noch bemerkenswerter ist, daß die acht Patienten, die erst später während der 2jährigen prospektiven

Verlaufsbeobachtung Spätdyskinesien entwickelten, bereits vor dem Auftreten der Spätdyskinesien durch eine signifikant kleinere P300 gekennzeichnet waren (Abbildung 3.10, Hegerl et al. 1995). Über eine schlechte Prognose der Patienten mit P300-Auffälligkeiten wurde auch von anderen Autoren berichtet. Eine niedrige P300 (AEP) prädizierte ein **schlechtes Ansprechen der Positivsymptomatik auf Neuroleptika** und eine große P300-Latenz ein schlechtes Ansprechen der Negativsymptomatik (Ford et al. 1994). In eine ähnliche Richtung weisen die Arbeiten von Strik et al. (1993). Basierend auf Leonhard's Unterscheidung zwischen systematischer und unsystematischer Schizophrenie einerseits und Zykloiden Psychosen andererseits (Leonhard 1986) wurde gefunden, daß letztere, die weitgehend „akuten vorübergehenden psychotischen Störung" (ICD 10: F23) mit einer guten Therapieresponse und Langzeitprognose entsprechen, nicht mit einer P300-Reduktion assoziiert sind, im Gegensatz zu den Schizophrenien nach Leonhard (1986). In einer weiteren Studie an 29 remittierten Patienten mit zykloiden Psychosen wurden bei diesen Patienten sogar höhere P300-Amplituden als bei gesunden Kontrollen gefunden. Weiter ist es in Studien an ambulanten und stabilisierten schizophrenen Patienten ein recht einheitliches Ergebnis, daß Patienten mit niedriger P300 vermehrt Residualsymptomatik aufweisen, über-

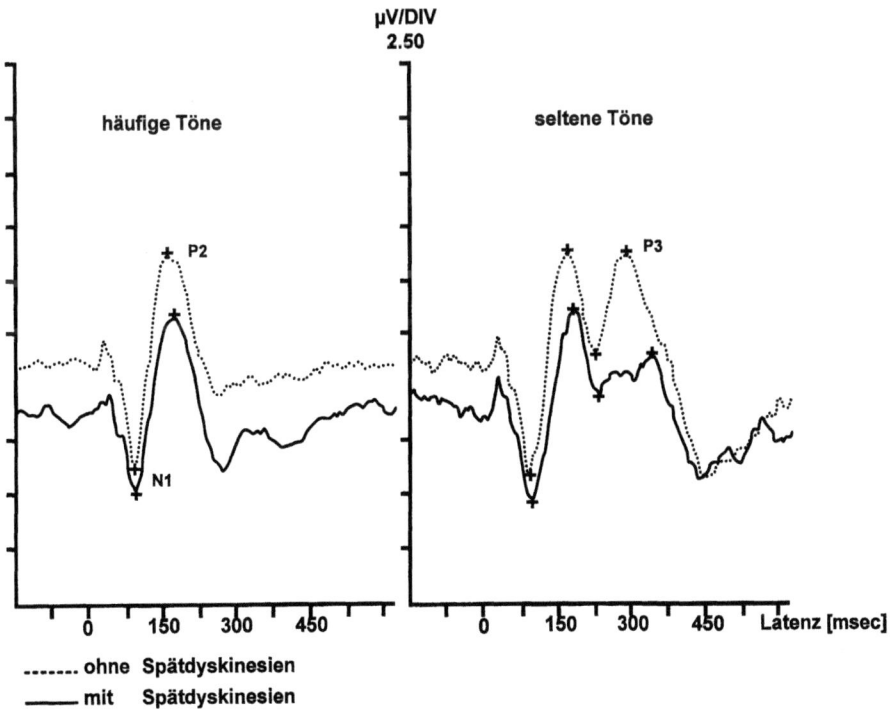

Abb. 3.10. Vergleich der Durchschnittswellen der P300 für acht schizophrene Patienten, die Spätdyskinesien entwickelten, und für eine Patientengruppe ohne Spätdyskinesien. Die P300 der Patienten mit Spätdyskinesien war signifikant reduziert (Hegerl et al. 1995).

wiegend in Form von Negativsymptomatik und Denkstörungen. Dieser Zusammenhang ist nicht Ausdruck zustandsabhängiger Einflüsse der Residualsymptomatik auf die P300, sondern des ungünstigeren Krankheitsverlaufs der Patienten mit niedriger P300.

P300 und schizophrene Psychopathologie

Für die Beurteilung des Zusammenhangs zwischen P300 und Psychopathologie müssen stabilisierte Patienten getrennt von akut psychotischen Patienten betrachtet werden. Bei Untersuchung stabilisierter, meist ambulanter Patienten wurde eine negative Korrelation zwischen der Residualsymptomatik in Form von formalen Denkstörungen und Negativsymptomatik einerseits und der P300-Amplitude andererseits gefunden (Tabelle 3.1). Diese Korrelation dürfte jedoch nicht über zustandsabhängige Effekte der Residualsymptomatik auf die P300 zustande kommen, sondern dürfte Ausdruck des ungünstigeren Krankheitsverlaufes der Patientengruppe mit niedriger P300 sein. Hierfür spricht, daß in einer Untersuchung an 56 schizophrenen Patienten, die nach ca. 9 Monaten erneut untersucht worden waren, die intraindividuellen Änderungen der Psychopathologie nicht mit entsprechenden Änderungen der P300-Amplitude korrelierten (Juckel et al. 1996).

Die P300-Komponente ist jedoch nicht ein reines Trait-Merkmal, sondern steht auch in einem zustandsabhängigen Zusammenhang mit der aktuellen Psychopathologie. Dies wird deutlich bei Betrachtung akut psychotischer Patienten. Hier wurden im Gegensatz zu Untersuchungen an stabilisierten Patienten **positive** Korrelationen zwischen P300-Amplituden und der Schwere der Positivsymptomatik gefunden (Frodl-Bauch et al. 1998, Tabelle 3.1). Die Literatur dazu ist uneinheitlich. Dies dürfte u.a. durch Unterschiede in der

Tabelle 3.1. Zusammenhänge zwischen den P300b-Amplituden und der Psychopathologie bei remittierten schizophrenen Patienten

	Negativsymptomatik	Positivsymptomatik
Pfefferbaum et al. 1989 (n = 18)	R = −0,57 P < 0,05 BPRS	n.s.
Eikmeier u. Lodemann 1993 (n = 15)	R = −0,54 P < 0,05 SANS	n.s.
Strik et al. 1993 (n = 18)	R = −0,58 P < 0,01 SANS	n.s.
Juckel et al. 1996 (n = 88)	R = −0,22 P < 0,05 BPRS	n.s.

Schwere und Art der Akutsymptomatik zu erklaren sein. So ist zu erwarten, daß es bei schwerer Akutsymptomatik mit deutlicher Beeinträchtigung der Aufmerksamkeit und Kooperationsfahigkeit der Patienten im Oddball-Paradigma zu einer Amplitudenabnahme der P300 kommt. Es gibt Verlaufsuntersuchungen bei katatonen Patienten, bei denen eine Normalisierung der P300 nach Abklingen der Akutsymptomatik gefunden wurde.

Durch Trennung der Subkomponenten der P300 mittels der Dipol-Quellenanalyse wird eine differenzierte Untersuchung der Zusammenhange zwischen P300-Parametern und **Positiv- versus Negativsymptomatik** moglich (Frodl-Bauch et al. 1998). Positivsymptomatik war positiv mit der P300-Amplitude der temporo-basalen Dipole, die der klassischen P3b-Aktivitat entspricht, korreliert, Negativsymptomatik war dagegen positiv mit der P300-Amplitude der temporo-superioren Dipole, die der mehr frontal betonten P3a entspricht, korreliert. Diese Ergebnisse belegen, daß der Positiv- und Negativsymptomatik unterschiedliche neurophysiologische und neurochemische Dysfunktionen zugrunde liegen. Als Spekulation sei erwahnt, daß eine transiente NMDA-Rezeptor-Uberaktivitat wahrend des akut-psychotischen Zustandes die positive Korrelation zwischen der P300-Aktivitat der temporo-basalen Dipole und der Positivsymptomatik erklaren konnte. In diesem Zusammenhang ist auch interessant, daß Negativsymptomatik mit einer cholinergen Uberaktivitat in Verbindung gebracht wurde. Da eine verstarkte cholinerge Neurotransmission zu hoheren P300-Amplituden fuhrt, konnte die positive Korrelation zwischen Negativsymptomatik und temporo-superiorer Dipol-P300 durch eine choliner-

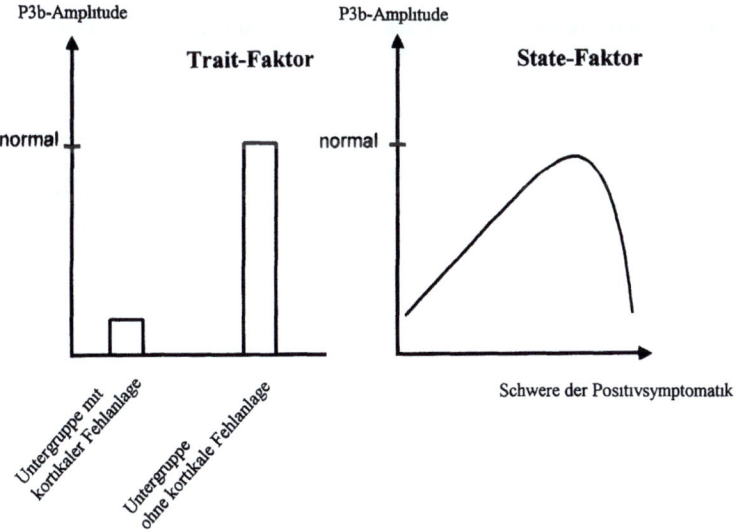

Abb. 3.11. Modell der sich uberlagernden Effekte von Trait- und Statefaktoren auf die P3b Amplitude schizophrener Patienten. Eine kleine P3b-Amplitude kennzeichnet Untergruppen mit einer kortikalen Fehlanlage. Die akute Positivsymptomatik fuhrt zunachst zu einer Zunahme (z.B. uber Aktivierung?), bei starker Ausprägung jedoch zu einer Abnahme (z.B. uber Konzentrations- und Aufmerksamkeitsstorung?) der P3b Amplitude

ge Uberaktivität bedingt sein Die Effekte von State- und Traitfaktoren auf die P3b-Amplitude bei schizophrenen Patienten sind in Abbildung 3 11 schematisch dargestellt

Zusammenfassend weisen die Befunde daraufhin, daß eine niedrige P300 als ein „schwacher Vulnerabilitätsmarker" und wahrscheinlich bereits prämorbid vorhandener Trait eine Untergruppe schizophrener Patienten charakterisiert, bei der möglicherweise eine Hirnentwicklungsstörung ein pathogenetischer Faktoren ist Diese Untergruppe ist nach vorliegenden Daten durch eine schlechte prämorbide Anpassung, ein erhöhtes Spätdyskinesierisiko, vermehrte Residualsymptomatik und eine schlechte Prognose gekennzeichnet Für die Beurteilung des Zusammenhangs zwischen Psychopathologie und P300 ergibt sich erst dann ein klares Bild, wenn remittierte versus akut-psychotische Patienten, Positiv- versus Negativsymptomatik und die P300-Subkomponenten getrennt betrachtet werden

Die Bedeutung dieser Befunde liegt zum einem in der Möglichkeit, Aussagen über die individuelle Prognose zu machen Die Voraussetzungen für nicht nur gruppenstatistische, sondern auf den einzelnen Patienten bezogene Aussagen haben sich durch methodische Verbesserungen mit einhergehender Erhöhung der Reliabilität der P300-Parameter verbessert Zum anderen ist die P300 hilfreich, um pathophysiologisch homogene Patientengruppen zu bilden, die Voraussetzung für eine Klärung pathogenetischer Mechanismen und auch molekulargenetischer Untersuchungen sind

Tabelle 3.2. Zusammenhänge zwischen den P300b Amplituden und der Psychopathologie bei schizophrenen Patienten mit akutem Erkrankungsschub

	Negativsymptomatik	Positivsymptomatik
Shenton et al 1989, McCarley et al 1989 (n = 11)	n s	R = 0,61 P < 0,05 SAPS
Bourgerol et al 1993 (n = 50)	n s	R = 0,33 P < 0,05 PANSS
Frodl-Bauch et al 1998 (n = 19)	n s	R = 0,59 P < 0,01 PANSS
Laurent et al 1993 (n = 19)	n s	R = −0,67 P < 0,05 SAPS
Egan et al 1994 (n = 16)	n s	R = −0,59 P < 0,05 PSAS

3.5.4 Alzheimer-Demenz

Die P300 ist ein naheliegendes Untersuchungsinstrument für die Alzheimersche Erkrankung, da Latenz und Amplitude der P300 in enger Beziehung zu kognitiven Prozessen stehen und mit der cholinergen Funktion zusammenhängen, die bei Alzheimer-Demenz gestört ist. Da zudem die P300 kortikal generiert wird und die Alzheimer-Demenz mit kortikalen Veränderungen einhergeht, ist es nicht verwunderlich, daß diese Erkrankung mit einer niedrigen oder fehlenden P300 und mit verlängerten P300-Latenzen assoziiert ist. Auch bereits bei leichter Alzheimer-Demenz sind verlängerte P300-Latenzen und niedrige P300-Amplituden gefunden worden. In Studien, in denen demente Patienten mit psychiatrischen und neurologischen Patienten ohne Demenz verglichen wurden, lag die Spezifität der P300-Latenz bei über 80 %, während die Sensitivität zwischen 13 und 80 % lag. Studien mit schwerer dementen Patienten ergaben erwartungsgemäß meist höhere Sensitivitäten. Die Sensitivität der akustischen P300-Latenz erwies sich der visuellen als überlegen.

Subkortikale sollen sich von kortikalen Demenzen anhand der EKP differenzieren lassen (Goodin u. Aminoff 1986). Bei Patienten mit Alzheimer-Demenz (kortikale Demenz) war nur die Latenz der P300 (AEP) verlängert, bei dementiellen Patienten mit Morbus Huntington oder Morbus Parkinson (subkortikale Demenz) waren dagegen zusätzlich die Latenz früher Komponenten (N1- und P2-Komponente, siehe Abbildung 3.1) verlängert. Im Widerspruch hierzu stehen jedoch Arbeiten, in denen auch bei Patienten mit Alzheimer-Demenz verlängerte Latenzen früherer Komponenten gefunden wurden.

Trotz dieser vielversprechenden Eigenschaften der P300 wird die klinische Bedeutung dieser Komponente für die Diagnose und Differential-Diagnose der Alzheimerschen Erkrankung kontrovers diskutiert (Pfefferbaum et al. 1990). Problematisch ist die mäßige Reliabilität der P300-Parameter, die ein Grund für die Überlappung der P300-Latenzen und Amplituden zwischen Patienten mit Alzheimer-Demenz und altersgematchten gesunden Kontrollen ist. Die Dipol-Quellenanalyse hat sich hier als ein methodischer Fortschritt erwiesen, der zu einer Verbesserung der Test-Retest-Reliabilität der Hauptkomponente der P300 führt und damit die Vorbedingungen für eine klinische Anwendung der P300 im diagnostischen Prozeß der Alzheimerschen Erkrankung schafft (Hegerl u. Frodl-Bauch 1997). Zudem ist eine getrennte Betrachtung der Subkomponenten der P300, z.B. mit Hilfe der Dipolquellenanalyse von entscheidender Bedeutung. Für die frontale Subkomponente wurde bei Patienten mit leichter bis mittlerer Alzheimer-Demenz sogar eine Amplitudenzunahme der P300 beobachtet, im Gegensatz zur parietalen P300 (Maurer u. Dierks 1992). Hierzu paßt die Beobachtung bei gesunden Probanden, daß die nach frontal projizierende P300-Aktivität der temporo-superioren Dipole positiv mit dem Alter korreliert, im Gegensatz zu der nach parietal projizierenden P300-Aktivität der temporo-basalen Dipole.

Ob die P300, die einen Bezug zur cholinergen Neurotransmission hat, bei Patienten mit Alzheimerscher Erkrankung das individuelle Ansprechen auf Azetylcholinesterase-Hemmer prädizieren kann, wird zur Zeit untersucht. Dieser Ansatz liegt nahe, da es einzelne Patienten mit Alzheimer-Demenz gibt, die sich während einer Behandlung mit Cholinagonisten deutlich bessern Wenn das Ansprechen vom individuellen Funktionszustand des cholinergen Systems abhängt, könnte die P300 Amplitude geeignet sein, um Aussagen über die individuelle Responsewahrscheinlichkeit zu machen

Die Bestimmung der P300 ist ein nichtinvasives und kostengünstiges Verfahren und deshalb konkurrenzlos, wenn es um serielle Untersuchungen zur **Verlaufsbeobachtung** geht Dies ist ein sehr gewichtiger Vorteil dieser neurophysiologischen Verfahren, da objektiven Verlaufsparametern unter einer Behandlung mit Cholinagonisten eine zunehmende Bedeutung zukommen wird Wegen des ungünstigen Nutzen-Risiko/Kosten-Verhältnisses der verfügbaren Antidementiva könnten derartige Parameter für den behandelnden Arzt ein hilfreicher Hinweis sein, ob bei einem bestimmten Patienten die Medikation die zentralnervöse Funktion verbessert oder wegen Unwirksamkeit abzusetzen ist Ob die Aussagekraft der EKP-Parameter für die individuelle Therapieplanung bei Patienten mit dementiellen Prozessen ausreicht wird zur Zeit untersucht Dieser Ansatz ist vielversprechend, da in kontrollierten Studien eine Latenz-Verkürzung und Amplituden-Zunahme der P300 während der Behandlung mit Nootropika bei gesunden Probanden und Patienten mit Alzheimer-Demenz, Multiinfarkt-Demenz oder Alters-assoziierter Gedächtnisstörung beschrieben worden ist In einer plazebokontrollierten Studie an 10 Patienten mit Alzheimerscher Erkrankung wurde unter der Behandlung mit einem Muscarin-Agonisten (RS 86) keine Effekte auf die P1-, N1-, P2- und N2-Komponente, jedoch eine signifikante Amplitudenzunahme und tendenziell eine Latenzabnahme der P300 (AEP) gefunden, ein Effekt der unmittelbar Ausdruck der erhöhten cholinergen Neurotransmission ist

3 5 5 Demenz bei Normaldruckhydrozephalus

Bei 7 Patienten mit Normaldruckhydrozephalus wurden nach Subarachnoidalblutung vor ventrikulo-peritonealem Shunt verlängerte P300-Latenzen nachgewiesen Nach Anlegen des Shunts kam es bei allen Patienten zu einer Latenzabnahme Diese Latenzabnahme stand jedoch in keinem klaren Verhältnis zu den Besserungen in den neuropsychologischen Tests Es stellt sich die klinisch bedeutsame Frage, ob eine Normalisierung der P300 nach probatorischer Entlastung durch eine Liquorpunktion als Prädiktor der Wirksamkeit einer späteren Shunt-Operation geeignet ist

3 5 6 HIV-bedingte Enzephalopathie

Mehrere Autoren berichten im Vergleich zu gesunden Kontrollen über eine verlängerte P300-Latenz vor allem der AEP bei nicht-dementen Patienten mit symptomatischer HIV-Infektion (z B Baldeweg et al 1993), während die Ergebnisse bei Patienten mit asymptomatischer HIV-Infektion nicht eindeutig sind P300-Latenzverlängerungen bei asymptomatischen HIV-positiven Patienten wurden von einigen Autoren auch dann gefunden, wenn störende Einflüsse durch vermehrten Drogenkonsum oder vorbestehende zentralnervöse Störungen berücksichtigt wurden. Zudem ließen sich in Langsschnittuntersuchungen über ein Jahr an HIV-positiven Personen signifikante P300-Latenzverlängerungen nachweisen. Übereinstimmend wird auch ein Zusammenhang zwischen der P300-Latenzverlängerung und der psychomotorischen Verlangsamung, die ein Frühsymptom bei HIV-Patienten mit zentralnervöser Beteiligung darstellt, berichtet.

3.5.7 Organisches amnestisches Syndrom
(Alkohol- oder nicht-alkoholbedingtes Korsakow-Syndrom)

Da bei diesem Syndrom meist eine umschriebene Läsion oder Funktionsstörung im dienzephalen und mediotemporalen Bereich bei weitgehend ungestörter kortikaler Funktion besteht, sind das EEG und auch die P300 meist unauffällig. So wurde bei 16 Patienten mit Korsakow-Syndrom trotz schwerer Gedächtnisstörungen eine unauffällige P300 beobachtet, bei allerdings gegenüber gesunden Kontrollen verkleinerten N1- und P2-Komponenten. Eine unauffällige P300 wurde auch bei Patienten mit amnestischem Syndrom nach Herpes Enzephalitis sowie mit transienter globaler Amnesie nach Schädelhirntrauma beschrieben. Die unauffälligen neurophysiologischen Befunde können dem Kliniker den wichtigen Hinweis geben, daß die Ursache der schweren mnestischen Störung nicht in einer globalen, sondern einer fokalen Funktionsstörung liegt.

3.5.8 Depression

Depressive Patienten weisen eine Amplitudenreduktion der P300 auf, jedoch nicht so deutlich wie schizophrene Patienten. Sie bildet sich nach Remission wieder zurück. Von einigen Autoren wurden veränderte P300 nur bei einer Teilgruppe gefunden. Patienten mit einer schweren depressiven Episode mit psychotischen Symptomen hatten trotz gleichem mittleren Score auf der Hamilton-Depression Scale signifikant niedrigere P300-Amplituden als Patienten mit einer schweren depressiven Episode ohne psychotische Symptome. Andere Autoren fanden nur bei Patienten mit typischer endogener Depression (u.a. Melancholie) eine P300-Latenzverlängerung gegenüber gesunden Kontrollen, nicht dagegen bei Patienten mit atypischen Depressionen (erhaltene affektive Schwingungsfähigkeit).

Patienten mit depressiven Störungen, die Suizidversuche in der Vorgeschichte aufwiesen, entwickeln niedrigere P300-Amplituden als Patienten ohne Suizidversuche. Auch wurde eine Korrelation zwischen der aktuellen Suizidalität und der P300-Amplitude gefunden. Dieser Zusammenhang konnte bisher nicht erklärt werden.

3.5.9 Alkoholabhängigkeit

Akute Alkoholgabe führt zu einer Reduktion der P300-Amplitude. Eine niedrige P300-Amplitude haben jedoch auch seit langer Zeit abstinente Alkoholiker. Hieraus leitet sich die Frage ab, ob diese niedrige P300-Amplitude lediglich ein

Residualmarker oder ein Vulnerabilitatsmarker ist Dieser Frage wurde in einer Reihe von High-Risk-Studien nachgegangen In den meisten Studien wurden nicht alkoholkranke Sohne alkoholkranker Vater untersucht und mit hinsichtlich Alter, Trinkgewohnheiten und Sozialstatus ausgewahlten Patienten ohne familiare Belastung verglichen Kinder alkoholkranker Mutter wurden wegen der Moglichkeit intrauteriner oder fruhkindlicher alkoholbedingter Schadigungen nicht berucksichtigt Die meisten Arbeiten sprechen dafur, daß die P300-Amplitude ein Vulnerabilitatsmarker fur Alkoholismus ist, da sie zeigen konnten, daß nicht-alkoholkranke Kinder alkoholkranker Vater im Vergleich mit Kontrollen ohne familiare Belastung eine niedrigere P300-Amplitude aufweisen Dies wird fur die visuell generierte P300 durch eine große Studie (Collaborative Study On the Genetics of Alcoholism, COGA, Porjesz et al 1996) bestatigt Die visuelle P300 von 1276 Personen aus 219 Familien mit mindestens drei erkrankten Familienangehorigen I Grades wurden mit der P300 von 687 gesunden Personen aus 163 Kontrollfamilien verglichen Die P300-Amplitude war signifikant niedriger sowohl bei den alkoholkranken als auch den nichterkrankten Angehorigen der belasteten Familien, verglichen mit den Mitgliedern der Kontrollfamilien Innerhalb der belasteten Familien wiederum war die P300 Amplitude signifikant niedriger bei den erkrankten als den nicht-erkrankten Personen Der Grad der familiaren Belastung hatte einen signifikanten Einfluß auf die P300-Amplitude Nach diesen Ergebnissen konnte die P300 als ein phanotypischer Marker eines moglicherweise genetisch bedingten erhohten Erkrankungsrisikos fur Alkoholabhangigkeit bei Forschungsfragen hilfreich sein (z B um zu genetisch homogenen Patientengruppen fur molekulargenetische Untersuchungen zu kommen)

Dies wird auch durch eine Untersuchung an 51 alkoholkranken, seit mehr als drei Wochen abstinenten Patienten unterstutzt (Branchey et al 1988) Es zeigte sich, daß die Untergruppe mit Aggressionsproblemen, mit Straffalligkeit und insbesondere mit Straffalligkeit wegen Gewaltverbrechen niedrigere P300-Amplituden und eine starkere familiare Belastung haben Alle Patienten in der Gruppe mit Gewaltverbrechen (n = 7) hatten in der Vorgeschichte ebenfalls alkoholkranke Verwandte Die P300 konnte deshalb geeignet sein, um eine Untergruppe Alkoholabhangiger mit einer erhohten genetischen Vulnerabilitat zu identifizieren

3.6. Contingent negative variation (CNV)

Mit CNV wird eine weitverteilte Negativierung bezeichnet, die sich langsam im Zeitintervall zwischen einem Warnstimulus und einem damit verbundenen imperativen Stimulus, der eine motorische oder mentale Antwort erfordert, aufbaut Nach dem imperativen Stimulus geht die Negativierung typischerweise wieder auf die Basislinie zuruck Bei ausreichend langem Intervall zwischen dem Warn-Stimulus und dem imperativen Stimulus (Interstimulus-Intervall 3–8 Sekunden) lassen sich eine initiale CNV (iCNV) mit einem mehr frontalen Maximum und eine terminale CNV (tCNV) mit einem Maximum im Bereich des Vertex unterscheiden (Abbildung 3 12)

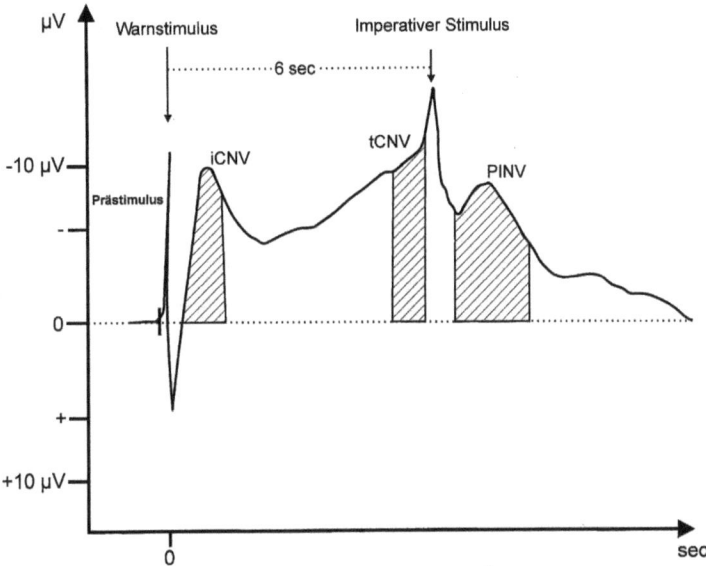

Abb. 3.12. CNV in einem typischen Zwei-Stimulus-Paradigma. Nach einem akustischen Signal, dem Warnstimulus, erfolgt ein zweiter, imperativer Stimulus, der von den Probanden mit einer Reaktion (z. B. motorisch oder mental) zu beantworten ist. Bei ausreichend langem Zeitintervall zwischen Warnstimulus und imperativem Stimulus (Interstimulus-Intervall 3–8 Sekunden) lassen sich eine initiale CNV (iCNV) und eine terminale CNV (tCNV) unterscheiden. Eine nach dem imperativen Stimulus auftretende verlangsamte Reduktion der Negativität wird als post-imperatives negatives Potential (PINV) bezeichnet.

3.6.1 Physiologische Interpretation (Generierung, Bezug zur Neurochemie)

Die Negativierung ist Ausdruck einer Depolarisation apikaler Dentritenbäume, die mit einer erhöhten kortikalen Erregbarkeit und Reaktionsbereitschaft einhergeht (Rockstroh et al. 1989). Unterstützt wird dieses Konzept u.a. dadurch, daß sensorische Stimuli, die in die Phase der sich aufbauenden Negativität fallen, rascher beantwortet werden und mit einer größeren evozierten Reizantwort einhergehen, als Stimuli, die nicht in diese Phase fallen. (Rockstroh et al. 1994, Wagner et al. 1996). Dies wurde sowohl bei schizophrenen Patienten als auch bei gesunden Probanden gefunden.

3.6.2 Psychologische Interpretation

Die CNV wurde ursprünglich als Ausdruck der Erwartung des imperativen Ereignisses angesehen. Sie hängt jedoch von vielen unspezifischen psychologischen Faktoren wie Aufmerksamkeit oder Motivation ab. Eine Zuordnung zu psychologischen Konstrukten ist schwierig. Derartige Zuordnungen und auch die Anwendung der CNV im Rahmen psychiatrischer Fragestellungen wird dadurch erschwert, daß es sich bei der CNV nicht um eine einheitliche Komponente handelt. Unterschieden wird nicht nur zwischen iCNV und tCNV, sondern diese ergeben sich selbst wiederum aus der Überlagerung unterschiedlicher physiologischer Prozesse mit verschiedener funktioneller Bedeutung. Die iCNV ist die Überlagerung von späten Effekten des Warnstimulus mit Prozessen, die auf den imperativen Stimulus zu beziehen sind (z.B. Korrelate der Erwartung oder Vorbereitung). In der tCNV überlagern sich nicht-motorische prä-imperative Prozesse, als Ausdruck der Antizipation des erwarteten Ereignisses mit dem motorischen Bereitschaftspotential. Mit Bereitschaftspotential wird ein sich langsam aufbauendes negatives Potential bezeichnet, das ca. eine Sekunde vor Willkürbewegungen beginnt, das im Gegensatz zur CNV eine Betonung kontralateral zur motorischen Antwort zeigt und das mit dem Aufbau einer motorischen Antwortbereitschaft in Verbindung gebracht wird.

3.6.3 Schizophrenie

Bei schizophrenen Patienten ist eine Reduktion der CNV und bei medizierten schizophrenen Patienten eine Korrelation zwischen der CNV und der Negativsymptomatik beobachtet worden.

Die Reduktion der CNV ist vor allem über zentralen Hirnregionen ausgeprägt. Frontal wurde demgegenüber von einigen Autoren sogar eine vergrößerte CNV gefunden. Diese Beobachtung könnte Ausdruck einer anderen topischen Verteilung der tCNV bei schizophrenen Patienten sein.

Bei schizophrenen Patienten war insbesondere in der akut psychotischen Phase häufig das Phänomen zu beobachten, daß die CNV nach dem imperativen Stimulus nicht sofort, sondern verzögert abfällt. Diese überdauernde Negativität wird als postimperatives negatives Potential (PINV, Abbildung 3.12) bezeichnet. Es handelt sich jedoch hierbei nicht um ein diagnosen-spezifisches Phänomen, da auch bei anderen psychiatrischen Störungen, z.B. bei Demenz, bei Manie oder bei Depression eine PINV zu beobachten ist. Zudem haben auch einige gesunde Probanden eine PINV, insbesondere wenn das CNV-Paradigma nicht einfach und eindeutig aufgebaut ist, sondern die Entscheidung hinsichtlich der Handlungsbedeutung des imperativen Stimulus unsicher ist.

Die CNV bietet die Möglichkeit, bei schizophrenen Patienten das Phänomen der **„latenten Hemmung"** zu untersuchen. Latente Hemmung bezeichnet das Phänomen einer verzögerten Konditionierung auf Stimuli, die in einem Vorlauf passiv und ohne Assoziation mit einem relevanten Ereignis angeboten wurden. Das assoziative Lernen wird demnach durch die Präexposition eines Stimulus gehemmt, der außerhalb der Konditionierung angeboten wird. Durch die Präexposition wird der Stimulus als „unwichtig gelernt" und es ist schwieriger, derartige Stimuli mit einer assoziativen Bedeutung zu belegen. Diesem Mechanismus dürfte eine Funktion bei der Trennung wichtiger von unwichtigen Ereignissen zukommen. Das Nicht-Reagieren auf die überwältigende Zahl möglicher innerer und äußerer Ereignisse im Wachzustand ist eine entscheidende Leistung des ZNS, die erst die Möglichkeit zum Fokussieren der Aufmerksamkeit schafft.

Patienten mit schizophrenen Störungen haben einen gestörten Umgang mit unwichtigen Ereignissen, was sich in einer erhöhten Ablenkbarkeit und einem erhöhten Bedeutungserleben manifestiert. Passend hierzu wurde wiederholt eine verminderte oder fehlende latente Hemmung bei diesen Patienten berichtet. Amphetamine, die zu schizophrenie-ähnlichen Symptomen führen, heben die latente Hemmung auf, während Neuroleptika die latente Hemmung verstärken. In einer neueren Studie wurden einer Gruppe von gesunden Probanden in der ersten Phase der Untersuchung irrelevante Stimuli (weißes Rauschen) angeboten, während sie akustisch angebotene Silben zählte. Eine zweite Gruppe wurde nicht mit diesen Stimuli praexponiert. In der Phase 2 der Untersuchung waren diese zuvor irrelevanten Stimuli mit einem nachfolgenden visuellen imperativen Stimulus gekoppelt, der mit einer schnellen motorischen Reaktion zu beantworten war. Bei den zuvor praexponierten Personen kam es zu einem verzögerten Aufbau der CNV, was als Ausdruck einer latenten Hemmung interpretiert wurde. Dieses Phänomen war bei schizophrenen Patienten nicht nachweisbar. Es konnte bei schizophrenen Patienten die Konditionierung von „Nichtbeachten eines Stimulus" oder „Unwichtigkeit eines Stimulus" gestört sein. Auch die bei schizophrenen Patienten relativ zur P3b größere P3a, die als Ausdruck einer Orientierungsreaktion ist, wurde als Korrelat einer erhöhten Ablenkbarkeit interpretiert.

3.6.4 Affektive Störungen

Bei Patienten mit affektiven Störungen sind die Befunde uneinheitlich. Bei Patienten mit depressiven Störungen wurde eine reduzierte CNV beobachtet, die als zustandsabhängige Veränderung interpretiert wurde. Gegen eine Zustandsabhängigkeit der CNV spricht jedoch eine Längsschnittuntersuchung über acht Monate an 6 Patienten mit bipolaren affektiven Psychosen, in der sich die CNV als intraindividuell stabil und als unabhängig von Stimmungsänderungen erwies.

Depressive Patienten mit einem erhöhten Suizidrisiko, z.B. mit Suizidversuchen in der Vorgeschichte haben eine niedrigere CNV und höhere PINV als depressive Patienten ohne erhöhtes Suizidrisiko. Dieser Unterschied ist nicht allein auf Unterschiede in der Schwere der depressiven Symptomatik zurückzuführen. Eine schlüssige Interpretation dieser Befunde ist zur Zeit nicht möglich.

3.6.5 Zwangsstörungen

Patienten mit Zwangsstörungen haben eine höhere tCNV als gesunde Kontrollen. Dies konnte Ausdruck unspezifischer Effekte, wie der größeren Motivation oder Aktivierung dieser Patienten sein.

3.7. Mismatch negativity (MMN)

Wenn in eine rasche Folge gleichförmiger Stimuli einzelne deviante Stimuli eingestreut werden, die sich durch ihre physikalischen Eigenschaften (z.B. Lautstärke, Tondauer, Tonhöhe) von den anderen unterscheiden, dann bildet sich eine Negativität mit einer Latenz von 150–250 msec und Betonung über den frontozentralen Hirnregionen aus, die als mißmatch negativity (MMN) bezeichnet wird. Diese wurde überwiegend in der akustischen Modalität untersucht. Da sich die MMN zeitlich mit der N100 und P200 der AEP überlappt, wird sie meist als Differenzwelle zwischen den Reizantworten nach den devianten und den gleichförmigen Stimuli dargestellt (Abbildung 3.13). Die gleichförmigen und devianten Stimuli werden typischerweise angeboten, während die untersuchte Person z.B. ein Buch liest, das heißt ohne Fokusierung der Aufmerksamkeit auf die Reize. Dies ist möglich, da die MMN einen weitgehend automatischen und aufmerksamkeitsunabhängigen Prozeße abbildet.

3.7.1. Physiologische Interpretation
(Generierung, Bezug zur Neurochemie)

Die rasche Folge gleichförmiger Stimuli verändert die Reagibilität im Bereich des akustischen Kortex. Das hat zur Folge, daß es nach einem devianten Stimulus zu einer Negativierung kommt. Die MMN wurde entsprechend als ein automatische, basale Reaktionsweise des sensorischen Kortex auf deviante

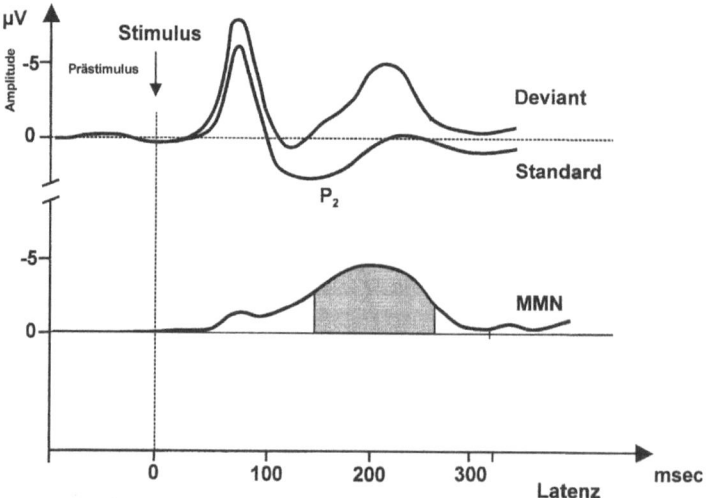

Abb. 3.13. Die mismatch negativity (MMN) bildet sich als Negativität mit einer Latenz von 150–250 msec nach Tönen aus, die sich in ihren physikalischen Stimulus-Eigenschaften (z.B. Lautstärke, Tondauer, Tonhöhe) von gleichförmigen, rasch aufeinander folgenden Stimuli unterscheiden. Sie wird als Differenzwelle zwischen den Reizantworten nach den devianten und den häufigen Stimuli dargestellt.

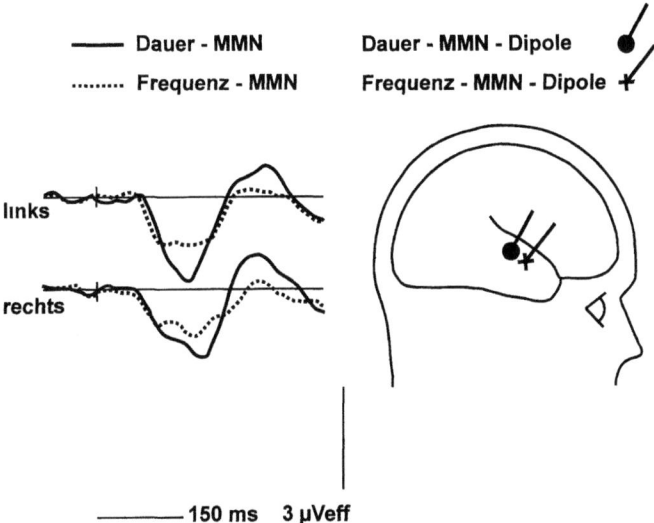

Abb. 3.14. Dipolquellenanalyse der Frequenz und Dauer Mismatch Negativity (MMN) Je ein Dipol pro Hemisphare ist im akustischen Kortex des Temporallappens lokalisiert Die Frequenz MMN Dipole liegen anterior der Dauer MMN Dipole

Ereignisse angesehen Ubereinstimmend mit den zugrundeliegenden sensorischen Prozessen weist die MMN eine modalitatsspezifische topische Verteilung auf und hangt von physikalischen Stimuluseigenschaften ab

Die Generatoren der MMN sind bekannt Die MMN bei akustischer Stimulation wird vom supratemporalen Kortex im Bereich der Heschl schen Querwindung generiert Durch intrakranielle Ableitungen bei Affen konnte gezeigt werden, daß zumindest die MMN nach Deviationen der Lautstarke zum Großteil im primaren akustischen Kortex generiert wird (Javitt et al 1994) Eigene Untersuchungen haben ebenfalls ergeben, daß der Aktivitatsschwerpunkt der MMN im oberen Temporalbereich liegt, jedoch mit geringen Unterschieden in Abhangigkeit von der Art der Deviation Der Aktivitatsschwerpunkt nach Tonen, deren Tonhohe deviant ist, liegt weiter vorne als der nach Tonen, deren Dauer deviant ist (Frodl-Bauch et al 1997, Abbildung 3 14) Da die neuroelektrische Summenaktivitat immer senkrecht zur generierenden Kortexoberflache ausgerichtet ist, ergibt sich aus der Aktivitat im oberen temporalen Bereich eine nach frontal projizierende hirnelektrische Aktivitat und ein entsprechend nach frontal orientierter Summendipol Dies stimmt mit der frontalen Betonung der MMN uberein, die nicht voreilig auf eine Aktivitat des frontalen Kortex zuruckgefuhrt werden darf

Nach tierexperimentellen Untersuchungen wird die MMN sowohl durch kompetitive als auch nicht-kompetitive NMDA-Rezeptor-Antagonisten blockiert, wahrend fruhe obligatorische Komponenten nicht beeinflußt werden Dies weist darauf hin, daß die MMN vom Stromfluß geoffneter kortikaler NMDA-Kanale und damit von der glutamatergen Neurotransmission abhangt Die Spezifitat dieses Zusammenhangs ist noch nicht gesichert Es gibt auch

Hinweise auf Einflusse von Histamin-Rezeptoren auf die MMN Nach Gabe des Alpha2-Rezeptoragonisten Clonidin, der die Aktivitat der noradrenergen Neurone im Locus coeruleus dampft, wurden keine Veranderungen der MMN beobachtet

3 7 2 Psychologische Interpretation

Die MMN setzt im weitesten Sinne gedachtnisbezogene physiologische Prozesse voraus, ihr Auftreten hangt davon ab, daß die kortikale Reagibilitat durch vorhergegangene Ereignisse fur eine gewisse Zeit so verandert wurde, daß abweichende Ereignisse eine MMN induzieren Die haufigen Ereignisse haben gewissermaßen einen „physiologischen Abdruck" hinterlassen, von dem sich das deviante Ereignis abhebt Derartige sensorische „Abdrucke", durch die in irgendeiner Weise physikalische Stimuluseigenschaften und andere Aspekte einfacher Stimuli uber bis zu 20–30 sec „reprasentiert" werden, konnen als physiologisches Korrelat von Aspekten des Kurzzeitgedachtnisses aufgefaßt werden „Gespeichert" werden hierbei z B die Lautstarke, die Tonhohe oder das Interstimulusintervall der vorhergehenden Ereignisse

Diese Komponenten bilden einen automatischen Prozeß ab, der nicht oder nur in einem geringen Ausmaß von der Fokusierung der Aufmerksamkeit oder der Relevanz der Aufgaben abhangt Die Amplitude der MMN andert sich nicht, wenn der Aufmerksamkeitsfokus durch eine visuelle Aufgabe von den akustischen Stimuli abgezogen wird Durch eine parallele visuelle Aufgabe wird jedoch die Test-Retest-Reliabilitat der MMN Tone mit devianter Dauer erhoht, vermutlich uber eine Stabilisierung des zentralnervosen Funktionszustandes (Kathmann et al in press)

Da diese Komponente Ausdruck weitgehend aufmerksamkeitsunabhangiger, automatischer sensorischer Prozesse ist, fallt Aufmerksamkeit als schwer kontrollierbare Kovariable weg, was die mogliche klinische Anwendung entscheidend erleichtert

3 7 3 Schizophrenie

Bei medizierten und unmedizierten schizophrenen Patienten wurde gegenuber gesunden Kontrollen eine Reduktion der MMN beobachtet Dies weist darauf hin, daß neurophysiologische Defizite bereits auf der Ebene des sensorischen Kortex nachweisbar sind und nicht nur Assoziationskortices oder limbische Strukturen beteiligt sind Dieser Befund ist auch vor dem Hintergrund der Hypothese einer glutamatergen Unterfunktion bei schizophrenen Storungen von Interesse, da in tierexperimentellen Untersuchungen die Bedeutung der Funktion der durch Glutamat aktivierten kortikalen NMDA-Rezeptoren fur die Elektrogenese der MMN belegt worden ist Eine Korrelation der MMN-Amplitude mit der Negativ-, nicht jedoch mit der Positivsymptomatik wurde gefunden Da die MMN als basaler Detektionsmechanismus fur abweichende sensorische Ereignisse aufzufassen ist, konnte die

Dysfunktion im Sinne einer physiologischen Basisstorung eine Erklarung fur die reduzierte Reagibilität auf Außenstimuli von schizophrenen Patienten mit Negativsymptomatik liefern

Bei Kindern mit Risiko fur schizophrene Storungen unterschied sich die MMN nicht von Kontrollen Das spricht gegen die Annahme, daß die Reduktion der MMN ein Vulnerabilitatsmerkmal fur schizophrene Storungen ist Im Gegensatz zu Patienten mit schizophrenen Storungen unterscheidet sich die MMN von Patienten mit depressiven Storungen und Zwangsstorungen nicht von gesunden Kontrollen

3 7 4 Alkoholabhangigkeit

Bei Patienten mit Alkoholabhangigkeit wurde 10 Tage nach stationarem Entzug eine Verlangerung der Gipfellatenz der MMN gefunden (Kathmann et al 1995)

Nach Gabe von Alkohol (0,5 g/kg) nahmen die Amplituden der MMN ab und ihre Latenz zu, doch anderte sich die P300 nicht Dies weist darauf hin, daß Alkohol in der akustischen MMN mehr automatische, praattentive sensorische Prozesse beeinträchtigt und weniger Prozesse, die der bewußten Kontrolle unterliegen

3.8. N400

Wenn ein visuell oder akustisch angebotener Satz mit einem Wort endet, das semantisch unstimmig ist (z B Sie trank Tee mit Zitrone und Auto), dann kommt es nach diesem zu einer weit verteilten Negativitat mit einer Latenz von ca 400 ms (Kutas u Hillyard 1980, Abbildung 3 15) Ist das letzte Wort eines Satzes zwar semantisch stimmig, jedoch falsch oder in einer anderen Große geschrieben, so kommt es zu einer P300, nicht jedoch zu einer N400 Auch nach Melodien mit abweichendem Ende konnte keine N400 beobachtet werden (Paller et al 1992) Dies sind Argumente dafur, daß die N400 nicht nach jedem unerwarteten Ereignis auftritt, sondern eine gewisse Spezifitat fur semantische Aspekte hat Auch bei paarweise angebotenen Worten kommt es zu einer N400, wenn das zweite Wort keine semantische Nahe zum ersten Wort hat Die N400-Amplitude steht in einem umgekehrten Verhaltnis zu dem Ausmaß der semantischen Bahnung eines Wortes durch den Kontext Die N400-Amplitude wurde deshalb mit dem Ausmaß und die N400-Latenz mit dem Timing semantischer Prozesse und in spateren Konzepten mit lexikalen Suchprozessen in Verbindung gebracht

Es ist jedoch zu bedenken, daß semantisch passende, jedoch aus dem Kontext heraus unerwartete Worte ebenfalls eine N400 evozieren, sodaß die semantische Inkongruenz nicht eine notwendige Bedingung fur das Auftreten der N400 ist Die N400 ist auch nach Bildserien, die unerwartet enden, nach mentalen Operation, wie der mentalen Rotation und und dem Vergleich geometrischer Figuren zu beobachten Die N400 tritt deshalb nicht nur nach

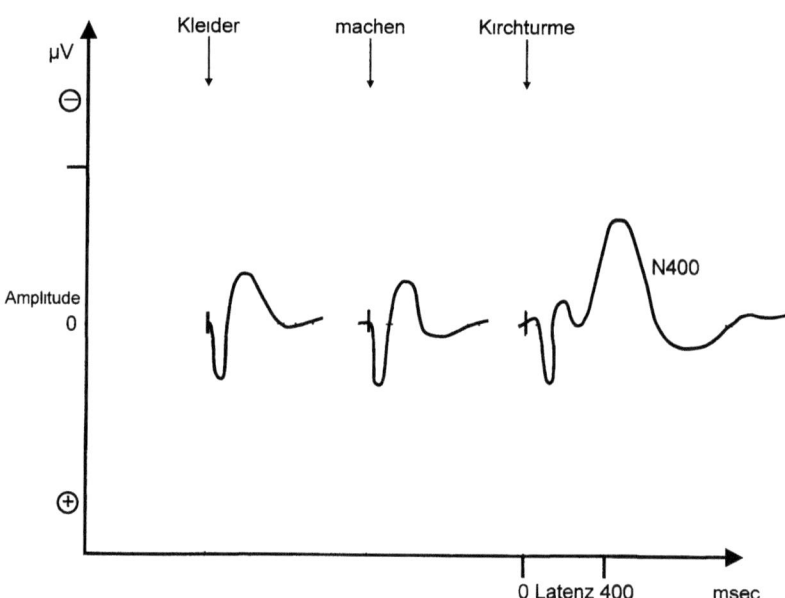

Abb. 3.15. Die N400 bildet sich aus, wenn ein optisch oder akustisch angebotener Satz mit einem Wort endet, das semantisch unstimmig ist (z B Kleider machen Kirchturme)

sprachbezogenen Ereignissen, sondern auch nach anderen Ereignissen auf, die eine mögliche Bedeutung innerhalb eines komplexen assoziativen kognitiven Systems haben. Es ist deshalb nicht gerechtfertigt, die N400 als sprachspezifisches Potential zu bezeichnen

Zudem konnte bei einem Patienten mit globaler Aphasie nach gesprochenen inkongruenten Satzendigungen wie bei gesunden Probanden eine N400 gemessen werden, obwohl der Patient auf der Verhaltensebene nicht zwischen semantisch kongruenten und nicht-kongruenten Satzendigungen unterscheiden konnte. Auch bei anderen Patientengruppen wurde eine Dissoziation zwischen erhaltener N400 und gestörter semantischer Diskriminationsfähigkeit beobachtet. Das explizite (bewußte) Unterscheiden der semantischen Bedeutung von Stimuli ist deshalb keine Voraussetzung für das Auftreten der N400.

3.8.1. Physiologische Interpretation (Generierung, Bezug zur Neurochemie)

Der anterio-mediale Temporallappen, der Sulcus collateralis und Sulcus fusiformis sind an der Generierung der N400 beteiligt.

Da Sprachprozesse zumindest bei Rechtshändern überwiegend mit Aktivität der linken Hemisphäre in Verbindung gebracht werden, muß die Tatsache erklärt werden, wieso die N400 eine Betonung über der rechten Hemisphäre aufweist.

3 8 2 Schizophrenie

Bei schizophrenen Patienten sind häufig auch Störungen der Sprache zu beobachten Deshalb wurde bei diesen Patienten die N400 nach semantisch unpassenden Worten am Ende eines Satzes oder auch nach mehr oder weniger semantisch verbundenen Wortpaaren untersucht

Es wurde eine niedrige N400 mit großer Latenz beschrieben, jedoch nur wenn die N400 im Rahmen einer Aufgabe mit einer motorischen Antwort erhoben wurde In Paradigmen ohne motorische Reaktion unterschieden sich schizophrene Patienten nicht von gesunden Kontrollen Diese Beobachtung weist darauf hin, daß möglicherweise allgemeine Aufmerksamkeitsaspekte die N400-Unterschiede bedingen

Patienten mit schizotypischer Persönlichkeitsstörung unterscheiden sich wie chronisch schizophrene Patienten von gesunden Kontrollen Die Patientengruppen weisen eine Verlängerung der N400 Latenz auf Zudem wiesen in einer Untersuchung schizophrene Patienten ebenso wie Patienten mit schizotypischer Persönlichkeitsstörung sowohl nach passenden als auch nach unpassenden Satzendigungen eine höhere N400-Amplitude als die Kontrollen auf Das wurde als Hinweis auf eine biologische Gemeinsamkeit zwischen Patienten mit schizotypischer Persönlichkeitsstörung und Schizophrenie gewertet Das Auftreten der N400 auch nach passenden Satzendigungen wurde als Hinweis darauf gewertet, daß die kontextabhängige Information von den Patientengruppen weniger gut genutzt werden kann, als von den Gesunden Ungeklärt bleibt die Diskrepanz zu Studien, die bei Patienten mit schizophrenen Störungen niedrigere N400-Amplituden fanden

Aus der vorliegenden Literatur über Zusammenhänge zwischen N400 und schizophrenen Störungen ergibt sich kein klares Bild, da die Ergebnisse uneinheitlich sind und die Interpretation der N400 auf der psychologischen Ebene schwierig ist Die anfängliche Hoffnung, mit der N400 einen neurophysiologischen Parameter gewonnen zu haben, der spezifisch für Sprachprozesse ist, hat sich nicht bestätigt

3 8 3 Alzheimer-Demenz

Bei Patienten mit Alzheimer-Demenz sind hohe Amplituden der N400 nach semantisch gebahnten Worten beschrieben worden (Ford et al 1996), was jedoch von anderen Autoren nicht bestätigt wird (Iragui et al 1996, Schwartz et al 1996)

Die Abhängigkeit der N400 von der semantischen Bahnung war bei jungen gesunden Probanden ähnlich wie bei Patienten mit Alzheimer-Demenz, obwohl auf der Verhaltensebene bei den Patienten mehr Fehlentscheidungen vorkamen (Hamberger et al 1995) Dies weist auf eine Dissoziation zwischen Effekten von semantischer Bahnung auf der neurophysiologischen Ebene und der Verhaltensebene hin

3.9. Lautstärkeabhängigkeit der akustisch evozierten Potentiale (LAAEP)

Eine starke Intensitätsabhängigkeit sensorisch evozierter Potentiale steht mit einer geringen serotonergen Neurotransmission in Verbindung und charakterisiert Patienten, die besonders gut auf Serotoninagonisten ansprechen Das ergibt sich aus empirischen Daten und theoretischen Überlegungen Am ausführlichsten wurde in diesem Zusammenhang die Lautstärkeabhängigkeit der akustisch-evozierten Potentiale (LAAEP) untersucht Im folgenden werden Belege für dieses klinisch relevante Konzept präsentiert

3 9 1 LAAEP und zentrales serotonerges System

Die akustisch evozierte N1/P2-Komponente ist eine stabile, kortikal generierte Komponente der akustisch evozierten Potentiale Diese Komponente tritt mit einer Latenz von ca 100 msec nach dem Stimulus auf und weist eine deutliche Abhängigkeit von der Lautstärke des Stimulus auf Hierbei ist jedoch eine ausgeprägte interindividuelle Variabilität zu beobachten Während bei einigen Patienten eine Zunahme der Lautstärke zu einer deutlichen Zunahme der Amplituden dieser Komponente führt, ist dies bei anderen Personen nicht oder nur wenig der Fall Um diese Lautstärkeabhängigkeit zu parametrisieren werden die Amplituden-Werte zu den verschiedenen Lautstärken bestimmt und eine Regressionsgerade angepaßt Die Steilheit dieser Regressionsgeraden hat die Einheit [µV/10 dB] und kann als Parameter für die Lautstärkeabhängigkeit verwendet werden Ein Wert von 1 µV/10 dB bedeutet demnach, daß es zu einer Amplitudenzunahme von 1 µV pro Lautstärkenzunahme von 10 dB kommt Generiert wird die N1/P2-Komponente von kortikalen Strukturen, wobei überwiegend der primäre akustische Kortex im oberen Temporalbereich sowie sekundäre akustische Areale im oberen und lateralen Temporalbereich beteiligt sind

Durch die Dipolquellenanalyse können sich überlappende Subkomponenten der N1/P2-Komponente getrennt und zumindest teilweise ihren generierenden kortikalen Strukturen zugeordnet werden (Hegerl et al 1994) Die an der Kopfhaut gemessene N1/P2-Komponente kann sehr gut durch die Aktivität von 2 Dipolen pro Hemisphäre erklärt werden einem tangential orientierten Dipol, der im oberen Temporalbereich lokalisiert ist und überwiegend Aktivität des primären akustischen Kortex widerspiegelt, und einem radialen Dipol, der Aktivität sekundärer akustischer Areale im lateralen Temporalbereich widerspiegelt (Abbildung 3 3) Diese Dipole können über 98 % der Varianz der an der Kopfhaut gemessenen Potentiale erklären und stimmen gut mit Ergebnissen aus anderen Untersuchungsmethoden, z B magnetenzephalographischen Untersuchungen oder intrakraniellen Ableitungen überein So ist es möglich geworden, die LAAEP des primären akustischen Kortex zumindest teilweise getrennt von der sekundärer akustischer Areale zu untersuchen Dies ist ein entscheidender methodischer Fortschritt, da sich die serotonerge Innervation primärer und sekundärer akustischer Kortices deutlich unterscheiden (Pineda et al 1991) Nur der primäre akustische Kortex weist eine sehr hohe serotonerge Innervation auf, nicht dagegen sekundäre akustische Kortices. Ein enger Zusammenhang zur serotonergen Neurotransmission ist deshalb nur für die LAAEP des tangentialen Dipols, welcher vor allem Aktivität des primären akustischen Kortex abbildet, anzunehmen (Abbildung 3.3).

Die sensorische kortikale Verarbeitung wird durch das serotonerge System moduliert, wobei eine niedrige serotonerge Neurotransmission, z.B., in Folge einer geringen Feuerrate der serotonergen Neurone im Hirnstamm mit einer geringen LAAEP des primären akustischen Kortex einhergeht und umgekehrt (Hegerl u. Juckel 1993). Darauf weisen viele theoretische und empirische Argumenten weisen hin. Der Grundgedanke ist in Abbildung 3.16 veranschaulicht.

Einige dieser Argumente seien genannt:

- Das serotonerge System ist aufgrund seiner stabilen und regelmäßigen Feuerrate und seines intrakortikalen Innervationsmusters sehr gut zu einer tonischen Voraktivierung und Modulierung der sensorischen kortikalen Verarbeitung geeignet (Jacobs u. Azmitia 1992).
- Eine starke Abhängigkeit der visuell evozierten Potentiale von der Stimulusintensität wurde bei Personen mit niedrigen Serotoninmetaboliten-Konzentrationen im Liquor gefunden.
- Selektive Serotonin-Wiederaufnahmehemmer (SSRI, Zimelidin) und andere Substanzen mit serotonin-agonistischer Wirkung (Alkohol, Lithium) reduzieren die Intensitätsabhängigkeit sensorisch evozierter Potentiale.
- Intraindividuelle Änderungen der Serotonin-Konzentration im Vollblut weisen eine negative Korrelation mit entsprechenden Änderungen der LAAEP auf.
- Persönlichkeitsmerkmale wie Sensation Seeking, Impulsivität und antisoziale Tendenzen, die mit einer niedrigen zentralen serotonergen Funktion in Verbindung gebracht werden, weisen in konsistenter Weise eine positive Beziehung zur LAAEP auf (Hegerl et al 1989, Hegerl u. Juckel 1993, Hegerl et al 1995).
- Bei depressiven, mit SSRI behandelten Patienten korreliert die LAAEP negativ sowohl mit der Schwere der Serotonin-bezogenen Nebenwirkungen (n = 24, Spearman Korrelationskoeffizient $r = -0.64$, $p < 0.001$) als auch den Plasmaspiegeln des SSRI (Paroxetin, n = 24, Spearman Korrelationskoeffizient $r = -0.31$, $p < 0.10$) (Hegerl et al 1998).
- An freibeweglichen Katzen konnte gezeigt werden, daß die systemische Applikation des Serotonin-Antagonisten Ketanserin (5-HT2-Rezeptor-Antagonist) zu einer Zunahme der Lautstärkeabhängigkeit der über dem primären akustischen Kortex epidural abgeleiteten akustisch evozierten Potentiale führt (Juckel et al 1997).

Auch wenn wegen der Komplexität des serotonergen Systems und der Interaktionen zwischen den verschieden neuromodulatorischen Systemen keine sehr hohe Spezifität für den Zusammenhang zwischen LAAEP und serotonerger Neurotransmission angenommen werden kann, so weisen diese Argumente doch darauf hin, daß die LAAEP ein relativ spezifischer und möglicherweise klinisch relevanter Indikator der zentralen serotonergen Funktion ist.

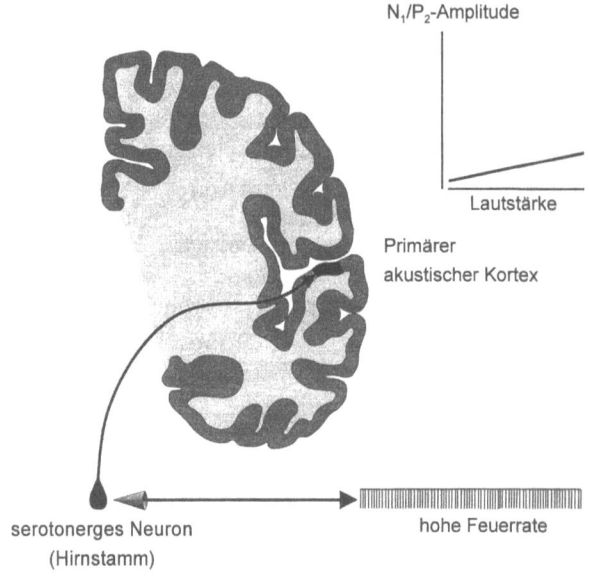

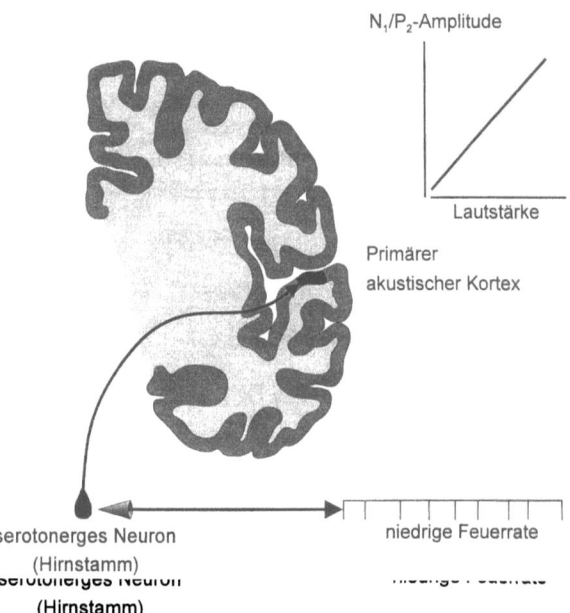

Abb. 3.16. Zusammenhang der serotonergen Neurotransmission mit der Lautstärkeabhängigkeit (LAAEP) des primären akustischen Kortex. Oben ist abgebildet, wie eine hohe serotonerge Neurotransmission, z.B. in Folge einer hohen Feuerrate der serotonergen Neurone im Hirnstamm, zu einer geringen LAAEP des primären akustischen Kortex führt. Eine geringe serotonerge Neurotransmission und niedrige Feuerrate der serotonergen Neurone geht dagegen mit einer hohen LAAEP einher.

3.9.2 Affektive Störungen

LAAEP und Ansprechen auf eine antidepressive Medikation mit selektiven Serotonin-Wiederaufnahmehemmern (SSRI)

Eine starke LAAEP, die auf eine niedrige zentrale serotonerge Neurotransmission hinweist, kennzeichnet möglicherweise Personen, die gut auf eine Behandlung mit Serotonin-Agonisten ansprechen. Kinder mit autistischen Störungen, die vor Beginn einer Medikation mit dem Serotonin-Agonisten Fenfluramin eine starke LAAEP aufwiesen, profitierten am meisten von der Behandlung (Bruneau et al. 1989). Depressive Patienten, die gut auf SSRI ansprachen, hatten vor Medikationsbeginn eine starke LAAEP (Paige et al. 1994). Während der Medikation wurde allerdings keine Abnahme der LAAEP beobachtet, was bei Zunahme der serotonergen Neurotransmission hätte erwartet werden können. Zu bedenken ist hierbei jedoch, daß die Besserung der depressiven Symptomatik während der Behandlung die SSRI-Effekte kompensieren konnte. Depressivität geht mit einer Abnahme der LAAEP einher.

Bei Verwendung der Dipol-Quellenanalyse konnten wir die Ergebnisse von Paige et al. (1994) bestätigen: Depressive Patienten, die auf eine Behandlung mit SSRI (Sertralin, Paroxetin) reagierten, waren vor Medikationsbeginn durch eine stärkere LAAEP gekennzeichnet.

Die Untersuchung der LAAEP könnte nach diesen Ergebnissen dem Kliniker einen Hinweis darauf geben, ob ein bestimmter Patient mit einer depressiven Störung auf einen SSRI respondiert oder nicht.

LAAEP und Ansprechen auf eine rückfallverhütende Lithium-Medikation bei Patienten mit rezidivierenden affektiven Störungen

Bezüglich der akuten antimanischen und antidepressiven Wirkung von Lithium, das neben anderen Effekten serotoninagonistische Effekte hat, wurde von verschiedenen Arbeitsgruppen gefunden, daß eine Intensitätsabhängigkeit der visuellen oder somatosensorisch evozierten Potentiale eine gutes Ansprechen prädiziert (Review Hegerl 1989). Klinisch wichtiger ist die Frage nach dem Zusammenhang zwischen der LAAEP und der rückfallverhütenden Lithium-Wirkung bei Patienten mit rezidivierenden affektiven Störungen.

Remittierte Patienten (n = 28) mit unipolaren und schizoaffektiven Psychosen wurden untersucht und retrospektiv in Responder und Non-Responder eingeteilt. Responder waren definiert als Patienten, die im Gegensatz zu den Non-Respondern in den vorhergehenden 5 Jahren unter einer kontinuierlichen Lithium-Prophylaxe kein stationäres Rezidiv aufwiesen. Übereinstimmend mit der Hypothese wiesen die Lithium-Responder eine signifikant stärkere LAAEP als die Non-Responder auf (Hegerl et al. 1987).

Dieses Ergebnis konnte in einer zweiten Studie repliziert werden (Hegerl et al. 1992). Da in der Replikationsstudie sechs der sieben Patienten mit einer LAAEP kleiner als $0.8\ \mu V/10\ dB$ Non-Responder waren, wurde dies als Cut-off-Wert für eine erste prospektive Studie festgelegt. In der Untergruppe

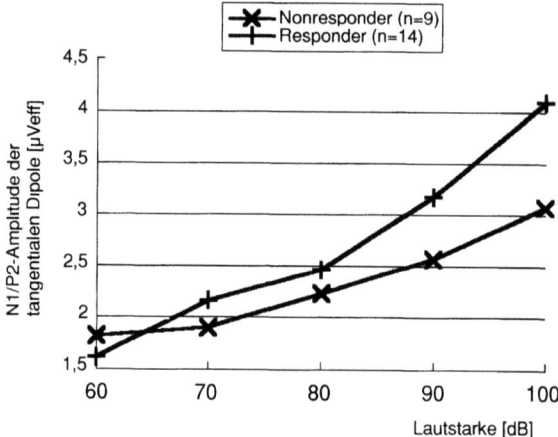

Abb. 3.17. Retrospektiv als Responder klassifizierte Patienten weisen eine signifikant stärkere Lautstärkeabhängigkeit ihrer tangentialen Dipol-Aktivität auf als Non-Responder

(N = 8), die vor Beginn der Lithiumprophylaxe oberhalb dieses Wertes lag, trat im ersten Jahr kein Rezidiv auf, in der Gruppe unterhalb diese Wertes (N = 6) dagegen kam es zu drei Rezidiven. Dieses Ergebnis hat jedoch wegen den kleinen Fallzahlen und der kurzen Beobachtungszeiten eine nur eingeschränkte Aussagekraft.

Unter Verwendung der Dipolquellenanalyse wurde in einer neueren Studie wieder eine größere LAAEP in der Responder-Gruppe gefunden (dritte retrospektive Untersuchung: Abbildung 3.17). Die prädiktive Qualität dieses Parameters untersuchen wir zur Zeit in einer prospektiven Studie.

Die bisherigen Studien weisen darauf hin, daß bei Patienten mit affektiven Störungen eine starke LAAEP eine geringe zentrale serotonerge Aktivität und ein gutes Ansprechen auf Serotonin-Agonisten wie SSRI und Lithium anzeigt. Bereits jetzt reicht die Evidenz für den prädiktiven Wert dieses Parameters aus, um ihn versuchsweise in die Klinik einzuführen. Dieser Parameter könnte dem Kliniker Zusatzinformationen für seine Therapiepläne liefern. Forschungsbedarf besteht zu der Frage, ob Patienten mit einer geringen LAAEP, die auf Serotonin-Agonisten nicht ansprechen, auf alternative Behandlung ansprechen, oder generelle Nonresponder sind.

Für diese letzte Annahme spricht, daß Patienten mit starker LAAEP auch besser auf ein Antidepressivum mit noradrenerger Wirkung (Bupropion) ansprachen als Patienten mit kleiner LAAEP.

3.9.3. Alkoholabhängigkeit

Postuliert wurde, daß ein vorbestehendes Serotonin-Defizit die Neigung fördert, vermehrt Alkohol zu trinken und abhängig zu werden. Durch die serotonin-agonistischen Effekte des Alkohols könnte ein genetisch bedingtes oder frühzeitig erworbenes Serotonin-Defizit kurzfristig ausgeglichen werden, langfristig allerdings in Folge von Anpassungsprozessen verstärkt werden, so daß ein Circulus vitiosus angestoßen wird (Ballenger et al. 1979, McBride et al. 1990). Dieser pathogenetische Mechanismus ist möglicherweise, bei einer Untergruppe der alkoholkranken Patienten bedeutsam.

Indikatoren für den Funktionszustand des zentralen serotonergen Systems wären deshalb von großem klinischen Interesse, da damit die Patienten mit einer derartigen postulierten serotonergen Dysfunktion identifiziert und gezielt therapiert werden könnten.

Im Rahmen dieses Konzeptes wird dem Alkohol eine serotonin-agonistische Wirkung zugesprochen. Alkohol mußte deshalb eine Abnahme der LAAEP bewirken. Dies konnte sowohl an gesunden Probanden als auch an alkoholkranken Patienten bestätigt werden. Sowohl bei Patienten als auch bei Probanden war unter Alkohol eine Abnahme der LAAEP des tangentialen Dipols zu finden (Hegerl et al. 1996).

In Übereinstimmung mit diesem Konzept und von klinischem Interesse sind auch Befunde, die zeigen, daß alkoholabhängige Patienten mit starker LAAEP nach Alkoholentzug durch vermehrte antisoziale Tendenzen gekennzeichnet sind (Verkehrsprobleme in der Vorgeschichte, Verurteilungen wegen Straftaten, Verwicklungen in Schlägereien und Lügen und Stehlen in der Kinder- und Jugendzeit (Hegerl et al. 1996). Dieses Ergebnis stimmt mit Befunden überein, die auf eine serotonerge Hypofunktion bei der Untergruppe von Alkoholabhängigen vom Typ II nach Cloninger, die u.a. durch aggressive und antisoziale Tendenzen charakterisiert sind, hinweisen.

Die LAAEP könnte demnach helfen, Alkoholpatienten zu identifizieren, bei denen eine konstitutionell niedrige serotonerge Aktivität ein pathogenetischer Faktor ist und die sich hinsichtlich des Krankheitsverlaufs und der Therapieresponse (z.B. Response auf rückfallverhütende Maßnahmen) von anderen Patienten mit Alkoholabhängigkeit unterscheiden.

3.10. Literatur

Baldeweg T, Gruzelier JH, Catalan J, Pugh K, Lovett E, Riccio M, Stygall J, Irving G, Catt S, Hawkins D (1993) Auditory and visual event-related potentials in a controlled investigation of HIV infection Electroencephal Clin Neurophysiol 88 356–368

Ballenger JC, Goodwin FK, Major LF, Brown GL (1979) Alcohol and central serotonin metabolism in man Arch Gen Psychiatry 36 224–227

Barta PE, Powers RE, Aylward EH, Chase GA, Harrie GJ, Rabins PV, TuneLE, Pearlson GD (1997) Quantitative MRI volume changes in late onset schizophrenia and Alzheimer's disease compared to normal controls Psychiatry Res 68 65–75

Basar E, Basar-Eroglu C, Rosen R, Schutt A (1984) A new approach to endogenous event-related potentials in man relation between EEG and P300-wave Int J Neurosci 24 1–21

Blackwood DHR, Whalley LJ, Christie JE, Blackburn IM, St Clair DM, McInnes A (1987) Changes in auditory P3 event-related potential in schizophrenia and depression Br J Psychiatry 150 154–160

Branchey MH, Buydens-Branchey L, Lieber CS (1988) P3 in alcoholics with disordered regulation of aggression Psychiatry Res 25 49–58

Bruneau N, Barthelemy C, Roux S, Jouve J, Lelord G (1989) Auditory evoked potential modifications according to clinical and biochemical responsiveness to fenfluramine treatment in children with autistic behavior Neuropsychobiology 21 48–52

Cloninger CR, Bohman M, Sigvardsson S (1981) Inheritance of alcohol abuse Cross-fostering analysis of adopted men Arch Gen Psychiatry 38 861–868

Fabiani M, Friedman D (1995) Changes in brain activity patterns in aging the novelty oddball Psychophysiology 32 579–594

Ford JM, White PM, Csernansky JG, Faustman WO, Roth WT, Pfefferbaum A (1994) ERPs in schizophrenia effects of antipsychotic medication Biol Psychiatry 36 153–170

Ford JM, Woodward SH, Sullivan EV, Isaacks BG, Tinklenberg JR, Yesavage JA, Roth WT (1996) N400 evidence of abnormal responses to speech in Alzheimer's disease Electroencephal Clin Neurophysiol 99 235–246

Friedman D, Squires-Wheeler E (1994) Event-related potentials (ERPs) as indicators of risk for schizophrenia Schizophr Bull 20 63–74

Frodl-Bauch T, Kathmann N, Moller H-J, Hegerl U (1997) Dipole localization and test-retest reliability of frequency and duration mismatch negativity generator processes Brain Topography 10 3–8

Frodl-Bauch T, Gallinat J, Meisenzahl E-M, Moller H-J, Hegerl U (1998) Subcomponents of the auditory P300 reflect different aspects of psychopathology in schizophrenia Biol Psychiatry (in press)

Glenthoj BY, Hemmingsen R (1997) Dopaminergic sensitization implications for the pathogenesis of schizophrenia Prog Neuropsychopharmacol Biol Psychiatry 21 23–46

Grillon C, Courchesne E, Ameli R, Geyer JM, Braff D (1990) Increased distractibility in schizophrenic patients Arch Gen Psychiatry 47 171–179

Goodin-DS, Aminoff-MJ (1986) Electrophysiological differences between subtypes of dementia Brain 109 1103–1113

Halgren E, Baudena P, Clarke JM, Heit G, Marinkovic K, Devaux B, Vignal JP, Biraben A (1995) Intracerebral potentials to rare target and distractor auditory and visual stimuli II parietal, lateral and posterior temporal lobe Electroenceph Clin Neurophysiol 94 229–250

Hamberger MJ, Friedman D, Ritter W, Rosen J (1995) Event-related potential and behavioral correlates of semantic processing in Alzheimer's patients and normal controls Brain Lang 48 33–68

Hegerl U, Juckel G (1993) Intensity dependence of auditory evoked potentials as an indicator of central serotonergic neurotransmission – Arguments for a new hypothesis Biol Psychiatry

Hegerl U, Frodl-Bauch T (1997) Dipole source analysis of P300 component of the auditory evoked potential a methodological advance? Psychiatry Res Neuroimaging 74 109–118

Hegerl U, Ulrich G, Muller-Oerlinghausen B (1987) Auditory evoked potentials and response to lithium prophylaxis Pharmacopsychiatry 20 213–216

Hegerl U, Prochno I, Ulrich G, Muller-Oerlinghausen B (1989) Sensation seeking and auditory evoked potentials Biol Psychiatry 25 179–190

Hegerl U, Gallinat J, Mrowinski D (1994) Intensity dependence of auditory evoked dipole source activity Int J Psychophysiol 17 1–13

Hegerl U, Lipperheide K, Juckel G, Schmidt LG, Rommelspacher H (1995) Antisocial tendencies and cortical sensory evoked responses in alcoholism Alcohol Clin Exp Res 19 31–36

Hegerl U, Juckel G, Muller-Schubert A, Pietzacker A, Gaebel W (1995) Schizophrenics with small P300 a subgroup with a neurodevelopmental disturbance and a high risk for tardive dyskinesia? Acta Psychiatr Scand 91 120–155

Hegerl U, Juckel G, Schmidt LG, Rommelspacher H (1996) Serotonergic ethanol effects and auditory evoked dipole activity in alcoholic and healthy subjects Psychiatry Res 63 47–55

Hegerl U, Bottlender R, Gallinat J, Kuss H-J, Ackenheil M, Moller H-J (1998) The serotonin syndrome scale first results on validity Eur Arch Psychiatry Clin Neurosci 248 96–103

Iragui V, Kutas M, Salmon DP (1996) Event-related brain potentials during semantic categorization in normal aging and senile dementia of the Alzheimer's type Electroencephal Clin Neurophysiol 100 392–406

Jacobs BL, Azmitia EC (1992) Structure and function of the brain serotonin system Physiol Rev 72 165–229

Javitt DC, Steinschneider M, Schroeder CE, Vaughan HG Jr, Arezzo JC (1994) Detection of stimulus deviance within primate primary auditory cortex intracortical mechanisms of mismatch negativity (MMN) generation Brain Res 667 197–200

Javitt DC, Schroeder CE, Steinschneider M, Arezzo JC, Ritter W, Vaughan HG Jr (1995) Cognitive event-related potentials in human and non-human primates implications for the PCP/NMDA model of schizophrenia Electroenceph Clin Neurophysiol [Suppl] 44 161–175

Juckel G, Muller-Schubert A, Gaebel W, Hegerl U (1996) Residual symptoms and P300 in schizophrenic outpatients Psychiatry Res 65 23–32

Juckel G, Molnar M, Hegerl U, Csepe V, Karmos G (1997) Auditory-evoked potentials as indicator of brain serotonergic activity-first evidence in behaving cats Biol Psychiatry 41 1181–1195

Kathmann N, Wagner M, Rendtorff N, Engel RR (1995) Delayed peak latency of the mismatch negativity in schizophrenics and alcoholics Biol Psychiatry 37 754–757

Kathmann N, Frodl-Bauch T, Hegerl U (1998) Stability of the mismatch negativity under different stimulus and attention conditions Electroencephal Clin Neurophysiol (in press)

Kornhuber J, Weller M (1994) Current status of biochemical hypotheses in the pathogenesis of schizophrenia Nervenarzt 65 741–754

Kutas M, Hillyard S (1980) Event-related brain potentials to semantically inappropriate and surprisingly large words Biol Psychol 11 99–116

Leonhard K (1986) Different causative factors in different forms of schizophrenia Br J Psychiatry 149 1–6

Limson R, Goldman D, Roy A, Lamparski D, Ravitz B, Adinoff B, Linnoila M (1991) Personality and cerebrospinal fluid monoamine metabolites in alcoholics and controls Arch Gen Psychiatry 48 437–441

Maurer K, Dierks T (1992) Functional imaging procedures in dementias mapping of EEG and evoked potentials Acta Neurol Scand [Suppl] 139 40–46

McBride WJ, Murphy JM, Lumeng L, Li, TK (1990) Serotonin, dopamine and GABA involvement in alcohol drinking of selectively bred rats Alcohol 7 199–205

McCarley RW, Faux SF, Shenton M, LeMay M, Cane M, Ballinger R, Duffy FH (1989) CT abnormalities in schizophrenia Arch Gen Psychiatry 46 698–708

Meador KJ (1995) Cholinergic, serotonergic, and GABAergic effects on the ERP Electroencephal Clin Neurophysiol [Suppl] 44 151–155

Mitzdorf U (1985) Current source-density method and application in cat cerebral cortex investigation of evoked potentials and EEG phenomena Physiol Rev 6 37–100

Nobre AC, McCarthy G (1995) Language-related field potentials in the anterior-medial temporal lobe II Effects of word type and semantic priming J Neurosci 15 1090–1098

Paige SR, Fitzpatrick DF, Kline JP, Balogh SE, Hendricks SE (1994) Event-related potential amplitude/intensity slopes predict response to antidepressants Neuropsychobiology 30 197–201

Paller KA, McCarthy G, Wood CC (1992) Event-related potentials elicited by deviant endings to melodies Psychophysiology 29 202–206

Pfefferbaum A, Sullivan EV, Jernigan TL, Zipursky RB, Rosenbloom MJ, Yesavage JA, Tinklenberg JR (1990) A quantitative analysis of CT and cognitive measures in normal aging and Alzheimer s disease Psychiatry Res 35 115–136

Pineda JA, Foote SL, Neville HJ (1989) Effects of locus coeruleus lesions on auditory, long-latency, event-related potentials in monkey J Neurosci 9 81–93

Pineda JA, Holmes TC, Foote SL (1991) Intensity-amplitude relationships in monkey event-related potentials parallels to human augmenting-reducing responses Electroencephal Clin Neurophysiol 78 456–465

Porjesz B, Begleiter H, Litke A, Bauer LO, Kupermann S, O'Connor SJ, Rohrbaugh J (1996) Visual P3 as a potential phenotypic marker for alcoholism evidence from the COGA national project In Ogura C, Koga Y, Shimokochi M (eds) Recent advances in event-related potential research Elsevier

Roberts LE, Rau H, Lutzenberger W, Birbaumer N (1994) Mapping P300 waves onto inhibition Go/No-Go discrimination Electroencephal Clin Neurophysiol 92 44–55

Rockstroh B, Elbert T, Cannavan A, Lutzenberger W, Birbaumer N (1989) Slow cortical potentials and behavior Urban & Schwarzenberg, Baltimore Munchen Wien

Rockstroh B, Muller M, Wagner M, Cohen R, Elbert T (1994) Event-related and motor responses to probes in a forewarned reaction time task in schizophrenic patients Schizophr Res 13 23–34

Scherg M, Picton TW (1991) Separation and identification of event-related potential components by brain electric source analysis Electroencephal Clin Neurophysiol [Suppl] 42 24–37

Schreiber H, Stolz-Born G, Kornhuber HH, Born J (1996) Elektrophysiologische Korrelate selektiver Aufmerksamkeit bei Kindern und Jugendlichen mit erhohtem Schizophrenie-Risiko Z Kinder Jugendpsychiatr 24 282–292

Schwartz TJ, Kutas M, Butters N, Paulsen JS, Salmon DP (1996) Electrophysiological insights into the nature of the semantic deficit in Alzheimer's disease Neuropsychologia 34 827–841

Serra JM, Escera C, Sanchez-Turet M, Sanchez-Sastre J, Grau C (1996) The H1-receptor antagonist chlorpheniramine decreases the ending phase of the mismatch negativity of the human auditory event-related potentials Neurosci Lett 203 77–80

Squires-Wheeler E, Friedman D, Skodol AE, Erlenmeyer-Kimling L (1993) A longitudinal study relating P3 amplitude to schizophrenia spectrum disorders and to global personality functioning Biol Psychiatry 33 774–785

Strik WK, Dirks T, Franzek E, Maurer K, Beckmann H (1993) Differences in P300 amplitudes and topography between cycloid psychosis and schizophrenia in Leonhard's classification Acta Psychiatr Scand 87 179–183

Sutton S, Braren M, Zubin J, John ER (1965) Evoked potential correlates of stimulus uncertainty Science 150 1187–1188

Verleger R (1988) The true P3 is hard to see some comments on Kok s (1986) paper on degraded stimuli Biol Psychol 27 45–50

Wagner M, Rendtorff N, Kathmann N, Engel-RR (1996) CNV, PINV and probe-evoked potentials in schizophrenics Electroencephal Clin Neurophysiol 98 130–143

Walter WG, Cooper R, Aldridge V, McCallum M, Winter A (1964) Contingent negative variation an electrical sign of sensorimotor association and expectancy in the human brain Nature 203 380–384

Michael H Wiegand

4. Schlafpolygraphie

4.1. Grundlagen der Schlafpolygraphie

4 1 1 Einfuhrung

Die Schlafpolygraphie ist das wichtigste apparative Verfahren zur Untersuchung des Schlafes Als Synonyma werden oft die Ausdrucke „Schlafableitung" oder „Schlaf-EEG" verwendet Letzterer ist mißverstandlich, da er auch gelegentlich benutzt wird fur die elektroenzephalographische Untersuchung kurzer (z B durch Schlafentzug induzierter) Tagschlafepisoden, etwa im Rahmen der Diagnostik zerebraler Anfallsleiden Außerdem wird bei einer Schlafpolygraphie nicht nur das Elektroenzephalogramm erfaßt, sondern mehrere weitere Parameter Ein anderes, international gebrauchliches Synonym fur Schlafpolygraphie ist „Polysomnographie"

Das Elektroenzephalogramm ist der zentrale Parameter jeder Schlafableitung Daß der Schlaf nicht nur als Zustand quantitativ reduzierter Aktivität des gesamten Organismus, sondern auch als *qualitativ* andersartiger Funktionszustand des Gehirns zu verstehen ist, wurde erst durch die Entdeckung des Elektroenzephalogramms in den zwanziger Jahren dieses Jahrhunderts deutlich (Berger 1929) Das Gehirn ist im Schlafzustand durch typische Formen elektrischer Aktivität gekennzeichnet, die sich klar von der EEG-Aktivität im Wachzustand unterscheiden Zur Unterscheidung unterschiedlicher *Schlafstadien* sind neben dem EEG zusatzlich das Elektrookulogramm (EOG) und das Elektromyogramm (EMG) als weitere Parameter erforderlich In den Anfangen der Schlafforschung wurden mittels dieser Meßgrößen mehrere Schlafstadien entlang *einer* Dimension der Schlaftiefe definiert 1953 entdeckten Aserinsky u Kleitman mit dem REM-Schlaf ein weiteres Schlafstadium, das nicht auf der gleichen Dimension anzuordnen ist und einen dritten, vom „Non-REM-Schlaf" und Wachzustand gleichermaßen abgrenzbaren Funktionszustand des Gehirns darstellt

4 1 2 Das Schlaflabor

Schlaflaboratorien sind in Deutschland erstmals in den sechziger Jahren entstanden, anfangs ausschließlich an Universitatskliniken und mit uberwiegend wissenschaftlicher Zielsetzung. Mittlerweile dient die Mehrzahl der Schlaflaboratorien der diagnostischen und therapeutischen Versorgung von Patienten mit Schlafstörungen; vor allem die in den letzten Jahren neuerrichteten Schlaflaboratorien haben sich auf die Diagnostik und Behandlung schlafbezogener Atemregulationsstörungen spezialisiert. Die Deutsche Gesellschaft für Schlafforschung und Schlafmedizin (DGSM) hat Empfehlungen hinsichtlich der personellen und materiellen Ausstattung von Schlaflaboratorien sowie der Durchführung und Auswertung von polygraphischen Schlafableitungen aufgestellt (Penzel et al. 1993). Voraussetzung für die Anerkennung eines Schlaflabors durch die DGSM (Akkreditierung) ist die Erfüllung bestimmter Mindeststandards.

Eine Regeluntersuchung im Schlaflabor umfaßt zwei Nächte. Die erste Nacht gilt als „Gewöhnungs-" oder „Adaptationsnacht"; der Schlaf in dieser Nacht ist aufgrund der noch ungewohnten Umgebung nicht in jeder Hinsicht repräsentativ, die Daten nur bedingt verwertbar. Bei speziellen Fragestellungen (z.B. Diagnostik bestimmter Parasomnien) kann sich die Untersuchung auch über mehr als zwei Nächte erstrecken.

Die Probanden schlafen in einem eigenen, durch eine Infrarotlampe beleuchteten Raum; eine Infrarotkamera erlaubt die kontinuierliche Überwachung. Eine Unterbrechung der Aufzeichnung (z.B. für einen Gang zur Toilette) ist jederzeit ohne nennenswerten Aufwand möglich.

Die Daten wurden bislang während der Nacht mittels eines konventionellen EEG-Schreibers auf EEG-Papier ausgeschrieben, wobei die Papiergeschwindigkeit auf 10 oder 15 mm/s beschränkt wurde. Heute gehen die meisten Schlaflaboratorien sukzessive auf elektronische Speicherung der digitalisierten Daten über. Diese werden nach Abschluß der Registrierung meist „offline" analysiert; die Analyseergebnisse werden zusammen mit den Rohdaten auf einem elektronischen Speichermedium archiviert.

Schlafpolygraphische Untersuchungen dienen in erster Linie der Diagnostik; in besonderen Fällen werden sie jedoch auch als Verfahren der Therapiekontrolle eingesetzt. Dies ist routinemäßig der Fall bei Patienten mit Schlafapnoe-Syndrom, bei denen die Einstellung einer nasalen Überdruckbehandlung (nCPAP) unter ständiger Kontrolle erfolgen muß. Im Idealfall schließen sich diese „therapeutischen" Nächte unmittelbar an die beiden initialen Diagnostiknächte an. Auch bei anderen schlafmedizinischen Krankheitsbildern kann die Schlafpolygraphie als Instrument der Therapiekontrolle eingesetzt werden, etwa im Rahmen der medikamentösen Behandlung des Restless-Legs-Syndroms.

4.1.3. Basisparameter der Schlafdiagnostik: EEG, EOG, EMG

Rechtschaffen u. Kales (1968) haben ein bis heute international verbindliches Regelwerk für Durchführung und Auswertung schlafpolygraphischer Untersuchungen aufgestellt, das auch für die folgenden Ausführungen grundlegend ist. Obwohl in vielen Details kritikwürdig (Kubicki et al. 1982), stellen diese Regeln bis heute einen weltweit in den Schlaflaboratorien anerkannten Standard dar. Die außerordentliche Entwicklung von Schlafforschung und Schlafmedizin in den letzten dreißig Jahren ware ohne den durch sie begrundeten Konsensus bezuglich der basalen Methodik gar nicht moglich gewesen Auf diesen Regeln beruhen auch die einschlagigen Empfehlungen und Richtlinien vieler Fachgesellschaften (Penzel et al 1993, American Electroencephalographic Society 1992) Ausfuhrlichere Einfuhrungen in die Methodik der Schlafpolygraphie finden sich beispielsweise bei Carskadon u Rechtschaffen (1989), Pollmacher u Lauer (1992), Kubicki (1995) und Schulz (1997)

Elektroenzephalogramm (EEG)

Bei Schlafuntersuchungen wird in aller Regel nur eine beschrankte Zahl von EEG-Kanalen erfaßt, da es meist, im Gegensatz zum Wach-EEG, nicht auf topographische Informationen bzw die Lokalisation von Prozessen ankommt Nach den Regeln von Rechtschaffen u Kales werden mindestens zwei EEG-Elektroden verwendet, die an den Positionen C3 und C4 des internationalen 10/20-Systems angebracht werden Die Ableitung erfolgt jeweils gegen eine Referenzelektrode am kontralateralen Ohr bzw am kontralateralen Mastoid Haufig werden drei EEG-Kanale registriert C3-A2, C4-A1 und die bipolare Ableitung C3-C4 Bei speziellen Fragestellungen konnen weitere Elektroden positioniert werden, in besonderen Fallen wird ein volles Ableiteschema nach dem 10/20-System angewandt (z B im Rahmen der Diagnostik nachtlicher cerebraler Anfallsleiden)

Elektrookulogramm (EOG)

Die Potentialdifferenz zwischen Cornea und Retina ermoglicht die Registrierung von Augenbewegungen uber Potentialanderungen an den in der Nahe plazierten Elektroden Registriert wird auf zwei Kanalen, die Elektroden werden lateral des rechten und linken Lidwinkels plaziert, die Ableitung erfolgt gegen eine gemeinsame Referenz Auf diese Weise ist es moglich, echte Augenbewegungen (gegensinnige Abbildung) von Artefakten (gleichsinnige Abbildung) zu unterscheiden

Elektromyogramm (EMG)

Das Elektromyogramm wird in der Schlafdiagnostik in der Regel im Kinnbereich (Musculus mentalis) erfaßt, da hier die Muskelatonie im REM-Schlaf besonders ausgepragt ist Es werden mindestens zwei Elektroden geklebt, die bipolar gegeneinander abgeleitet werden Meist wird, wegen der besonderen Wichtigkeit dieses Parameters, eine dritte (Reserve-)Elektrode submental angebracht

4 1 4 Konventionelle Auswertung

Die konventionelle Auswertung der Schlafdaten beruht auf der Klassifikation in Schlafstadien, die heute international gebrauchliche Klassifikation nach Rechtschaffen u. Kales (1968) hat ältere Schlafstadieneinteilungen abgelöst (Loomis et al. 1937, Dement u. Kleitman 1957). Sie beruht auf den in der oben beschrieben Weise erfaßten Parametern EEG, EOG und EMG. Die gesamte Schlafaufzeichnung wird in gleich lange *Epochen* aufgeteilt, wobei eine Epoche jeweils einem Blatt des EEG-Registrierpapiers entspricht; da Schlaf-EEGs in der Regel mit einem Papiervorschub von 15 oder 10 mm/s aufgezeichnet werden, kann eine Epoche je nach der gewählten Geschwindigkeit 20 oder 30 Sekunden dauern. Diese herkömmliche Epochendefinition wird trotz zunehmender Verwendung papierloser Aufzeichnungs- und Auswertungsverfahren weiterhin beibehalten. Jede einzelne Epoche wird dann einem der Schlafstadien zugeordnet; maßgebend ist dabei das Schlafstadium, das in mehr als der Hälfte der jeweiligen Epoche vorliegt.

Diese Zuordnung erfolgte früher ausschließlich visuell; heute werden immer häufiger entsprechende Computerprogramme verwendet. Allerdings sind auch die besten dieser Programme noch nicht in der Lage, in zuverlässiger Weise eine Stadienklassifikation nach den Regeln von Rechtschaffen u. Kales zu leisten; auf eine visuelle Kontrolle und gegebenenfalls Korrektur der Analyseergebnisse kann weiterhin nicht verzichtet werden.

Schlafstadien

Stadium Wach

Im entspannten *Wachzustand* (Abbildung 4.1) ist das EEG durch Alpha-Aktivität gekennzeichnet; die Muskulatur zeigt ein gewisses Maß an Anspannung, und es treten schnelle Augenbewegungen auf. Im EEG können sich schon Zeichen nachlassender Vigilanz zeigen, beispielsweise subvigile Beta-Aktivitäten oder „hypnagoge" Gruppen von Theta-Aktivität; unmittelbar vor dem Einschlafen können langsame Augenbewegungen auftreten.

Stadium 1

Im Schlafstadium 1, einem in der Regel nur wenige Minuten zu Beginn des Schlafes währenden Zustand (Abbildung 4.2), zerfällt die Alpha-Aktivität und weicht einer unregelmäßigen, langsameren Grundaktivität (Theta-Delta-Bereich). Beim Übergang zum Stadium 2 können Vertexwellen auftreten; dabei handelt es sich um bilateral synchrone Transienten mit zentralem Ausprägungsmaximum.

Stadium 2

Charakteristisch für das EEG im Schlafstadium 2 (Abbildung 4.3) ist das Auftreten von Schlafspindeln und K-Komplexen. *Schlafspindeln* sind kurze Wellenfolgen im Beta-Frequenzbereich, die meist (jedoch nicht immer) typisch „spindelig" konfiguriert sind mit an- und abschwellender Amplitude. Genauere topographische Analysen des Schlaf-EEGs (die in der Routine-Schlafpolygraphie meist nicht erfolgen) lassen zwei Formen von Schlafspindeln erkennen: *frontale* (mit Frequenz von 12/s) und *parietale* Spindeln (mit Frequenz um 14/s). Schlafspindeln gelten als Ausdruck schlaf-protektiver Prozesse gegen-

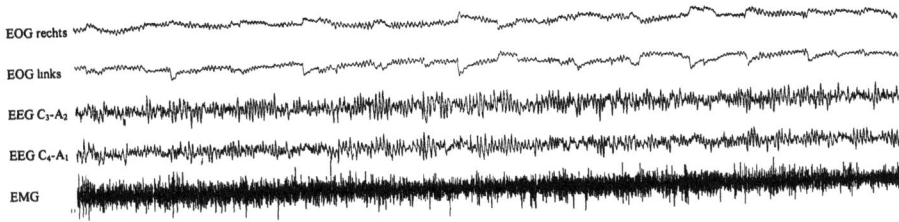

Abb. 4.1. Stadium Wach (30 s).

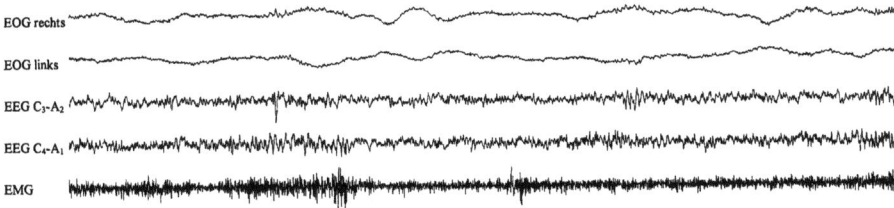

Abb. 4.2. Schlafstadium 1 (30 s).

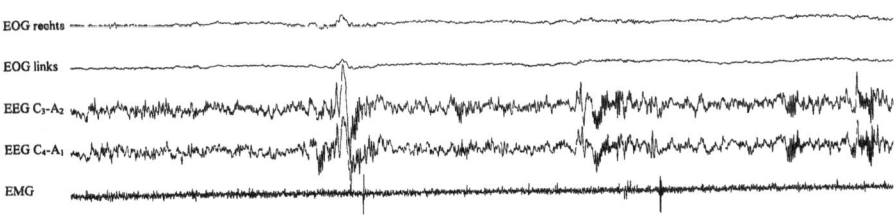

Abb. 4.3. Schlafstadium 2 (30 s).

über Außenreizen. *K-Komplexe* sind biphasische, initial negative Wellen im Delta-Frequenzbereich; sie stellen Antwortpotentiale auf externe oder interne Stimuli dar und können beispielsweise durch Klopfen provoziert werden.

Erst mit Erreichen des Schlafstadiums 2, d.h. dem Auftreten von Schlafspindeln und/oder K-Komplexen, gilt der Proband als „sicher" eingeschlafen. Aus diesem Grunde wird als „Einschlafzeitpunkt" das erstmalige Erreichen des Schlafstadiums 2 definiert.

Stadien 3 und 4 (Tiefschlaf)

Die Schlafstadien 3 und 4 (Abbildung 4.4 und 4.5) werden auch als Tiefschlaf zusammengefaßt; sie sind charakterisiert durch ein EEG mit langsamen Wellen hoher Amplitude (> 75 µV) aus dem Delta-Frequenzbereich. Im Stadium 3 machen diese Wellen per definitionem zwischen 20 und 50 %, im Stadium 4 über 50 % der EEG-Aktivität aus. Augenbewegungen fehlen, der Muskeltonus ist niedrig.

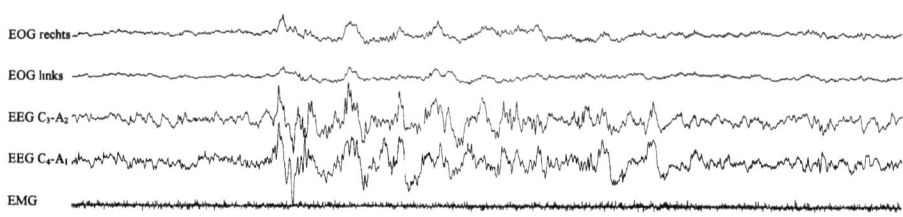

Abb. 4.4. Schlafstadium 3 (30 s)

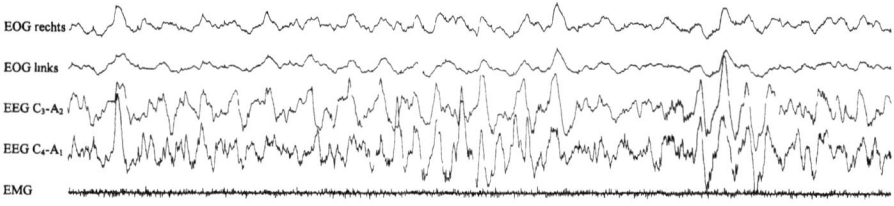

Abb. 4.5. Schlafstadium 4 (30 s)

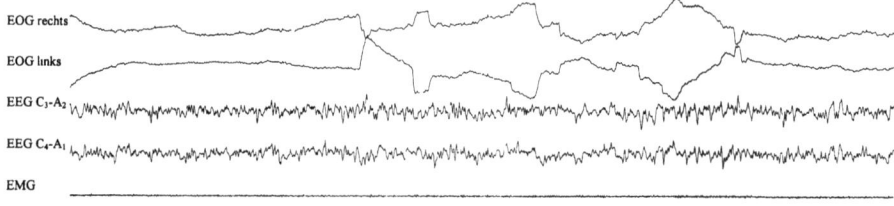

Abb. 4.6. REM-Schlaf (30 s)

REM-Schlaf

Im REM-Schlaf (Abbildung 4.6) ähnelt das EEG dem Stadium 1; es ist flach, unregelmäßig und von Delta- bzw. Theta-Aktivität dominiert. Der Muskeltonus ist völlig aufgehoben oder zumindest stark vermindert; gelegentlich treten kurze phasische EMG-Entladungen auf.

Kennzeichnend sind die schnellen Augenbewegungen, die oft in Clustern auftreten. In den augenbewegungsfreien Phasen finden sich oft Sägezahnwellen als weiteres für den REM-Schlaf typisches Muster. Der größte Teil der Traumaktivität vollzieht sich während dieses Stadiums; zwar gibt es auch in allen anderen Schlafstadien kognitive Prozesse, doch sind die typischen, szenisch ablaufenden Traume weitgehend an den REM-Schlaf gebunden.

Das normale Schlafprofil

Der Schlafverlauf ist, nach einer anfänglichen, in der Lange variablen Wachphase (*Einschlaflatenz*), durch eine regelmäßige Abfolge der beschriebenen

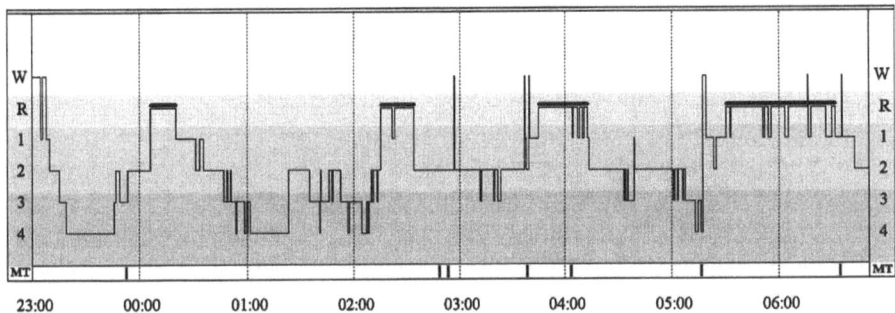

Abb. 4.7. Normales Schlafprofil (gesunde junge Probandin). *W* Stadium Wach; *R* REM-Schlaf; *1–4* Schlafstadien 1–4; *MT* Movement time (größere Körperbewegungen).

Schlafstadien gekennzeichnet (Abbildung 4.7). Es alternieren Non-REM-Schlaf-Episoden mit REM-Phasen.

Eine einzelne Sequenz von NonREM- und anschließendem REM-Schlaf wird als Schlafzyklus bezeichnet, dessen Länge zwischen 80 und 110 Minuten beträgt; in einer normalen Nacht treten vier bis fünf solcher Zyklen auf. REM-Schlaf und Tiefschlaf zeigen dabei im Verlaufe einer Nacht gegenläufige Tendenzen: die erste REM-Phase dauert meist nur wenige Minuten; die folgenden Phasen werden länger, und die letzte REM-Phase vor dem Erwachen dauert meist mindestens dreißig, manchmal bis zu sechzig Minuten. Tiefschlaf findet sich dagegen vor allem in den ersten Schlafzyklen; später überwiegt im NonREM-Schlaf das Schlafstadium 2.

Gelegentlich kommt es intermittierend zu kurzem Erwachen; gesunde Personen schlafen jedoch meist sofort weiter, ohne sich der kurzen Aufwachepisoden bewußt zu werden oder sich später daran zu erinnern. Vor allem am Ende einer REM-Phase, beim Übergang in den folgenden Schlafzyklus, ist ein kurzes Aufwachen auch bei jüngeren Schläfern nicht selten. Im höheren Lebensalter werden solche Aufwachereignisse häufiger. Auch bei schlafgesunden älteren Menschen sinkt die *Schlafeffizienz*, d.h. der prozentuale Anteil Schlafzeit, bezogen auf die gesamte im Bett verbrachte Zeit. Auch der Tiefschlafanteil ist bei älteren Menschen deutlich reduziert, während der Anteil flachen Schlafes zunimmt.

Eine besondere Bedeutung bei verschiedenen Formen von Schlafstörungen hat die Zeitdauer bis zum ersten Auftreten von REM-Schlaf, die sogenannte *REM-Latenz*; normalerweise beträgt sie zwischen 50 und 100 Minuten. Ein Maß für die „Intensität" des REM-Schlafes ist die *REM-Dichte*; sie ist proportional der Häufigkeit schneller Augenbewegungen im REM-Schlaf, bezogen auf eine konstante Zeiteinheit.

Ein nächlicher „Normalschlaf", wie er hier beschrieben wurde, stellt in vielerlei Hinsicht eine idealtypische Vereinfachung dar. Gesunder Schlaf ist durch ein hohes Maß an interindividueller Variabilität gekennzeichnet. Das betrifft beispielsweise die Schlafdauer. Die spontane Schlafdauer der meisten Menschen bewegt sich zwischen sieben und neun Stunden; bei nicht wenigen Personen gibt es jedoch auch deutlichere Abweichungen nach oben oder unten gibt. *Kurzschläfer* kommen mit weniger Schlaf aus, im Extremfall benötigen sie nicht mehr als vier Stunden. Untersuchungen im Schlaflabor haben ergeben, daß bei ihnen im wesentlichen REM-Schlaf und Schlafstadien 1 und 2 „eingespart" werden, während die Tiefschlafmenge weitgehend der bei „Normalschläfern" ähnelt. *Langschläfer* benötigen bis zu zehn oder elf Stunden pro Nacht. Sie habe meist besonders viel REM-Schlaf.

Schlafdauer und Schlafstruktur sind auch altersabhängigen Veränderungen unterworfen. Das Neugeborene hat einen Schlafbedarf von etwa 16 Stunden; im Verlauf der Entwicklung nimmt dieser ab, bis beim jungen Erwachsenen das individuelle Schlafquantum erreicht ist. Dieses nimmt dann im höheren Lebensalter nur noch geringfügig ab..

4.1.5. Möglichkeiten automatischer Datenanalyse

Die vorstehend dargestellte konventionelle Analyse der Schlafdaten spielt weiterhin in Klinik und Forschung eine dominante Rolle. Wie erwähnt, wird sie bereits weitgehend computergestützt durchgeführt und bedient sich auch automatischer Analyseverfahren. Das Festhalten an den herkömmlichen Schlafstadiendefinitionen bringt natürlich eine erhebliche Reduktion der in den ursprünglich aufgezeichneten Biosignalen enthaltenen Information mit sich. Für verschiedene Fragestellungen, vor allem im Bereich der Forschung, werden Methoden einer differenzierteren Signalanalyse entwickelt. Wegen der geringeren Komplexität der Signale sind automatische Analysen des EMG und EOG relativ unproblematisch; größere Schwierigkeiten gibt es bei der automatischen EEG-Analyse. Diese bedient sich in erster Linie frequenzanalytischer Methoden, meist der Spektralanalyse, die es erlaubt, die spektrale Power verschiedener Frequenzbänder zu berechnen. Die Frequenzanalyse ist aber nicht in der Lage, die für das Schlaf-EEG charakteristischen Graphoelemente zu erkennen; aus diesem Grunde bedarf sie der Ergänzung durch Methoden der Mustererkennung. Solche Arten der Datenanalyse ermöglichen beispielsweise die Anwendung der Theorie nichtlinearer dynamischer Systeme auf das Schlaf-EEG (Fell et al. 1996); wesentliche Parameter sind dabei die Dimensionalität der Schlaf-EEG-Daten als Maß für die Komplexität des Systems sowie der „Lyapunov-Exponent" als Maß für die sensitive Abhängigkeit von den Anfangsbedingungen.

4.1.6. Erweiterte Schlafpolygraphie

Neben den drei Parametern EEG, EOG und EMG, die für die Identifikation des Schlafzustandes und die Schlafstadienklassifikation obligatorisch sind, können in polysomnographischen Ableitungen je nach Fragestellung verschiedene weitere Meßgrößen erfaßt werden:

– Fast immer wird ein *Elektrokardiogramm (EKG)* abgeleitet, meist in Form einer einfachen Brustwandableitung.
– Ein *Elektromyogramm* kann (neben der obligatorischen Erfassung am Kinn) auch an anderen Muskeln abgeleitet werden; in der schlafdiagnostischen Routine geschieht dies meist im Bereich der Tibialmuskulatur beider Beine (zur Erfassung periodischer Beinbewegungen).

- Die *Atmung* wird meist simultan durch mehrere Parameter erfaßt. Der Luftfluß an Mund und Nase wird durch Atemfühler registriert. Die Exkursionen von Thorax und Abdomen können durch dehnungssensible Gurte erfaßt werden. Ein Schnarchmikrophon kann Schnarchgeräusche aufzeichnen. Die Sauerstoffsättigung des Blutes kann kontinuierlich durch ein Pulsoximeter erfaßt werden. Im Rahmen der speziellen Diagnostik schlafbezogener Atemregulationsstörungen wird zunehmend auch die intraosophageale Druckmessung mittels einer entsprechenden Sonde angewendet.
- *Nächtliche Spontanerektionen* können durch einen Penisplethysmographen registriert werden.
- Bei speziellen Fragestellungen können im Rahmen der Schlafpolygraphie weitere Parameter durch entsprechende Geräte erfaßt werden, beispielsweise die Verläufe von Blutdruck und Körpertemperatur.

4.1.7 Polygraphische Tagschlafuntersuchungen

Zur Objektivierung der Einschlafneigung am Tage werden polygraphische Tagschlafuntersuchungen durchgeführt. Standardverfahren ist der Multiple Schlaflatenz-Test (MSLT) (Roehrs u. Roth 1992). Der Proband wird im Verlaufe des Tages alle 2 Stunden ins Bett gelegt mit der Aufforderung, nach Möglichkeit einzuschlafen. Entscheidender Parameter ist die Einschlaflatenz, eine über mehrere Durchgänge gemittelte Einschlaflatenz von unter 10 Minuten gilt als auffällig, von unter 5 Minuten als pathologisch. Von Interesse ist außerdem die Häufigkeit des Auftretens von REM-Schlaf-Episoden im Tagschlaf und die jeweiligen REM-Latenzen (in Hinblick auf die Diagnostik der Narkolepsie, s.u.). Eine alternative Möglichkeit zur Erfassung der Tagesmüdigkeit stellt der „Maintenance of Wakefulness-Test" (MWT) (Mitler et al. 1982) dar. Hier wird der Patient nicht zum Schlafen aufgefordert, sondern im Gegenteil instruiert, dem Einschlafen so lange als möglich zu widerstehen.

4.2. Die Schlafpolygraphie in der psychiatrischen Diagnostik

4.2.1 Schlafstörungen

Schlafstörungen gehören zu den häufigsten Symptomen psychischer Erkrankungen. Daneben stellen Schlafstörungen auch eigenständige Krankheitsbilder im Rahmen der psychiatrischen Klassifikationssysteme dar. Die ICD-10 listet die „nicht-organischen" Schlafstörungen im Abschnitt F51 des psychiatrischen Kapitels V auf (Dilling et al. 1991), während die „organischen" Schlafstörungen im neurologischen Kapitel G47 erscheinen (Tabelle 4.1). Diese Aufteilung erscheint zum Teil willkürlich, für die schlafmedizinische Diagnostik ist die ICD-10-Klassifikation von eingeschränktem Wert. Hier wird meist die wesentlich differenziertere Klassifikation der American Sleep Disorders Association benutzt (ICSD, International Classification of Sleep Disorders, ASDA 1990), deren Grundkategorien in Tabelle 4.2 dargestellt sind.

Tabelle 4.1. Klassifikation der Schlafstörungen nach ICD-10

F 51	Nicht-organische Schlafstörungen
F 51 0	Nicht-organische Insomnie
F 51 1	Nicht-organische Hypersomnie
F 51 2	Nicht-organische Störung des Schlaf-Wach-Rhythmus
F 51 3	Schlafwandeln
F 51 4	Pavor nocturnus
F 51 5	Alpträume
F 51 8	Andere nicht-organische Schlafstörungen
F 51 9	Nicht näher bezeichnete nicht-organische Schlafstörungen
G 47	Schlafstörungen (organisch bedingt)
G 47 0	Ein- und Durchschlafstörungen
G 47 1	Krankhaft gesteigertes Schlafbedürfnis
G 47 2	Störungen des Schlaf-Wach-Rhythmus
G 47 3	Schlafapnoe
G 47 4	Narkolepsie und Kataplexie
G 47 8	Sonstige Schlafstörungen (z B Kleine-Levin-Syndrom)
G 47 9	Schlafstörung, nicht näher bezeichnet

Zur Diagnostik dieser Schlafstörungen (im engeren, „nosologischen" Sinne) ist die Schlafpolygraphie nicht in jedem Falle erforderlich. Die entsprechenden Diagnosen lassen sich oft ohne Zuhilfenahme technischer Untersuchungsverfahren aus Anamnese und aktuellem Beschwerdebild stellen, unterstützt allenfalls durch Hilfsmittel wie Schlaftagebücher und schlafbezogene Selbstbeurteilungsskalen. In bestimmten Fällen jedoch ist eine Schlafpolygraphie unerläßlich. Im Folgenden seien kurz einige der Hauptindikationen für dieses Verfahren erwähnt; in Hinblick auf umfassende Darstellungen dieser komplexen Thematik sei auf die einschlägige schlafmedizinische Literatur verwiesen (z.B. Thorpy 1990; Berger 1992; Schulz 1997).

Ist das Beschwerdebild des Patienten durch eine chronische *Insomnie* gekennzeichnet, so kann die Schlafpolygraphie dazu beitragen, organische Faktoren, die die Insomnie bedingen oder aufrechterhalten, zu identifizieren oder auszuschließen, beispielsweise periodische Beinbewegungen im Schlaf oder Störungen der Atemregulation. Ferner erlaubt die Schlafableitung eine Objektivierung von Parametern wie Einschlaflatenz, Schlafdauer und Schlafeffizienz; dies ist von besonderer Bedeutung, wenn eine drastische Diskrepanz zwischen subjektiver Wahrnehmung des Schlafes und objektivem Schlafbefund vorliegt („Fehlwahrnehmung des Schlafzustandes").

Bei im Vordergrund stehender *hypersomnischer* Symptomatik erlaubt die Schlafpolygraphie, wichtige organische Faktoren zu identifizieren. Dazu gehören in erster Linie die Störungen der Atemregulation, insbesondere die Schlafapnoe-Syndrome, die zu den häufigsten Ursachen von Hypersomnien gehören. Ein weiteres mit Hypersomnie einhergehendes Krankheitsbild ist die Narkolepsie, die sehr charakteristische Schlaf-EEG-Befunde aufweist (vor allem gehäufte kurze

Tabelle 4.2. Klassifikation der Schlafstörungen nach ICSD (Hauptkategorien)

1 Dyssomnien
   A Intrinsische Schlafstörungen
   B Extrinsische Schlafstörungen
   C Störungen des zirkadianen Rhythmus
2 Parasomnien
   A Arousal-Störungen
   B Störungen des Schlaf-Wach-Übergangs
   C Parasomnien in Verbindung mit REM-Schlaf
   D Andere Parasomnien
3 Medizinische und psychiatrisch bedingte Schlafstörungen
   A Schlafstörungen bei psychiatrischen Erkrankungen
   B Schlafstörungen bei neurologischen Erkrankungen
   C Schlafstörungen bei anderen körperlichen Erkrankungen
4 Vorgeschlagene Schlafstörungen

REM-Latenzen, sogenannte Einschlaf-REM-Episoden) und zu deren definitiver Diagnostik eine Schlafpolygraphie einschließlich eines Multiplen Schlaflatenz-Tests obligatorisch ist. Abbildung 4.8 zeigt die typischen schlafpolygraphischen Befunde einer jungen Patientin mit Narkolepsie: in beiden Nächten sowie in drei der vier Durchgänge des Multiplen Schlaflatenz-Tests finden sich Einschlaf-REM-Episoden; außerdem ist die bei Narkolepsie nicht seltene Störung der Kontinuität des Nachtschlafes durch häufiges intermittierendes Erwachen zu erkennen.

Eine weitere durch übermäßige Schlafrigkeit gekennzeichnete Erkrankung ist die periodische Hypersomnie (Kleine-Levin-Syndrom). Hier treten wiederkehrende Episoden vermehrten Schlafbedürfnisses von wenigen Tagen bis zu mehreren Wochen Dauer auf. Neben der Hypersomnie kommt es zu Hyperphagie, Hypersexualität, Reizbarkeit und anderen Verhaltensauffälligkeiten. Klinisch stellt sich gelegentlich die Frage der differentialdiagnostischen Abgrenzung von phasenhaft verlaufenden affektiven Störungen. Hier kann die Schlafpolygraphie durch die Objektivierung der stark verlängerten Schlafdauer zur Klärung beitragen.

Auch bei *Parasomnien* ist eine Schlaf-EEG-Untersuchung von Bedeutung. Die diagnostische Zuordnung nächtlicher Verhaltensauffälligkeiten erfordert häufig die Identifikation des Schlafstadiums, in dem sie auftreten. So sind Schlafwandeln und Pavor nocturnus Phänomene, die an den Non-REM-Schlaf, insbesondere den Tiefschlaf, geknüpft sind. Die sogenannte „REM-Schlaf-Verhaltensstörung" dagegen sowie ausgeprägte Alpträume erfolgen aus dem REM-Schlaf heraus. Wenn das klinische Bild nicht schon eindeutig ist, erlaubt die Schlafpolygraphie hier eine diagnostische Präzisierung mit entsprechenden unterschiedlichen therapeutischen Konsequenzen.

Bei *Schlaf-Wach-Rhythmusstörungen* kann die Schlafpolygraphie bestimmte diagnostische Zusatzinformationen bieten; die Diagnose beruht bei dieser

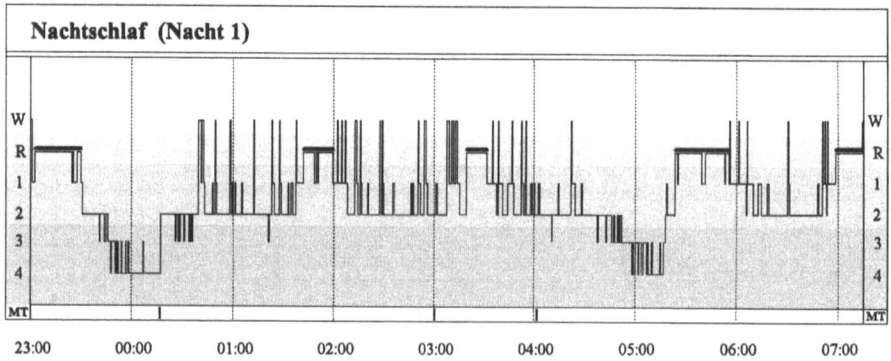
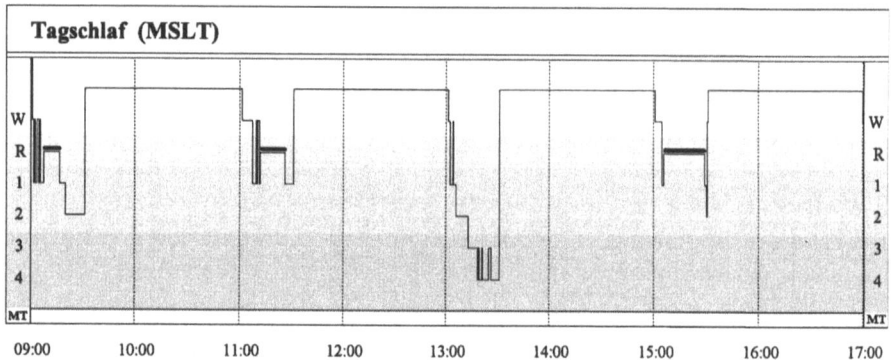
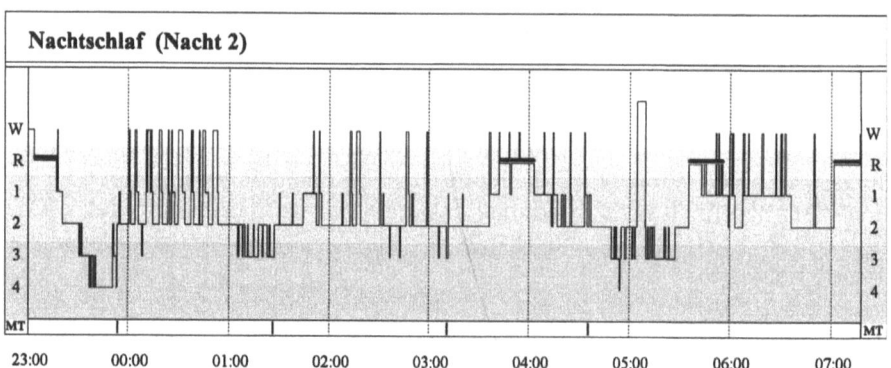

Abb. 4.8. Schlafbefunde bei einer jungen Patientin mit Narkolepsie. *Oben:* Schlafprofil der ersten Nacht (Schlafstadien wie Abbildung 4.7) *Mitte:* Schlafprofile der vier Durchgänge des Multiplen Schlaflatenz-Tests (Schlafstadien wie Abbildung 4.7) *Unten:* Schlafprofil der zweiten Nacht (Schlafstadien wie Abbildung 4.7).

Gruppe von Schlafstorungen jedoch in erster Linie auf Anamneseerhebung einschließlich Schlaftagebuchern sowie Erfassungen des Schlaf-Wach-Rhythmus uber langere Zeitraume mit Hilfe von Bewegungsaufnehmern (Aktometern)

4 2 2 Differentialdiagnostik der Erektilen Dysfunktion

Karacan (1970) beschrieb erstmals den moglichen Nutzen der Erfassung nachtlicher Spontanerektionen mittels Penisplethysmographie (nocturnal penile tumescence, NPT) fur die Differentialdiagnostik der erektilen Dysfunktion (eingehende Darstellung der Methodik in Ware 1989) Er postulierte, daß Patienten mit „psychogener" Erektionsstorung im Gegensatz zu solchen mit organisch bedingter erektiler Dysfunktion normale Spontanerektionen aufweisen Abbildung 4 9 zeigt ein Beispiel eines Patienten mit psychogener erektiler Dysfunktion, der hinsichtlich Tumeszenz und Rigiditat sehr gut ausgeprägte, eng an die REM-Schlaf-Phasen gekoppelte Erektionen und damit einen Normalbefund zeigt Bei Patienten mit organisch bedingter erektiler Dysfunktion finden sich deutlich geringere Tumeszenz- und Rigiditatswerte und kurzere Erektionen, im Extremfall zeigen beide Parameter eine Nullinie

Als „klinische Faustregel" hat das Postulat von Karacan weiterhin Geltung, jedoch mit Einschrankungen Normale nachtliche Spontanerektionen lassen eine organische Genese der erektilen Dysfunktion zwar als sehr unwahrscheinlich erscheinen, umgekehrt ist jedoch der Schluß von einem pathologischen NPT-Befund auf das Vorliegen einer organischen Storung viel unsicherer Die NPT-Methode ist in Bezug auf organisch bedingte Storungen zwar sensitiv, aber nicht sehr spezifisch Beeintrachtigte nachtliche Spontanerektionen konnen unter anderem durch fehlenden Schlaf, mangelnde Schlafkontinuitat, verminderten REM-Schlaf, Komorbiditat mit psychischen Storungen oder hoheres Lebensalter bedingt sein, isolierte Erfassungen der NPT ohne gleichzeitige Schlafregistrierung sind demnach von begrenzter Aussagekraft (Schiavi 1988, Wiegand 1995) Die Forderung, NPT-Untersuchungen stets im Kontext regelrechter Schlafpolygraphien durchzufuhren, wird noch unterstutzt durch die Beobachtung, daß bestimmte Schlafstorungen haufig mit erektiler Dysfunktion einhergehen, z B die Schlafapnoe (Schmidt u Wise 1981)

4 2 3 Depressive Storungen

Von allen psychiatrischen Krankheitsgruppen wurden Patienten mit *depressiven Storungen* bisher am haufigsten schlafpolygraphisch untersucht Die umfangreiche bis dahin vorliegende Literatur wurde im Rahmen einer Meta-Analyse von Benca et al (1992) gesichtet, und die Daten wurden mit solchen von gesunden Personen und Patienten mit anderen psychiatrischen Storungen verglichen Depressive Patienten zeigen eine verlangerte Einschlaflatenz und eine reduzierte Schlafkontinuitat (intermittierendes und/oder fruhmorgendliches Erwachen), diese Auffalligkeiten sind jedoch nicht spezifisch fur depressive Patienten Die oft behauptete Reduktion des Tiefschlafanteils bei Depressiven ist vermutlich ausschließlich ein Alterseffekt

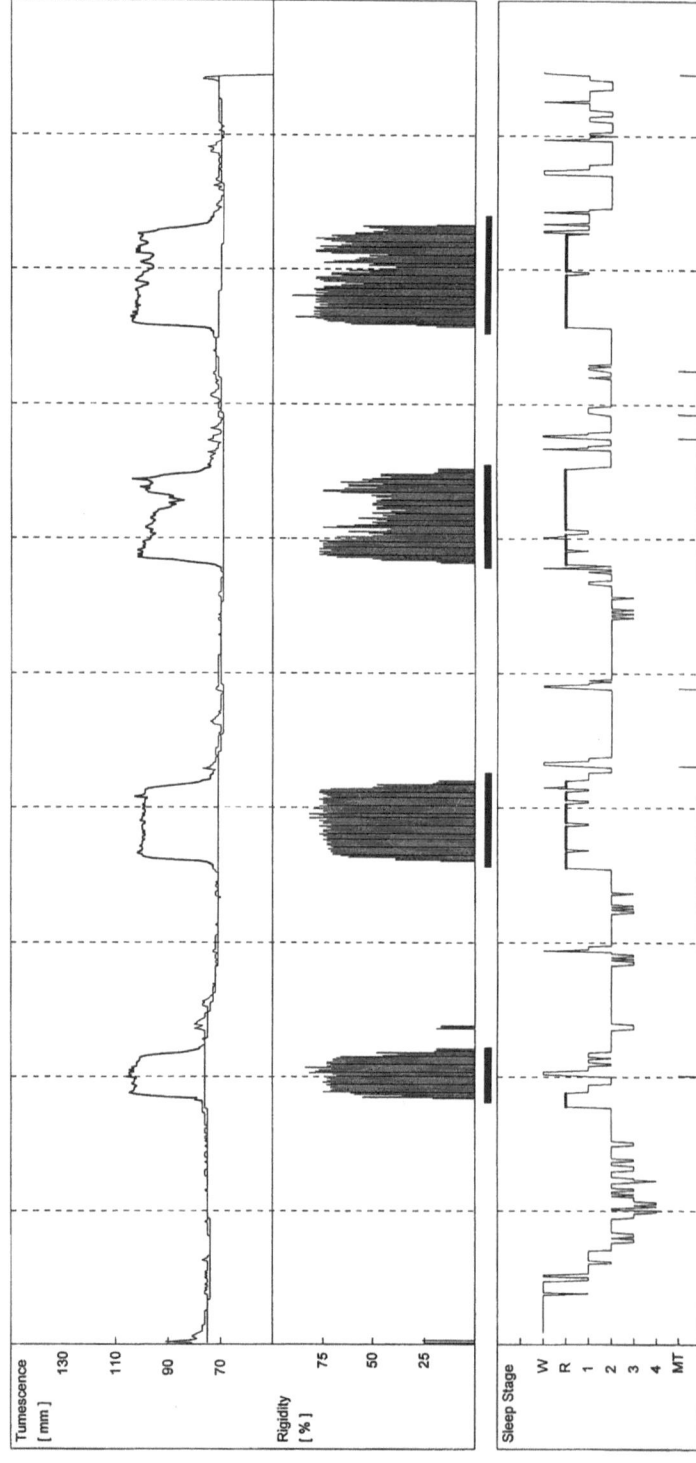

Abb. 4.9. Schlafprofil und nächtliche Spontanerektionen bei einem Patienten mit psychisch bedingter erektiler Dysfunktion: Normalbefund

Im Mittelpunkt des Interesses standen lange Zeit die REM-Schlaf-Veranderungen bei der Depression, insbesondere die haufig festzustellende Verkurzung der REM-Latenz, damit einhergehend wird eine Erhohung des REM-Schlaf-Anteils in der ersten Nachthalfte bobachtet Kupfer (1976) postulierte, daß verkurzte REM-Latenzen spezifisch seien fur „primare" oder „endogene" Depressionen, und daß deren schlafpolygraphische Erfassung somit zur Differentialdiagnostik von Unterformen der Depression beitragen konne sowie zur Abgrenzung zwischen Depressionen und anderen psychischen Storungen Kurze REM-Latenzen wurden als „biologische Marker" der Depression, speziell der endogenen Depression dargestellt Diese Position laßt sich heute nicht mehr aufrechterhalten Kurze REM-Latenzen finden sich auch bei verschiedenen anderen psychiatrischen Erkrankungen, allerdings tritt die REM-Latenz-Verkurzung bei Depressiven deutlich haufiger auf Untersucht man depressive Patienten uber drei bis vier Nachte im Schlaflabor, so zeigen etwa zwei Drittel eine Verkurzung der REM-Latenz auf durchschnittlich 50 Minuten Ein erhebliches methodisches Problem in den Studien zur REM-Latenz stellt die ausgepragte Altersabhangigkeit dieses Parameters dar Ein noch depressionsspezifischerer Befund ist die Erhohung der REM-Dichte, im Gegensatz zur REM-Latenz scheint diese nicht vom Lebensalter beeinflußt zu sein

In verschiedenen Studien wurden remittierte depressive Patienten untersucht in Hinblick auf die Frage, ob die Auffalligkeiten des Schlafes, vor allem die REM-Schlaf-Abnormitaten, als „trait-" oder als „state-"Marker zu betrachten seien, inwieweit die Veranderungen nach Remission persistieren Die hierzu vorliegenden Befunde sind bislang kontrovers, was moglicherweise mit Unterschieden in den untersuchten Patientenkollektiven zusammenhangt Neuere Befunde weisen darauf hin, daß auch gesunde Probanden, die eng mit depressiv Erkrankten verwandt sind und damit ein hohes genetisches Risiko tragen, affektiv zu erkranken, ein Schlafmuster aufweisen, das Ahnlichkeiten mit dem Depressiver zeigt (Uberblicke zum Thema „Schlaf bei Depression" finden sich in Berger u Riemann 1993, Lauer 1997a und Riemann 1997)

4 2 4 Schizophrenie

Im Vergleich zu den affektiven Storungen ist die *Schizophrenie* bislang wenig schlafpolygraphisch untersucht worden Die vorhandenen Studien sind methodisch belastet durch moglich akute und chronische Medikations- bzw Absetzeffekte sowie unberucksichtigte Alterseffekte Als auffalligste Veranderungen finden sich eine Fragmentierung des Schlafes, eine Reduktion des Tiefschlafanteils und eine verkurzte REM-Latenz Moglicherweise ist lediglich die Schlaffragmentierung ein medikations-unabhangiger Effekt (Lauer 1997b)

4 2 5 Weitere psychiatrische Erkrankungen

Bei *Panikerkrankungen* finden sich Verlangerungen der Einschlaflatenz sowie eine Verringerung der Schlafeffizienz Widerspruchliche Befunde liegen vor hinsichtlich der REM-Latenzen Patienten mit *generalisierter Angststorung* zeigen häufig eine Insomnie, jedoch keine Auffälligkeiten in den REM-Schlaf-Parametern. Bei Patienten mit *Zwangsstörungen* wurden unspezifische Verschlechterungen der Schlafqualität beobachtet. *Posttraumatische Belastungsstörungen* können, neben unspezifisch reduzierte Schlafqualität, mit vermehrtem REM-Schlaf einhergehen, korrelierend mit Alpträumen, jedoch auch mit REM-Schlaf-Reduktion zugunsten eines höheren Tiefschlafanteils. Bei Patienten mit *Anorexia nervosa* findet sich eine Tiefschlafreduktion; die *Bulimia nervosa* geht demgegenüber nicht mit Veränderungen des Schlafes einher (Übersicht in Lauer 1997a).

Bei dementiellen Erkrankungen, insbesondere Demenzen vom Alzheimer-Typ, kommt es zu Fragmentierungen des Schlafes mit erhöhtem Wachanteil und zu einer Reduktion des REM-Schlafs; daneben sind im Schlaf wie auch im Wach-EEG die Allgemeinveränderungen im Sinne einer Zunahme niederfrequenter, hochamplitudiger Wellenanteile im Delta-/Thetafrequenzbereich zu beobachten (Friess 1997).

4.2.6. Effekte psychotroper Substanzen

Psychotrope Substanzen haben charakteristische Effekte auf den Schlaf. Alkohol verkürzt die Einschlaflatenz und vermehrt initial den Tiefschlaf; im weiteren Verlauf der Nacht kommt es jedoch zu einer Tiefschlafreduktion, einer Zunahme des REM-Schlafes und einer Verflachung des Schlafes. Bei Patienten mit *chronischem Alkoholismus* kommt es auch nach sehr langer Abstinenz zu anhaltender Störung der Schlafkontinuität und einer deutlichen Verminderung des Tiefschlafs. Andere psychotrope Substanzen führen bei Gewöhnung und nach Entzug meist zu anhaltenden Insomnien; Stimulanzien wie Amphetamin und Cocain können nach Entzug jedoch auch hypersomnische Bilder hervorrufen (Hemmeter 1997).

4.2.7. Zusammenfassung der klinisch-psychiatrischen Bedeutung

In aller Regel ist keine spezielle schlafmedizinische Diagnostik (oder gar eine Schlafpolygraphie) erforderlich, wenn eine Schlafstörung im Kontext einer typischen psychiatrischen Symptomkonstellation erscheint, beispielsweise ein ausgeprägtes frühmorgendliches Erwachen bei einer depressiven Episode. Der diagnostische und differentialdiagnostische Nutzen der Schlafpolygraphie für den größten Teil der psychischen Erkrankungen ist begrenzt; in der Regel finden sich unspezifische Störungen des Schlafes, deren Identifizierung keine wesentliche diagnostische Hilfe ist. Das gilt (mit gewissen Einschränkungen) auch für die depressiven Störungen. Wie bereits oben erwähnt, haben sich die hohen Erwartungen, die in den siebziger und achtziger Jahren bezüglich des unmittelbaren klinisch-diagnostischen Nutzens der Schlafpolygraphie bestanden, nicht erfüllt. Diagnostik und Differentialdiagnostik der Depression beruhen weiterhin ausschließlich auf Verlauf und psychopathologischem Befund; ein normaler Schlafbefund kann eine so gestellte Diagnose nicht in Frage stellen, ebensowenig wie das Vorliegen einer verkürzten REM-Latenz ohne weitere spezifische klinische Auffälligkeiten ausreicht, die Diagnose einer Depression zu stellen. Allerdings kann eine Schlafpolygraphie hilfreich sein bei der oft schwierigen differentialdiagnostischen Unterscheidung zwischen depressiver Pseudodemenz und mäßig ausgeprägter Demenz vom Alzheimer-Typ (DAT): bei letzterer finden sich häufiger verlängerte REM-Latenzen (Reynolds et al. 1988), und nach selektivem REM-Schlaf-Entzug reagieren Patienten mit DAT mit einem ausgeprägteren REM-Schlaf-Rebound (Reynolds et al. 1990). Bezüglich anderer psychiatrischer Krankheitsbilder gibt es jedoch keine spezifischen schlafpolygraphischen Befunde, die es nahelegen würden, Schlaflaboruntersuchungen im Rahmen der psychiatrischen *Routine*diagnostik einzusetzen.

4.2.8 Die Schlafpolygraphie in der psychiatrischen Forschung

In den vorstehenden Abschnitten wurden die Ergebnisse von Schlafuntersuchungen bei psychiatrischen Erkrankungen insoweit dargestellt, als sie für die klinische Anwendung relevant sind. Der Nutzen der Schlafpolygraphie beschränkt sich jedoch nicht auf diesen Aspekt, darüber hinaus bietet das Verfahren die Möglichkeit, auch grundlegenderen Fragestellungen der Ätiologie und Pathogenese psychischer Störungen nachzugehen. Im Schlaf ist es möglich, über eine längere Zeitdauer die spontane Aktivität des Gehirns unter weitestgehender Ausschaltung der Effekte externer Stimulation zu beobachten, der Schlaf stellt somit ein besonderes „Fenster zum Gehirn" dar. Gemeinsamer Nenner vieler schlafpolygraphischer Untersuchungen in der psychiatrischen Forschung ist die Erwartung, durch Entdeckung von Auffälligkeiten der Schlafstruktur bei verschiedenen Krankheitsbildern Rückschlüsse auf pathophysiologische Vorgänge ziehen zu können.

Schlaf und affektive Störungen

Der Ansatz, durch schlafpolygraphische Untersuchungen ein besseres Verständnis der Pathophysiologie psychischer Störungen zu erzielen, wurde bisher sehr intensiv bei den *affektiven Störungen* verfolgt. Die Auffälligkeiten des Schlafes bei depressiven Patienten wurden bereits oben dargestellt, darüber hinaus gibt es einige experimentelle Befunde, die die engen wechselseitigen Beziehungen zwischen Schlaf und Depression noch weiter unterstreichen. So hat ein vollständiger Schlafentzug für eine Nacht eine kurzfristige antidepressive Wirkung, diese kann auch durch einen „partiellen" Schlafentzug (Reduktion der Schlafdauer auf drei bis vier Stunden) erzielt werden (zum therapeutischen Schlafentzug siehe Wiegand 1995, Kasper u. Möller 1996). Nach erfolgreichem Schlafentzug können kurze Tagschlaf-Episoden bei einem Teil der Patienten einen unmittelbaren Rückfall in die Depression bewirken, insbesondere am Vormittag (Wiegand et al. 1993). Auch selektiver REM-Schlaf-Entzug vermag einen antidepressiven Effekt hervorzurufen. Auffällig ist ferner, daß der Großteil der antidepressiven Medikamente den REM-Schlaf anhaltend unterdrückt.

Zur Erklärung dieser Phänomene sind Hypothesen erforderlich, die Theorien zur Pathophysiologie einzelner psychiatrischer Störungen mit solchen zur Schlafregulation verknüpfen. Als Beispiele seien hier drei solcher Modelle kurz skizziert, die in der gegenwärtigen Diskussion eine besondere Rolle spielen (Überblick in Lauer 1997a)

- Zu den ältesten Erklärungsansätzen für die Beziehungen zwischen Schlaf und Depression gehören chronobiologische Modelle. Paradigmatisch für solche Ansätze ist das „Phase-advance-Modell" der Depression, das auf dem Zwei-Oszillator-Modell von Wever (1979) beruht. Nach diesem Modell treibt ein „starker" zirkadianer Oszillator die Rhythmen von Körpertemperatur, REM-Schlaf und Cortisol, während ein „schwacher", an den Wechsel von Hell und Dunkel gekoppelter Oszillator den Schlaf-Wach-Rhythmus erzeugt. Die erstmals von Wehr u. Wirz-Justice (1981) und Kripke (1984) formulierte Hypothese nimmt an, daß in der Depression die Phasenlage des starken Oszillators vorverlagert ist, während der schwache Oszillator seine normale Phasenlage in Relation zur Umgebung beibehält.
Durch dieses Modell lassen sich viele klinische, physiologische und biochemische Befunde bei Depressiven erklären. Es erlaubt auch, sogenannte „kritische Phasen" im Tagesverlauf zu postulieren, während derer das Auftreten von Schlaf eine depressiogene, die Vermeidung von Schlaf dagegen eine antidepressive Wirkung hat. Diese Hypothese ist von besonderem Wert bei der Erklärung einiger Befunde zu den Wirkungen von Schlafentzug und Tagschlafepisoden bei depressiven Patienten.
- Eine weiterhin bedeutsame Theorie ist das *Zwei-Prozesse-Modell der Schlafregulation*, das 1982 erstmals von Borbély aufgestellt und seitdem kontinuierlich weiterentwickelt wurde. Es postuliert, daß Schlafen und Wachen durch die Interaktion eines homöostatischen „Prozesses S" mit einem zirkadianen „Prozeß C" reguliert werden. Die Natur des Prozesses S ist ungeklärt, er könnte einer hypothetischen „Schlafsubstanz" entsprechen (hier knüpft das Modell an ältere „Hypnotoxin"-Theorien zur Schlafregulation an). Das Niveau von Prozeß S entspricht der EEG-Power-Dichte im Non-REM-Schlaf, es steigt im Wachzustand exponentiell und fällt im Schlaf ab. Prozeß C wird zirkadian moduliert, die Interaktion beider Prozesse determiniert unter anderem die Schlafdauer und den Aufwachzeitpunkt. Eine Verbindung zur Depressionsforschung ergibt sich durch die Annahme, daß in der Depression Prozeß S langsamer aufgebaut wird (Borbély u. Wirz-Justice 1982, Borbély 1987).
Das Modell kann viele der Auffälligkeiten im Schlaf depressiver Patienten erklären, beispielsweise die verlängerte Einschlaflatenz, das häufige intermittierende und das frühzeitige morgendliche Erwachen sowie die Verkürzung der REM-Latenz, die als Folge einer reduzierten REM-Schlaf-Inhibition durch Prozeß S zu Beginn der Nacht interpretiert wird. Empirische Überprüfungen der Theorie haben jedoch widersprüchliche Ergebnisse erbracht, fraglich ist insbesondere die verringerte EEG-Powerdichte bei depressiven Patienten, die eine Kernannahme der Theorie darstellt.
- Das Alternieren von Non-REM-Schlaf und REM-Schlaf steht im Mittelpunkt des *reziproken Interaktionsmodells der REM-Schlaf-Regulation*, dieses be-

ruht auf tierexperimentellen Untersuchungen von Hobson u. McCarley (Hobson et al. 1975, 1986). Der zyklische Ablauf von REM- und Non-REM-Phasen wird durch zwei im Gegentakt oszillierende Zellverbände hervorgerufen: aminerge „REM-off-Zellen" und cholinerge „REM-on-Zellen". Dieses Wechselspiel kann pharmakologisch modifiziert werden; die Theorie ermöglicht es, die Effekte verschiedener Medikamente auf das Schlafprofil zu erklären (zum Beispiel die Reduktion des REM-Schlafes durch die meisten Antidepressiva und andere Psychopharmaka). In Verbindung mit dem cholinerg-aminergen Imbalance-Modell der Depression (Janowsky et al. 1972) erlaubt sie es auch, einen großen Teil der Auffälligkeiten im Schlaf Depressiver, speziell die Veränderungen des REM-Schlafes, zu erklären. Wie bei den anderen Theorien gibt es hier jedoch auch widersprüchliche Evidenzen; eine ausführliche Diskussion findet sich in Berger u. Riemann (1993).

Es gibt eine Reihe neuerer methodische Ansätze in diesem Forschungsbereich. In zunehmendem Maße werden neuroendokrinologische und immunologische Methoden mit der Schlafpolygraphie kombiniert. Zu erwähnen ist auch die Einbeziehung funktioneller bildgebender Verfahren; sowohl mittels der Positronenemissionstomographie (PET) als auch der Single-Photon-Emissionstomographie (SPECT) konnten Auffälligkeiten in zerebralem Metabolismus und Hirndurchblutung depressiver Patienten erkannt werden, die sich möglicherweise für ein besseres Verständnis der zugrundeliegenden Pathophysiologie verwerten lassen. Von besonderem Interesse sind in diesem Zusammenhang die mittels funktionell-bildgebender Verfahren vor und nach therapeutischem Schlafentzug erhobenen Befunde. Wünschenswert und erfolgversprechend erscheinen Studien, in denen die Schlafpolygraphie zeitlich synchron mit den bildgebenden Verfahren verknüpft wird (Buchsbaum et al. 1989).

Einen vielversprechenden Weg stellt auch die Weiterentwicklung der schlafpolygraphischen Methodik durch die Möglichkeiten automatischer Datenanalyse dar. Beispiel für diesen Ansatz sind die Studien von Roschke et al. (1994), die sich ausschließlich auf eine detaillierte Analyse der im Schlaf-EEG-Signal enthaltenen Informationen stützen. Unter Anwendung der Theorie nichtlinearer dynamischer Systeme konten sie in ersten Untersuchungen an depressiven Patienten im Non-REM-Schlaf eine Reduktion sowohl der Dimensionalität des EEG-Signals als auch des Lyapunov-Exponenten als Maß für die „sensitive Abhängigkeit von den Anfangsbedingungen" beobachten, kein Unterschied ergab sich im REM-Schlaf. Wie dieser Befund in Einklang zu bringen ist mit den vielfältigen REM-Schlaf-Veränderungen, wie sie mittels konventioneller Auswertemethodik bei depressiven Patienten gefunden werden können, und welchem Wert diese Ergebnisse für das Verständnis der Pathophysiologie depressiver Erkrankungen haben, ist Gegenstand aktueller Diskussionen.

Schlaf und Schizophrenie

Analog zu den affektiven Störungen lassen sich auch die schlafpolygraphischen Befunde bei der *Schizophrenie* unter dem Aspekt pathophysiologischer Hypothesen diskutieren, insbesondere im Rahmen der Modelle, die eine Dysfunktion des dopaminergen Systems bei der Schizophrenie postulieren; im Vergleich zu anderen Methoden (z.B.funktionellen bildgebenden Verfahren) ist der Beitrag der „konventionellen" Schlafpolygraphie zur Theoriebildung in diesem Bereich jedoch eher bescheiden (Lauer 1997a). Auch bei schizophrenen Patienten haben Röschke et al. (1994) das Schlaf-EEG unter nichtlinear-dynamischem Aspekt untersucht. Sie fanden bei diesen Patienten eine Reduktion der Dimensionalität wahrend des REM-Schlafes, zugleich jedoch eine Zunahme der sensitiven Abhangigkeit von den Anfangsbedingungen (Lyapunov-Exponent) in diesem Stadium. Im Tiefschlaf waren keine funktionellen Änderungen zu erkennen. Diese Befunde lassen sich diskutieren im Rahmen der Theorien zur Storung der Informationsverarbeitung bei der Schizophrenie. Es muß noch offen bleiben, wie sie in Einklang zu bringen sind mit den mittels konventionellen Auswertemethoden gewonnenen Daten, die keine REM-Schlaf-Veranderungen bei der Schizophrenie gefunden haben.

4.3. Ausblick

Die Schlafpolygraphie wird sicher weiterhin eine wichtige Rolle in der psychiatrischen Forschung spielen; die Möglichkeiten, die in der konventionellen Schlafanalyse (im Sinne der Stadienklassifikation und der Bestimmung „klassischer" Parameter wie der REM-Latenz und der REM-Dichte) liegen, erscheinen jedoch weitgehend erschopft. Derzeit zeichnen sich zwei Entwicklungslinien ab. Zum einen erlaubt die automatische Analyse der Schlafdaten eine umfassendere, effizientere und wesentlich differenziertere Ausschopfung der Fülle an Informationen in allen Biosignalen, die bei einer Schlafpolygraphie erfaßt werden. Zum anderen wird sich das wissenschaftliche Potential der Schlafpolygraphie durch eine engere Verknupfung und Integration mit anderen aktuellen neurobiologischen Untersuchungsmethoden (Neuroendokrinologie, Immunologie, funktionelle bildgebenden Verfahren u.a.) zweifellos optimieren lassen.

4.4. Literatur

American Electroencephalographic Society guidelines for polygraphic assessment of sleep-related disorders (polysomnography) J Clin Neurophysiol 9 88–96

American Sleep Disorders Association (ASDA) (1990) The International Classification of Sleep Disorders Diagnostic and coding manual Allen Press, Lawrence, KS

Aserinsky E, Kleitman N (1953) Regularly occurring periods of eye motility and concomitant phenomena during sleep Science 118 273–274

Benca RM, Obermeyer WH, Thisted RA, Gillin JC (1992) Sleep and psychiatric disorder A meta-analysis Arch Gen Psychiatry 49 651–668

Berger H (1929) Uber das Elektroenkephalogramm des Menschen Archiv fur Psychiatrie und Nervenkrankheiten 87 527–570

Berger M (Hrsg) (1992) Handbuch des normalen und gestorten Schlafs Springer, Berlin Heidelberg New York

Berger M, Riemann D (1993) REM sleep in depression – an overview J Sleep Res 2 211–223

Borbély AA (1982) A two process model of sleep regulation Human Neurobiol 1 195–204

Borbely AA (1987) The S-deficiency hypothesis of depression and the two-process model of sleep regulation. Pharmacopsychiat 20: 23–29

Borbely AA, Wirz Justice A (1982) Sleep, sleep deprivation and depression. Human Neurobiol 1: 205–210

Buchsbaum MS, Gillin JC, Wu J, Hazlett E, Sicotte N, Dupont RM, Bunney WE (1989) Regional cerebral glucose metabolic rate in human sleep assessed by positron emission tomography. Life Sciences 45: 1349–1356

Carskadon MA, Rechtschaffen A (1989) Monitoring and staging human sleep. In: Kryger MH, Roth T, Dement WC (eds) Principles and practice of sleep medicine. Saunders, Philadelphia, pp 665–683

Dement W, Kleitman N (1957) Cyclic variations in EEG during sleep and their relation to eye movements, body motility, and dreaming. Electroencephalography Clinical Neurophysiology 9: 673–690

Dilling H, Mombour W, Schmidt MH (Hrsg) (1991) Internationale Klassifikation psychischer Störungen ICD-10 Kapitel V (F) Klinisch-diagnostische Leitlinien. Huber, Bern Göttingen Toronto

Fell J, Roschke J, Schafffner C, Mann K (1996) Discrimination of sleep stages: a comparison between spectral and nonlinear EEG measures. Electroencephalogr Clin Neurophysiol 98: 401–410

Friess E (1997) Schlafbefunde bei Patienten mit Demenz. In: Schulz H (Hrsg) Kompendium Schlafmedizin für Ausbildung, Klinik und Praxis. ecomed, Landsberg/Lech, S VIII-6.2

Hemmeter U (1997) Alkohol: Akuteffekte, kurz- und mittelfristige Veränderungen des Schlafs während der Entwöhnung, andere Substanzen. In: Schulz H (Hrsg) Kompendium Schlafmedizin für Ausbildung, Klinik und Praxis. ecomed, Landsberg/Lech, S VIII-4.2 und VIII-4.3

Hobson JA, McCarley RW, Wyzinski PW (1975) Sleep cycle oscillation: reciprocal discharge by two brainstem neuronal groups. Science 189: 55–58

Hobson JA, Lydic R, Baghdoyan HA (1986) Evolving concepts of sleep cycle generation: from brain centers to neuronal populations. Behav Brain Sci 9: 371–448

Janowsky DS, El-Yousef MK, Davis JM, Sekerke HJ (1972) A cholinergic-adrenergic hypothesis of mania and depression. Lancet 2: 632–635

Karacan I (1970) Clinical value of nocturnal erections in the prognosis and diagnosis of impotence. Med Aspects Hum Sex 4: 27–34

Kasper S, Moller HJ (1996) Therapeutischer Schlafentzug. Klinik und Wirkmechanismen. Springer, Wien New York

Kripke DF (1984) Critical interval hypotheses for depression. Chronobiology international 1: 73–80

Kubicki S (1995) Vigilanz und Schlaf. In: Zschocke S, Klinische Elektroenzephalographie. Springer, Berlin Heidelberg, S 165–202

Kubicki S, Herrmann WM, Holler L, Scheuler W (1982) Kritische Bemerkungen zu den Regeln von Rechtschaffen und Kales über die visuelle Auswertung von EEG-Schlafableitungen. Z EEG-EMG 13: 51–60

Kupfer DJ (1976) REM latency: a psychobiological marker for primary depressive disorder. Biol Psychiatry 11: 159–174

Lauer CJ (1997a) Der Schlaf bei psychiatrischen Erkrankungen. Der Beitrag der Polysomnographie zum Verständnis der Pathophysiologie psychiatrischer Erkrankungen. MMV, München

Lauer CJ (1997b) Schlafbefunde bei Patienten mit schizophrener Erkrankung. In: Schulz H (Hrsg) Kompendium Schlafmedizin für Ausbildung, Klinik und Praxis. ecomed, Landsberg/Lech, S VIII-2.2

Loomis AL, Harvey EN, Hobart GA (1937) Cerebral states during sleep as studied by human brain potentials. Journal of Experimental Psychology 21: 127–144

Mitler MM, Gujavarty S, Browman CP (1982) Maintenance of wakefulness test: a polysomnographic technique for evaluating treatment efficacy in patients with excessive somnolence. Electroencepahlogr Clin Neurophysiol 53: 658–661

Penzel T, Hajak G, Hoffmann RM, Lund R, Podszus T, Pollmacher T, Schafer T, Schulz H, Sonnenschein W, Spieweg I (1993) Empfehlungen zur Durchfuhrung und Auswertung polygraphischer Ableitungen im diagnostischen Schlaflabor Z EEG-EMG 24 65–70

Pollmacher T, Lauer C (1992) Physiologie von Schlaf und Schlafregulation In Berger M (Hrsg) Handbuch des normalen und gestorten Schlafs Springer, Berlin Heidelberg New York, S 1–44

Rechtschaffen A, Kales A (1968) A manual of standardized terminology, techniques and scoring system for sleep stages of human subjects US Government Printing Office, Public Health Service, Washington, DC

Reynolds CF, Kupfer DJ, Houck PR, Hoch CC, Stack JA, Berman SR, Zimmer B (1988) Reliable discrimination of elderly depressed and demented patients by electroencephalographic sleep data Arch Gen Psychiatry 45 258–264

Reynolds CF, Buysse DJ, Kupfer DJ, Hoch CC, Houck PR, Matzzie J, George CJ (1990) Rapid eye movement sleep deprivation as a probe in elderly subjects Arch Gen Psychiatry 47 1128–1138

Riemann D (1997) Schlafbefunde bei affektiv erkrankten Patienten In Schulz H (Hrsg) Kompendium Schlafmedizin fur Ausbildung, Klinik und Praxis ecomed, Landsberg/Lech, S VIII-1 1

Roehrs T, Roth T (1992) Multiple sleep latency test technical aspects and normal values J Clin Neurophysiol 9 63–67

Roschke J, Mann K, Fell J (1994) Nonlinear EEG dynamics during sleep in depression and schizophrenia Int J Neurosci 75 271–284

Schiavi RC (1988) Nocturnal penile tumescence in the evaluation of erectile disorders a critical review J Sex Marital Ther 14 83–97

Schmidt HS, Wise HA II (1981) Significance of impaired penile tumescence and associated polysomnographic abnormalities in the impotent patient J Urology 126 348–351

Schulz H (Hrsg) (1997) Kompendium Schlafmedizin fur Ausbildung, Klinik und Praxis ecomed, Landsberg/Lech

Thorpy MJ (ed) (1990) Handbook of sleep disorders Dekker, New York

Ware JC (1989) Monitoring erections during sleep In Kryger MH, Roth T, Dement WC (eds) principles and practice of sleep medicine Saunders, Philadelphia, pp 689–695

Wehr TA, Wirz-Justice A (1981) Internal coincidence model for sleep deprivation and depression In Koella WP (ed) Sleep 1980 5th European Congress of Sleep Research, Amsterdam 1980 Karger, Basel, pp 26–33

Wever RA (1979) The circadian system of man Springer, New York

Wiegand MH (1995a) Erektile Dysfunktion Diagnostische Moglichkeiten des Schlaflabors Sexuologie 2 90–96

Wiegand MH (1995b) Schlaf, Schlafentzug und Depression Experimentelle Studien zum therapeutischen Schlafentzug Springer, Berlin Heidelberg New York

Wiegand MH, Riemann D, Schreiber W, Lauer C, Berger M (1993) Effect of morning and afternoon naps on mood after total sleep deprivation in patients with major depression Biol Psychiatry 33 467–476

Georg Juckel

5. Motorik

5.1. Einführung

Die Untersuchung der Motorik bei psychiatrischen Patienten ist aus mehreren Gründen von Interesse:

(1) In der Motorik des Menschen wie z.B. in Gesichtsausdruck, Mimik, Gestik, Gang, Haltung, Sprechen, Muskeltonus etc. kommen Affekte und Emotionen zum Audruck, deren Störung zentrale Merkmale psychiatrischer Erkrankungen sind (Kraepelin 1883, Bleuler 1911, Jaspers 1913). Alltäglich wird der Zustand des Patienten und der Behandlungserfolg anhand des erkennbaren motorischen Verhaltens vom Psychiater eingeschätzt; auch alle neueren, eher deskriptiv angelegten Klassifikationssysteme in der Psychiatrie gewichten diesen Aspekt immer stärker.
(2) Psychiatrische Patienten haben bisweilen motorische Störungen, deren Abgrenzung von neurologischen Krankheiten schwierig ist.
(3) Die bei der Behandlung psychiatrischer Patienten eingesetzten Psychopharmaka wie Neuroleptika und Antidepressiva induzieren bestimmte auffällige Veränderungen der Motorik.

Alle drei Bereiche überlappen sich oftmals bei einem Patienten und sind schwer voneinander zu trennen. Auch vermischen sich Aspekte der Willkür- und der Unwillkürmotorik. Oft fragt sich der Kliniker, ob bei einem schizophrenen Patienten eher ein parathym-manierierter Affekt mit bizarren Bewegungsanomalien oder eine katatone Symptomatik oder durch Neuroleptika hervorgerufene Dyskinesien vorliegen. Auch ist oft unklar, ob der bei einem depressiven Patienten gefundene Tremor Ausdruck der inneren Unruhe und Agitation oder Folge der antidepressiven Medikation ist, oder ob er möglicherweise Ausdruck einer eigenständigen motorischen Störung bei dieser Erkrankung ist, deren äußere Erscheinung (reduzierte Mimik und Gestik, langsamer Gang und monotones Sprechen etc.) manchmal stark an den Morbus Parkinson erinnert. Auch therapeutisch haben solche Fragen eine große klinische Relevanz. Könnte man beispielsweise bei einem schizophrenen Patienten mit einem affektarmen Ausdruck verläßlicher entscheiden, ob eine Negativsymptomatik, ein depressives Bild oder ein Neuroleptika-induziertes Parkinsonoid vorliegt, dann wäre die Therapieentscheidung eindeutig: in dem einen Fall würde man neuroleptisch behandeln, in dem anderen eher antidepressiv, im dritten die neuroleptische Medikation absetzten. Hier verläßliche Techniken zu entwickeln, die morbogene und pharmakogene motorische Phänomene bei psychiatrischen Patienten zu trennen vermögen, wäre diagnostisch und therapeutisch besonders in unklaren Fällen wichtig. Denn der „klinische Blick" ist hierfür, wo eher diskrete Auffälligkeiten entscheiden, allzuoft ungenau und subjektiv.

Daraus ergeben sich noch weitere Argumente für das Interesse an der Untersuchung der Motorik psychiatrischer Patienten:

(4) Würde es gelingen, motorische Auffälligkeiten für die einzelnen Krankheitsgruppen und -untergruppen mit objektiven Verfahren zu charakterisieren, dann würde dies neben den genannten differentialdiagnostischen und prädiktiven Möglichkeiten die pathogenetischen und ätiologischen Überlegungen zu diesen Erkrankungen voranbringen. Man hatte, wie zum Beispiel in der Okulomotorik, die Hoffnung, sogenannte Traitmerkmale für schizophrene Erkrankungen zu finden, die schon vor dem Ausbruch der Erkrankung vorhanden und an ihrem pathogenetischen Prozeß beteiligt sind. Die Untersuchungen der Motorik bei psychiatrischen Patienten gründet eben sich auch darin, daß die für motorische Störungen vermutlich verantwortlichen neuroanatomischen Strukturen wie z.B. die Basalganglien, der frontale Kortex und ihre Verbindungsbahnen genau die sind, die derzeit für die Enstehung psychiatrischer Erkrankungen wie Schizophrenie, Zwangstörung oder auch Depression intensiv diskutiert werden. Eine gemeinsame Untersuchung motorischer Funktionen mit anderen neurobiologischen Parametern wie z.B. dem EEG oder der Bildgebung wäre in diesem Zusammenhang wünschenswert.

(5) Wenn motorische Störungen eng mit dem Krankheitsprozeß psychiatrischer Erkrankungen zusammenhängen, dann könnte die exakte Erfassung dieser Störungen neben einer genaueren diagnostischen Zuordnung auch zur Objektivierung des Therapieerfolges beitragen, so z.B. durch Abbildung eines erhöhten Aktivitätsmusters bei depressiven Patienten, obwohl sich klinische Parameter wie beispielsweise die Stimmung noch nicht gebessert haben. Möglicherweise ähnlich wie in der Behandlung des psychogenen Schreibkrampfes, bei der unter Benutzung eines digitalen Schreibtablets die Erfassung und therapeutische Übung des Schreibens gleichzeitig geschieht, wäre dies auch für ein motorisches Training depressiver Patienten („Joggen für Depressive") denkbar.

Im folgenden werden die hauptsächlichen Untersuchungsfelder der Motorik bei psychiatrischen Patienten hinsichtlich der verwendeten apparativen Methoden und der bisher gesicherten Ergebnisse kurz vorgestellt. Über bestimmte Gebiete wie z.B. die Analyse von Gang, Haltung oder Stimme wird nicht berichtet werden, da hierzu wahrscheinlich aufgrund der Komplexität bisher recht wenige Untersuchungen vorliegen.

5.2. Allgemeine motorische Aktivität

5.2.1 Lokomotorik

Veränderungen der Motorik insgesamt, insbesondere der Lokomotorik sind ein Kardinalsymptom psychiatrischer Erkrankungen. So unterscheidet man beispielsweise klassischerweise bei der Depression (motorisch) gehemmte von (motorisch) agitierten Formen.

Methode

Für die Messung der allgemeinen motorischen Aktivität psychiatrischer Patienten wurden vor allem Aktometer oder Bewegungsfühler eingesetzt, wie sie auch in der Schlafforschung verwendet werden. Aktometer sind kleine Meßinstrumente, die etwas größer als Armbanduhren sind und die mittels eines Piezo-Elements in der Lage sind, Bewegungen zu registrieren und elektronisch abzuspeichern. Hierbei ist die Lokalisation des Aktometers von Bedeutung. Wird das Aktometer an der unteren Extremität angebracht, so wird es in erster Linie lokomotorische Aktivität, sprich Laufen und Gehen, aber auch motorische Unruhe in den Beinen auffangen. Wird es hingegen an der oberen Extremität angebracht, was in der Regel geschieht, so wird lokomotorische Aktivität eher nur in Form des Mitschlenderns der Arme beim Gehen erfaßt. Gleichzeitig kann aber so „wildes Gestikulieren", Zappeligkeit oder „nervöses Herumnesteln" bei agitierten oder erregten Patienten dokumentiert werden. Mit solchen Untersuchungsformen der motorischen Aktivät psychiatrischer Patienten im Ganzen kann also objektiviert werden, was klinisch als psychomotorische Hemmung oder Agitation (Reduktion, bzw. Vermehrung motorischer Bewegungen) bezeichnet wird.

Ergebnisse

In Abbildung 5.1 findet sich die motorische Aktivität, wie sie ein Aktometer am Handgelenk aufgezeichnet hat, für einen Patienten mit einer gehemmten Depression und einen Patienten mit einer agitierten Depression. Viele Studien konnten zeigen, daß Patienten mit der **gehemmten Form der Depression** eine insgesamt niedrigere motorische Aktivität über den Tag (vor allem morgens) aufweisen als gesunde Kontrollen, Patienten mit einer **agitierten Depression** oder mit einer **Manie**, so daß insgesamt bei gehemmt Depressiven ein geringerer Unterschied zwischen Tag- und Nachtaktivität resultierte (zum Überblick siehe Teicher 1995, Sobin u. Sackheim 1997). Untersuchungen bei Patienten mit einem häufigen Wechsel depressiver und manischer Phasen ergaben eine hohe motorische Aktivität im manischen Zustand und eine niedrige Aktivität während der Depression (Wehr et al. 1982). Mit klinischer Besserung normalisierte sich jeweils die motorische Aktivität bei den genannten Patientengruppen. Somit waren Aktometer-Messungen für die Objektivierung des Therapieerfolgs interessant. Manche Befunde sprechen dafür, bei

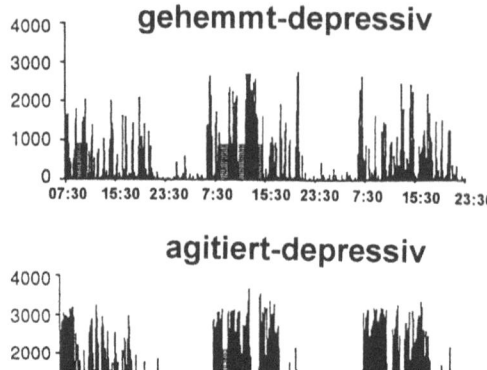

Abb. 5.1. Motorische Aktivität gemessen mit einem Aktometer am Handgelenk bei einem gehemmt depressiven und einem agitiert depressiven Patienten

gehemmt-depressiven Patienten eine besonders starke Verlangsamung und Reduktion der motorischen Aktivität ein gutes Ansprechen auf eine Behandlung mit trizyklischen Antidepressiva prädiziert. Die Frage, ob sich mit Aktivitätsmessungen diagnostische Gruppen wie depressive Patienten mit endogenen von solchen mit nicht-endogenen Anteilen valide trennen lassen, ist noch Gegenstand der Diskussion. Ob eine allgemeine Aktivitätsreduktion ein Merkmal für die gehemmten Formen der Depression darstellt, ist fraglich, da auch **schizophrene Patienten** durch eine psychomotorische Verlangsamung gekennzeichnet sind. Erste Ergebnisse bei Patienten mit **Morbus Alzheimer** und anderen Demenzformen sprechen für Veränderungen in der zirkadianen Abfolge von Ruhe- und Aktivitätsphasen.

5.2.2 Sprechaktivität

Untersuchungen zur Sprechaktivität psychiatrischer Patienten zeigten einen Zusammenhang mit dem jeweiligen psychopathologischen Zustand.

Methode

Für die Analyse der Sprechaktivität werden in der Regel Tonbandaufzeichnungen von Interviews mit den Patienten nach formalen Kriterien (Pausen, Sprechaktivitätszeiten etc.) ausgewertet.

Ergebnisse

Sprechaktivitätsanalysen sind schwierig und recht aufwendig. Deshalb liegen bisher nur wenige Untersuchungen vor. Bei **depressiven Patienten** konnte gezeigt werden, daß mit klinischer Besserung die Phonations-Zeit zunimmt und die Sprechpausen-Zeit abnimmt (Godfrey u. Knight 1984). Insgesamt ist die Sprechaktivität bei depressiven Patienten, wahrscheinlich als Ausdruck der psychomotorischen Hemmung, durch einen erhöhten Anteil von Sprechpausen gekennzeichnet (Sobin u. Sackheim 1997). Viele Pausen und geringe Sprechproduktion ist auch ein charakteristisches Zeichen bei **schizophrenen Patienten** mit ausgeprägter Negativsymptomatik; hierbei korrelieren die Längen der Pausen mit dem Grad an Alogia und Affektverflachung (Alpert et al. 1997). Bei klinischer Besserung der Alogia nimmt die Häufigkeit und Länge der Pausen ebenfalls ab. Nosologie-unspezifisch scheinen „affektreduzierte" Patienten (also schizophrene sowie depressive Patienten) durch kürzere Sprechzeiten und längere Pausen gekennzeichnet zu sein (Andreasen et al. 1981). Die Sprechaktivitätsanalyse könnte somit auch in der Verbindung mit Stimmcharakertistika („frischere Stimme") zum Objektivieren des Therapieerfolges herangezogen werden.

5.2.3. Muskeltonus

In der älteren Literatur finden sich Arbeiten zur Erfassung des Muskeltonus bei psychiatrischen Patienten.

Methode

Zum Erfassen des Muskeltonus wurde das Elektromyogramm (EMG) verwendet. Ableiteelektroden wurden über der Muskulatur verschiedener Körperregionen, wie an den Unterarmen, Beinen oder im Kieferbereich angebracht. Diese Elektroden erfassen die elektrische Aktivität des Muskels in Ruhe oder bei bestimmten Bewegungen.

Ergebnisse

Bei **schizophrenen Patienten** wurde ein erhöhter Muskeltonus gefunden (Manschreck 1993). Möglicherweise stellt dies ein physiologisches Korrelat zur gefühlten Angst dar. Denn ein weit verbreiteter Befund bei Patienten mit **Angststörungen** ist, insbesondere unter Belastung, ein durch das EMG objektivierter erhöhter Muskeltonus, der bei klinischer Bessserung wieder abnimmt (Hazlett et al. 1994). Aber auch **depressive Patienten** weisen schon in Ruhe eine höhere Muskelaktivität auf. Die Erfassung des Muskeltonus bei psychiatrischen Patienten könnte in Verbindung mit den elektrodermalen Widerstand oder der Herzrate (siehe Kapitel 6) zur Objektivierung von Angst und Erregung sowie dem eigen- und fremdgefährdenden Zustand solcher Patienten dienen.

5.3. Motorik des Gesichts: Mimik

Methode

Bei der Mimikanalyse werden die Bewegungen der mimischen Gesichtsmuskulatur aufgezeichnet und bewertet. Dabei handelt es sich entweder um standardisierte Situationen, d.h. der Proband reagiert auf ein vorher definiertes Stimulationsmaterial, oder es werden die mimischen Bewegungen in einer natürlichen Situation z.B. im Interview mit einem Interviewer oder in einem offenen Gespräch mit anderen Probanden untersucht. Bei den eingesetzten Verfahren der Mimikanalyse unterscheidet man passive und aktive Meßverfahren. Passive Verfahren sind dadurch gekennzeichnet, daß sie die Mimik lediglich „von außen beobachten", beispielsweise mit einer Videokamera aufzeichnen. Aktive Meßverfahren verwenden Marker, die in dem interessierenden Bereich der mimischen Gesichtsmuskulatur angebracht werden. Diese senden bestimmte Signale wie Licht oder Ultraschall aus und bilden somit die mimische Bewegung ab.

Historisch gesehen, begannen die ersten Versuche, das mimische Verhalten des Menschen operational zu erfassen, mit den passiven Meßverfahren. So wurde ähnlich wie in einer klinisch-psychiatrischen Situation versucht, Gesichtsausdrücke durch unabhängige Beobachter entweder direkt oder durch spätere Filmanalyse möglichst exakt zu erfassen und einzuschätzen. Eine solche Methode unterlag jedoch starken subjektiven Einflüssen, so daß man begann, objektive Kriterien und Auswerteverfahren zu entwickeln. Bei der sogenannten post-hoc Filmanalyse wurden die mimischen Bewegungen unter Benutzung der einzelnen Filmbilder quantitativ vermessen, z.B. die Weite des Mundes von Mundwinkel zu Mundwinkel. Ein anderes passives Verfahren der Mimikanalyse, das sich um Objektivität bemüht, setzte sich dann weltweit

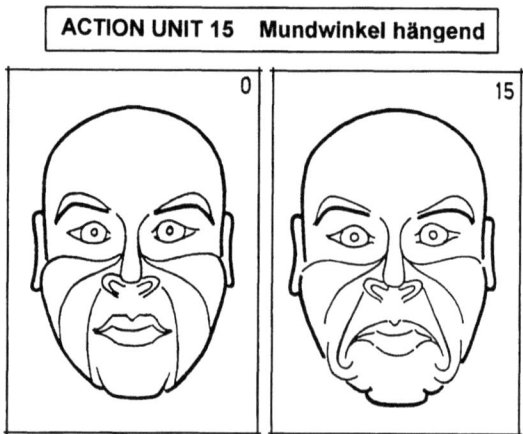

Abb. 5.2. Beispiel einer FACS-Unit nach Ekman u. Friesen: AU 15 mit heruntergezogenen Mundwinkeln, welche sich in Verbindung mit anderen Action-Units z.B. in einem insgesamt depressiven Gesicht manifestieren kann.

durch, weil es nicht nur die Bewegungen der mimischen Muskulatur zu erfassen suchte, sondern auch den mimisch-emotionalen Ausdruck. Bei diesem sogenannten Facial Action Coding System (FACS, Ekman u. Friesen 1978) werden durch trainierte Rater alle Bewegungen der Gesichtsmuskulatur hinsichtlich bestimmter Units kodiert (Abbildung 5.2). Eine bestimmte Bewegung oder Stellung der Gesichtsmuskulatur, gekennzeichnet durch bestimmte Merkmale im oberen und unteren Gesichtsbereich (Kräuseln der Stirn, Weite der Augen, Position des Mundes, etc.) wird mit einem bestimmten Bewegungskode bezeichnet. Diesen Kodes können dann bestimmte emotionale Ausdrücke wie gequältes oder verschmitztes Lächeln etc. zugeordnet werden. Mit Hilfe dieses Verfahrens wurden viele Probanden und psychiatrische Patienten unter den verschiedensten Fragestellungen untersucht, um dem Geheimnis der Emotionen nahezukommen, und können Kriterien gefunden werden, die willkürliches und unwillkürliches Lachen voneinander trennen. Nur beim unwillkürlichen Lachen kommt es zu einer Kontraktion des M. orbicularis oculi, was der Volksmund bei jemandem, der eben viel und herzlich lacht, als „Krähenfüße" bezeichnet.

Zu den aktiven Meßverfahren zählen auch elektromyographische Untersuchungen (EMG), bei denen mittels Oberflächen- oder Tiefenelektroden die muskuläre Aktivität bei mimschen Bewegungen registriert wird. Solche elektromyographischen Untersuchungen haben jedoch den Nachteil, daß sie nur elektrische Aktivität anzeigen und daher nur den basalen Teil der komplexen, emotional ausgelösten mimischen Bewegungen erfassen. Um diesen gerecht zu werden, wurden passive und aktive Meßverfahren miteinander kombiniert. An verschiedenen Stellen des Gesichts wurden Plättchen angebracht und deren Bewegung in Raum und Zeit mittels einer Infrarot-Kamera aufgenommen (Schneider et al. 1990). Diese Daten konnten dann computer-gestützt ausgewertet werden. Eine Weiterentwicklung dieser Technik bilden Marker, die mit

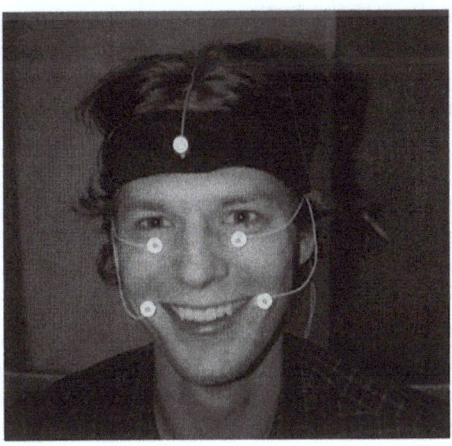

Abb. 5.3. Kopf eines gesunden Probanden mit an den Mundwinkeln, am unteren Augenrand angebrachten Ultraschallmarkern sowie einem Referenzmarker auf der Stirn zur Extraktion störender Kopfbewegungen.

hoher Frequenz Licht oder Ultraschall aussenden, deren Position mit hoher räumlicher und zeitlicher Auflösung registriert werden können (Abbildung 5 3) Dies verringert die Meßungenauigkeit der Plättchen-Methode Zur Kontrolle wird bei dem Meßverfahren mit aktiven Markern eine Videoaufnahme mitgeführt Aufgrund der hohen Meßgenauigkeit erlaubt dieses Verfahren nicht nur die globale Analyse der Mimik, sondern auch die Analyse mimischer Bewegungen im Detailbereich, wie z B nur den Beginn einer Bewegung, und damit Rückschlüsse auf die Dynamik der Bewegungssteuerung, die ja dem emotionalen Ausdrucksverhalten zugrunde liegt

Alle hier geschilderten Verfahren haben Vor- und Nachteile Angesichts der Komplexität der menschlichen Mimik, in der die Vielfalt von Affekten zum Ausdruck kommt und sich motorische und emotionale Komponenten mischen, versuchen die passiven Verfahren der Mimikanalyse stärker dieser Komplexität gerecht zu werden Sie betonen daher die emotionale Seite mimischen Verhaltens und sind von Technik und Interpretation stärker subjektiv geprägt Die aktiven Verfahren, haben den Nachteil, daß sie die exakte Erfassung der motorischen Seite von mimischen Bewegungen anstreben und daher der Komplexität mimischen Ausdrucksverhaltens nicht gerecht werden Sie haben aber den Vorteil einer gewissen Objektivität und Meßgenauigkeit Dieses Dilemma zu lösen, die menschliche Mimik objektiv und ganz erfassen zu wollen, wird Aufgabe zukünftiger Forschung sein Um vorläufig einem strengeren wissenschaftlichen Anspruch zu genügen, waren Verfahren vorzuziehen, die Bewegungen im Gesicht aufgrund emotional eindeutiger Stimuli objektiv erfassen und einer quantitativen Auswertung zuführen Solche Untersuchungen führen wir unter Verwendung von Ultraschallmarkern durch

Die Mimikanalyse erfolgt mit dem aktiven Bewegungsmeßgerät CMS 70 (ZEBRIS) Von dem Meßgerät werden Ultraschall-Marker gesteuert, deren Signale mit einer Meßrate von max 200 Hz/Anzahl der Marker in Echtzeit aufgezeichnet und der volldigitalisierten Auswertung zugeführt werden Dies erlaubt die exakte, dreidimensionale Bestimmung der räumlichen Koordinaten der Ultraschallmarker in zeitlicher Abfolge weniger Millisekunden mit einer räumlichen Auflösung von 0,1 mm Das Rauschen des Meßsystems liegt unterhalb dieser räumlichen Auflösung und stellt somit keine Fehlerquelle dar Zudem können mit Hilfe von einem Referenz-Marker störende Kopfbewegungen extrahiert werden

Die Meß-Ultraschallmarker werden am linken und rechtem Mundwinkel befestigt Die Bewegung der Meß-Ultraschallmarker im Raum wird durch Aktivität des M zygomaticus major et minor, M risorius sowie M depressor anguli oris verursacht Außerdem werden zwei Meß-Ultraschallmarker am linken und rechten medialen unteren Augenrand angebracht Hier wird Aktivität vor allem des M orbicularis oculi aufgezeichnet Alle genannten Muskeln werden über den N fazialis innerviert Der Proband sitzt dem Ultraschallmeßaufnahmer, einer Videokamera und einem Fernsehgerät gegenüber, über das Stimulusmaterial angeboten wird Es wird Stimulusmaterial präsentiert, das die positive Emotionsinduktion (lustig) hervorrufen soll („Mr Bean") Nach erfolgter Messung wird der Proband gebeten, mithilfe einer visuellen Analogskala einzuschätzen, wie „lustig" er den gezeigten Film fand Während der maximal fünf Minuten dauernden Untersuchung wird über das Meßsystem die mimische Aktivität registriert und gleichzeitig vom Gesicht des Untersuchten eine Videoaufnahme zur exakten Zuordnung von Stimulationsmaterial und emotionalen Reaktionen zu den Meßdaten aufgezeichnet. Zusätzlich wird zur Abgrenzung der mimischen Aktivität während des Filmes die motorische Aktivität im Gesicht der Probanden nach Aufforderung zu willkürlichen Gesichtsbewegungen sowie im Rahmen eines kurzen Gesprächs registriert, bei dem vom Untersucher versucht wird, deutliche mimische Reaktionen bei den Probanden zu erzeugen. Mit einem Framecodegenerator werden der gezeigte Film, die Videoaufnahme des Probanden und die durch Ultraschall registrierte mimische Aktivität synchronisiert. Die mit diesem Meßsystem erfaßte mimische Aktivität wird mit einer integrierten Software weiter analysiert. 3DA erlaubt durch Analyse und Ermittlung von dynamischen Bewegungsparametern eine Beurteilung des eigentlichen Bewegungsablaufs. Mögliche Fehler werden durch Filterung der Daten auf ein vernachlässigbares Maß reduziert. Zur Analyse der Bewegung können für jeden Ultraschallmarker die Projektionen in den drei Raumachsen, die absoluten Raumkurven, die Winkel zwischen ihnen und die zur Bewegung gehörigen Geschwindigkeits- und Beschleunigungsmaße berechnet werden.

Durch drei voneinander unabhängige Normalpersonen wurden vor Beginn der Meßserie fünf als besonders „lustig" charakterisierte Filmsequenzen definiert. Sofern der Proband ein eindeutiges Lachen gezeigt hat, werden für jede dieser Sequenzen, die Zeitverläufe und Wegstrecken der aufgezeichneten Ultraschall-Kurve von jedem Marker und daraus durch eine Regressionsgerade die Geschwindigkeits- und Beschleunigungsmaße für Aus- und Rückbildung der mimischen Bewegung „Lachen" berechnet (Abbildung 5.4).

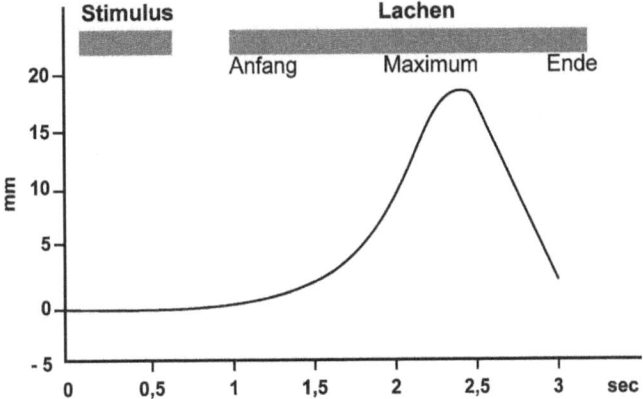

Abb. 5.4. Digitalisierte „Lachbewegung", wie sie von den Ultraschallmarkern aufgezeichnet wurde. Die Anfangsgeschwindigkeit ist die Regressionsgerade durch die Datenpunkte zwischen Anfang und Maximum der Bewegung

Ergebnisse

Im klinischen Alltag der Psychiatrie spielt die Mimik oder der Gesichtsausdruck als eine Art „Fenster zur Seele" eine große Rolle. Insbesondere in unwillkürlichen Bewegungen der Gesichtsmuskulatur kommen Emotionen zum Ausdruck (Jaspers 1913). Bei depressiv Erkrankten ist oft stark verlangsamte mimische Bewegung bis zum völligen Erstarren des Gesichtsausdruck zu beobachten. Das mimische Ausdrucksverhalten schizophrener Patienten wirkt dagegen bizarr, emotionslos und unkontrolliert. Angesichts der Bedeutung des Mienenspiels für die Psychiatrie ist es verwunderlich, daß das mimische Ausdrucksverhalten psychiatrischer Patienten bislang nur unsystematisch untersucht worden ist. Seine exakte Erfassung könnte in Verbindung mit neurobiologischen Parametern zur ätiopathogenetischen Analyse psychiatrischer Erkrankungen beitragen. Einem solchen Ansatz standen bisher unzureichende technische Möglichkeiten im Wege, so daß mit mimikanalytischen Verfahren wenig neue Erkenntnisse gewonnen werden konnten.

Mittels Elektromyographie der Gesichtsmuskulatur wurde das mimische Verhalten vor allem von **depressiven Patienten** analysiert. Bei diesen Patienten führten emotionale, insbesondere fröhliche Gesichtsausdrücke zu einer Abnahme der EMG-Aktivität (M. zygomaticus). Jedoch sind die Ergebnisse hierzu uneinheitlich. Mit anderen Techniken (Filmanalyse, FACS) wurde bei depressiven Patienten gefunden, daß eine verringerte mimische Aktivität mit dem Ausmaß an Ängstlichkeit und Depressivität korrelierte und die Häufigkeit des Lächelns während der Depression abnahm, bei Besserung jedoch zunahm.

Eine verringerte mimische Aktivität scheint jedoch kein für Depressive spezifisches Charakteristikum zu sein. Auch bei **schizophrenen Patienten** wurde eine reduzierte mimische Aktivität gegenüber Gesunden nach emotionalen Stimuli bei einfachen Rating-Untersuchungen und in Filmanalysen gefunden. Dies wurde durch Vewendung des Facial Action Coding Systems bei Schizophrenen unabhängig von der Medikation bestätigt. Diese Reduktion der Mimik wurde für das ganze Gesicht, speziell aber für den oberen Geichtsbereich gefunden. Eine verringerte Anzahl mimischer Bewegungen wurde auch unter Verwendung computer-gestützte Verfahren der Mimikanalyse (Schneider et al. 1990) gefunden: Medizierte schizophrene und depressive Patienten zeigten insbesondere in der oberen Gesichtshälfte (innere Augenbraue) eine reduzierte mimische Aktivität. Das Ausmaß der verringerten mimische Aktivität war bei den schizophrenen Patienten mit der Dauer der Erkrankung und der Dosis der neuroleptischen Medikation korreliert. In einer weiteren Untersuchung zeigte sich, daß die mimische Aktivität bei zuvor unbehandelten schizophrenen Patienten während einer dreiwöchigen Therapie mit Neuroleptika im gesamten Gesicht abnahm. In einer Vergleichsgruppe schizophrener Patienten, die zu beiden Meßzeitpunkten neuroleptisch behandelt waren, ergaben sich keine Unterschiede hinsichtlich der mimischen Aktivität.

Insgesamt wurde mit den unterschiedlichen, bisher gebrauchten Meßverfahren eine verringerte Anzahl mimischer Bewegungen sowohl bei depressiven wie schizophrenen Patienten mit und ohne Medikation gefunden.

Mimische Detailanalyse

Möglicherweise sind subklinische mimische Auffälligkeiten für eine spezifische, d.h. differentialdiagnostische Abgrenzung schizophrener, depressiver oder durch Psychopharmaka induzierter mimischer Bewegungen bedeutsam. Das könnte nicht nur dem Kliniker bei schwierigen differentialdiagnostischen Fragen und damit therapeutischen Entscheidungen eine wichtige Hilfe sein; es würde auch eine Brücke zu ätiologischen Aspekten schlagen. So bestehen Hinweise dafür, daß nicht allein die Gesamtheit der mimischen Bewegungen bei psychiatrischen Patienten gestört ist, sondern krankheitsspezifisch Details des mimischen Ausdrucksverhalten verändert sind. Erste Hinweise hierfür fanden sich bei unmedizierten schizophrenen Patienten (Heimann u. Spoerri 1957). Der Eindruck des „Bizarren" kommt durch sehr kleine, plötzliche und schnelle, „überschießende" mimische Bewegungen gegenüber dem sonst eher ruhigen Rhythmus der Mimik dieser Patienten zustande (mimische Desintegration). Dies paßt zu der Vermutung, daß dem Beginn (Onset-Phase) einer mimischen Bewegung aufgrund eines emotionalen Stimulus bei schizophrenen Patienten eine besondere Rolle zukommt; denn bei schizophrenen Patienten scheinen die Initiierung und Koordination motorischer Programme, jedoch nicht diese selbst gestört zu sein.

Subklinische Auffälligkeiten der Details mimischer Bewegungen, wie z.B. die Anfangsphase eines Lachens, sind nur mit der hohen räumlich-zeitlichen Auflösung quantitativer Meßverfahren mit Licht oder Ultraschall aussendenden Markern zugänglich.

Mit Markern, die in hoher Frequenz Lichtimpulse aussandten, fanden wir in einer Pilot-Studie, daß bei chronisch kranken **schizophrenen Patienten** mit einer ausgeprägten residualen Negativsymptomatik die Bewegung der Mundwinkel unmittelbar nach einem als „lustig" erlebten Stimulus schneller ihre maximale Auslenkung erreichte als bei einer Vergleichsgruppe gesunder Probanden. Diese Differenz scheint nicht in einem unterschiedlichen affektiven Erleben des auslösenden emotionalen Stimulus begründet zu sein, da beide Gruppen den gezeigten Film gleich lustig erlebten, sondern in einem bei Schizophrenen gestörten Umsetzen des Affektes in eine adäquate orofaziale Bewegung. Die schnellere Auslenkgeschwindigkeit der Mundwinkel beim Lachen könnte ein quantitatives Korrelat des klinisch wahrzunehmenden bizarren und parathymem Ausdrucksverhaltens (schnelle einschießende Bewegungen bei einem sonst eher unbewegten Gesicht) bei schizophrenen Patienten darstellen. Mit einem Ultraschall aussendenden aktiven Meßverfahren konnten die ersten Ergebnisse aus der Pilot-Studie an einer größeren Patientenzahl bestätigt werden. Unmedizierte schizophrene Patienten hatten schnellere mimische Bewegungen als gesunde Kontrollpersonen. Dagegen waren mit typischen Neuroleptika behandelte Patienten langsamer als Gesunde. Das könnte Ausdruck subklinischer extrapyramidal-motorischer Störungen (EPMS), z.B. eines Parkinsonoid mit Rigor sein (Abbildung 5.5). Besonders schnelle Geschwindigkeitsmaße zeigten Patienten mit ausgeprägter Negativsymptomatik. **Depressive Patienten** waren in diesen Parametern die langsamsten aller bisher Untersuchten.

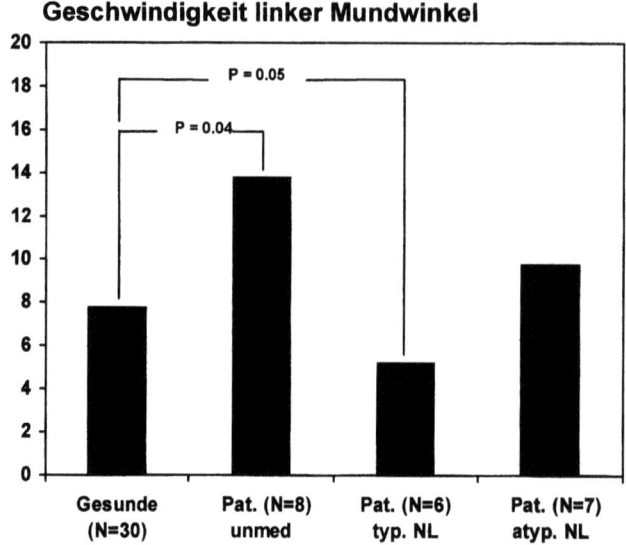

Abb. 5.5. Die Anfangsgeschwindigkeiten beim Lachen (linker Mundwinkel) waren bei unmedizierten schizophrenen Patienten deutlich schneller als bei gesunden Kontrollen. Patienten, die unter einer Behandlung mit typischen Neuroleptika standen, wiesen signifikant langsamere Geschwindigkeiten auf als Gesunde, während Patienten unter atypischen Neuroleptika (Clozapin, Olanzapin) sich von diesen nicht unterschieden.

Offenbar stellen die Geschwindigkeitsmaße Details von subklinischen mimischen Auffälligkeiten dar, deren Analyse zu schwierigen differentialdiagnostischen Fragen beitragen können, ob bei einem schizophrenen Patienten eine Depression, eine Negativsymptomatik oder ein Parkinsonoid vorliegt, was bedeutsame therapeutische Konsequenzen hätte. Weitere Einsatzmöglichkeiten der Mimikanalyse könnte die Objektivierung von Neuroleptika-induzierten Spätdyskinesien sein, die vor allem im Gesicht als orale stereotype Bewegungen oder als das sogenannte Rabbit-Syndrom („mümmelnde" Mundbewegungen) zu finden sind.

5.4. Motorik des Auges

5.4.1. Okulomotorik

Methode

Bewegungen der Augen können methodisch einfach durch ein Elektrookulogramm (EOG) aufgezeichnet werden. Hierbei werden zwei Elekektroden rechts und links am äußeren Lidwinkel (in Höhe der Cornea und der Schläfe) angebracht. Da der Augapfel einen elektrischen Dipol darstellt, verändert sich das Spannungsfeld zwischen den beiden Elektroden entsprechend den Augenbewegungen und kann als Kurve registriert werden. Jedoch ist das EOG stark

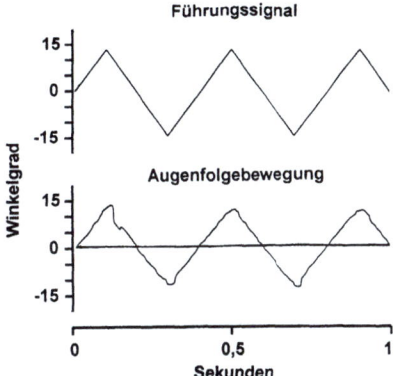

Abb. 5.6. Normale langsame Augenfolgebewegungen nach einem Dreieckstimulus.

anfällig für Elektoden-, Bewegungs- und Schwitzartefakte. Neuere Verfahren verwenden ein Infrarotokulometer (Infrarotreflektrometrie). Mit infrarotem Licht wird das Auge beleuchtet, ein Reflexionsbild erzeugt und mit einer Infrarotkamera aufgenommen. Somit kann die jeweilige Stellung der Pupillen im Raum berechnet werden. Diese Technik erlaubt die Aufzeichnung auch sehr kleiner Augenbewegungen und damit die Klassifizierung schneller Blicksprünge wie der Sakkaden. Darüber hinaus können mit Hilfe dieser Methode einfache quantitative Parameter berechnet werden, so z.B. die Sakkadenanzahl oder die Fähigkeit, einen bestimmten Stimulus konstant über die Zeit zu verfolgen („mean gain"). Augenbewegungen spielen beim EEG (siehe Kapitel 2) und bei den Evozierten Potentialen (siehe Kapitel 3) als störende Artefakte eine Rolle. In der Schlafforschung (siehe Kapitel 4) ist das EOG von Interesse, da an den raschen Augenbewegungen der REM-Schlaf erkannt werden kann.

Die interessanten Augenbewegungen im Zusammenhang mit psychiatrischen Erkrankungen sind langsame Folgebewegungen und sakkadische Bewegungen. Der Proband wird aufgefordert, mit den Augen einem bewegten Punkt zu folgen. Die Bewegung des Punktes erfolgt unterschiedlich als Dreieck- oder Sinusstimulation. Langsame Augenfolgebewegungen („smooth pursuit eye movements") nach Dreieckstimulation (Abbildung 5.6) können aus physiologischen, aber auch aus pathologischen Gründen durch Sakkaden, d.h. schnelle Vor- und Rückstellbewegungen des Auges (Blickzielbewegungen), unterbrochen werden. Man unterscheidet Aufhol-Sakkaden („catch-up"-Sakkaden), antizipatorische Sakkaden oder Square-Wave-Jerks (Gegenruckbewegungen).

Ergebnisse

Störungen der **langsamen Augenfolgebewegungen** durch gehäuft auftretende Aufhol-Sakkaden mit niedrigen Amplituden treten bei **schizophrenen Patienten** mit einer höheren Prävalenz als in der Allgemeinbevölkerung auf (41–55 % versus 5–12 %) (Holzman 1986, Clementz u. Sweeney 1990, Arolt

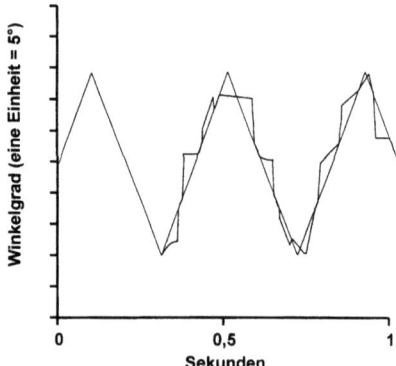

Abb. 5.7. Pathologische langsame Augenfolgebewegungen mit häufigen Aufhol-Sakkaden („catch-up"-Sakkaden) bei einem schizophrenen Patienten.

et al. 1993, Abbildung 5.7). Da eine solche Störung bei schizophrenen Patienten schon vor der Einführung der Psychopharmaka beschrieben worden war, gab es Anlaß zur Hoffnung, damit ein krankheitsspezifisches Merkmal für die Schizophrenie gefunden zu haben. In der Folge konnte gezeigt werden, daß 30–50 % der gesunden Verwandten ersten Grades von schizophrenen Patienten, insbesondere die Eltern, eine Störung der langsamen Augenfolgebewegungen wie ihre kranken Angehörigen aufwiesen. Da in Zwillingsstudien die Konkordanz hierfür bei monozygoten Zwillingen gegenüber dizygoten größer war, ist trotz Mängeln der Meßmethode und Rekrutierung in diesen Studien (Arolt et al. 1993) nicht auszuschließen, daß die Störung der langsamen Augenfolgebewegungen ein genetisches Trait-Merkmal der Schizophrenie darstellt. Dies könnte Aussagen über den Krankheitsprozeß der Schizophrenie und bessere Therapien ermöglichen. Ätiologisch werden für die Störung der Okulomotorik bei Schizophrenen Dysfunktionen des frontalen Kortex, insbesondere der frontalen Augenfelder und der Wegfall ihrer inhibitorischen Wirkung auf die subkortikalen okulomotorischen Zentren angenommen.

Diese Störung ist aber nicht spezifisch, da sie auch **depressive Patienten** und Patienten mit einer bipolaren affektiven Erkrankung zeigen. Darüber hinaus tritt sie bei vielen neurologischen Erkrankungen auf und kann durch eine Reihe von Medikamenten induziert werden. Störungen der langsamen Augenfolgebewegungen können durch Barbiturate, Cloralhydrat, Nikotin, Lithium und bei Intoxikation mit Tranquilizern und Antikonvulsiva hervorgerufen werden. Eine rein pharmakogene Genese durch eine neuroleptische Therapie bei schizophrenen Patienten kann ausgeschlossen werden, da auch bei Patienten, die zuvor nie neuroleptisch behandelt worden waren, Störungen der langsamen Augenfolgebewegungen gefunden wurden. Darüber hinaus scheinen auch andere zustandsabhängige Faktoren wie Alter, gestörte Aufmerksamkeit oder Psychopathologie (z.B. Denkstörungen) das Ausmaß der okulomotorischen Störung bei schizophrenen Patienten zu beeinflussen.

Heute richtet sich das Interesse eher auf das **sakkadische** System bei **schizophrenen Patienten**, da spezifische Auffälligkeiten für diese Krankheitsgruppe gefunden werden konnten Der Reiz der Untersuchung von Sakkaden liegt darin, daß sie im Gegensatz zu den langsamen Augenfolgebewegungen unwillkurlich innerviert werden und somit leichter Aussagen uber subkortikale Prozesse ermoglichen Bisher liegen dazu nur wenige Studien vor Am haufigsten wurden Refixationssakkaden untersucht Refixationssakkaden sind der erneute Fixierungsversuch eines mit den Augen verlorenen, aber zu verfolgenden Objektes Schizophrene Patienten sind bei Refixationssakkaden ungenauer als Gesunde und haben eine geringere „Trefferquote" Die Latenz ihrer Sakkaden ist langer als bei gesunden Kontrollen Da bei den schizophrenen Patienten diese Latenzverlangerung sowohl wahrend der akuten Krankheit als auch auch in der Remission zu finden war, konnte sie ein Trait-Merkmal darstellen Doch mussen weitere Untersuchungen von Patienten mit **affektiven und dementiellen Erkrankungen** und ihre Auffalligkeiten im Sakkadensystem abgewartet werden

5 4 2 Blinkrate

Die motorisch unwillkurliche Innervation am Auge, die sog **„blink rate"** (engl Blink- oder Blinzel-Rate, Haufigkeit des Lidschlag) soll in engem Zusammenhang mit der zentralen dopaminergen Neurotransmission stehen Diese spielt bei der Schizophrenie, aber auch bei anderen psychiatrischen Krankheiten eine Rolle Psychophysiologisch wird die Blinkrate als Korrelat zur Schreckreaktion und als Aktivierungindikator angesehen

Methode

Die Blinkrate kann ebenfalls durch die schon oben genannten Verfahren wie das EOG oder die Infrarottechnik bestimmt werden Als Alternativen stehen das EMG oder Verfahren mit einem Mikropontiometer (direkter Meßfuhler an den Lidern) zur Verfugung

Ergebnisse

Schizophrene Patienten haben gegenuber Gesunden eine erhohte Blinkrate Inwiefern diese durch eine Behandlung mit Neuroleptika beeinflußt wird und in Beziehung zu klinischen Variablen oder anderen neurobiologischen Parametern steht, ist derzeit noch eine offene Frage **Depressive Patienten** scheinen gegenuber Gesunden keine erhohte Blinkrate aufzuweisen, so daß sich hier ein spezifisches Merkmal schizophrener Patienten andeutet

5 4 3 Pupillometrie

Die Pupille unterliegt zahlreichen psychischen, sympathischen und parasympathischen Einflussen (siehe Kapitel 6) Diese beiden autonomen Nervensysteme regeln die Weite der Pupille Psychophysiologisch ging man aufgrund der Innervationscharakteristik davon aus, daß die Pupillenweite eng mit Angst- und Schreckreaktionen, mit mentaler Konzentration und emotionalem Geschehen korreliert ist

Methode

Bei der Pupillometrie werden normalerweise der Durchmesser und die Fläche der Pupille mit der oben schon beschriebenen Infrarottechnik gemessen Gewöhnlich wird ein Mittelwert aus einer größeren Zahl von Einzelmessungen berechnet, da die Pupillenweite spontanen Schwankungen unterliegt

Ergebnisse

Die Pupillen **schizophrener Patienten** kontrahieren sich auf Licht weniger als bei Gesunden (Hakerem u Lidsky 1975) Bei **depressiven Patienten** wurde gefunden, daß die Pupillenweite besonders sensitiv auf Pilocarpin reagiert Eine Beziehung zu klinischen Fragestellungen wurde nur selten gefunden Heute wird die Pupillometrie für die Objektivierung von Effekten bestimmter Psychopharmaka eingesetzt, die auf das cholinerge System wirken oder anticholinerge Begleitwirkungen haben In diesem Zusammenhang wurde ein möglicher Früherkennungstest für die **Alzheimersche Erkrankung** diskutiert Patienten mit vermutlichem Morbus Alzheimer reagierten auf die lokale Applikationen von 0 01 % Tropicamid, einem Anticholinergicum, mit einer besonders starken Pupillenweitung In der Ophthalmologie wird Tropicamid zum Weiten der Pupille vor einer Augenspiegelung eingesetzt Auf so einen Test wurden anfänglich große Hoffnungen gesetzt, da bei der Alzheimerschen Erkrankung das cholinerge System krankhaft verändert ist und therapeutisch Cholinagonisten eingesetzt werden Jedoch konnten die anfänglichen Ergebnisse in größeren, placebo-kontrollierten Studien nicht bestätigt werden

5 4 4 Visuomotorik

Methode

Visuomotorisches Blickverhalten oder Suchstrategien („Blickpfad") werden in der Psychiatrie mit Techniken wie EOG oder Infrarotreflexion untersucht Hierbei werden der zu untersuchenden Person bestimmte Bilder mit emotionalen oder nicht-emotionalen Darstellungen, oder geschriebene Sätze zum Lesen auf einem Monitor vorgespielt und die Positionen, Dauer und zeitliche Abfolge der einzelnen Fixationen untersucht (Gaebel u Wolver 1996)

Ergebnisse

Bei **schizophrenen Patienten** wurden in solchen Untersuchungsparadigmen geringere Fixationshäufigkeiten verbunden mit geringeren räumlichen

Fixationsabständen und längeren mittleren Fixationszeiten gefunden. Das wird als vermindertes Explorationsverhalten bei diesen Patienten gedeutet. Ein Zusammenhang mit Negativsymptomatik (Affektverflachung) wurde für diese visuomotorischen Auffälligkeiten gefunden (Abbildung 5.8). Neuroleptika scheinen hierbei keine ursächliche Rolle zu spielen. Das Fixationsverhalten **depressiver Patienten** ist bislang nur unzureichend untersucht worden, so daß die Spezifik der bei Schizophrenen gefundenen Ergebnisse noch nicht abschließend beurteilt werden kann. Möglicherweise spielen bei den komplexen Untersuchungsbedingungen des visuomotorischen Blickverhaltens auch Aufmerksamkeitsdefizite der schizophrenen Patienten mit eine Rolle. Die klinischen Anwendungsmöglichkeiten dieser Untersuchungen sind bislang schwer abzuschätzen..

Zusammenfassung

Störungen der Motorik im Bereich der Augen sind ein methodisch gut untersuchbares und hinsichtlich psychiatrischer Fragestellungen aussichtsreiches Untersuchungsfeld. Denkt man an alltägliche Formulierungen wie der „wilde, psychotische Blick" bei schizophrenen Patienten oder an die „traurigen Augen" des Depressiven, so wird das besondere psychiatrische Interesse an den geschilderten Phänomenen deutlich. Bei weiteren Verbesserungen der Untersuchungstechnik könnten für die einzelnen Krankheiten besondere Merkmale und damit auch Instrumente zur Früherkennung und Prävention dieser Krankheiten gewonnen werden.

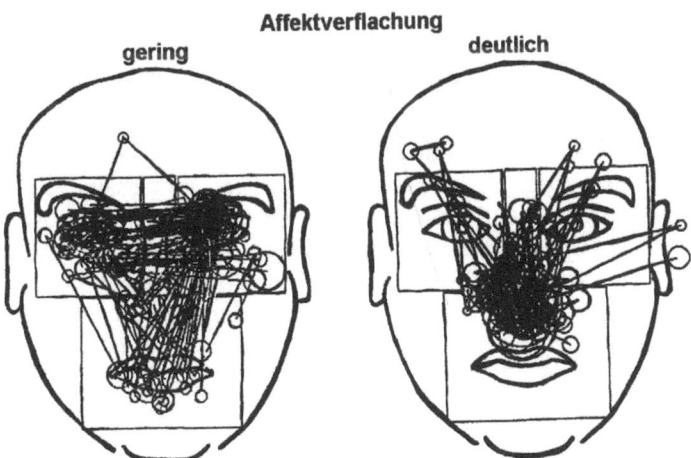

Abb. 5.8. Visomotorisches Suchverhalten bei einem schizophrenen Patienten mit geringer und einem Patienten mit deutlicher Affektverflachung (modifiziert nach Gaebel u. Woelver 1996).

5.5. Motorik von Arm und Hand

Störungen von Hand- und Armbewegungen bei psychiatrischen Patienten sind schon lange bekannt. Morbogene, d. h. krankheitsbedingte Störungen sind dabei von pharmakogenen Störungen abzugrenzen. Tremor kann Ausdruck krankheitsbedingter innerer Unruhe oder unerwünschte Nebenwirkung mancher Psychopharmaka sein. Rigor und erhöhter Muskeltonus können bei einem depressiven Stupor oder einem katatonen Zustand vorkommen, sind jedoch auch Merkmal medikamentös induzierter EPMS. Klinisch sind solche Phänomene oft schwer zu trennen. Neuere apparative Verfahren, die Hand- und Armbewegungen psychiatrischer Patienten mit guter räumlicher und zeitlicher Auflösung objektiv aufzeichnen, können morbogene und pharmakogene motorische Störungen möglicherweise trennen.

Bei den dargestellten motorischen Phänomenen muß man fragen, ob sie ein eigenständiges zur psychiatrischen Krankheit gehörendes Symptom mit einer eigenen Pathophysiologie bilden, oder ob sie Symptomen neurologischer Erkrankungen so ähnlich sind, daß eine gemeinsame neuro-psychiatrische Ursache angenommen werden muß. Ist also die „Verlangsamung" eines depressiven Patienten im Sinne einer abgrenzbaren psychiatrischen Erkrankung als „psychomotorische Hemmung" oder ist sie als „A- oder Hypokinese" wie bei M. Parkinson eher als eine neurologische Störung anzusehen? Solche Fragen sind mit objektiven Meßverfahren besser zu bearbeiten. Ähnlichkeiten und Unterschiede in den Abläufen von Bewegungen bei diesen Krankheitsgruppen (ist z. B. die Tremorfrequenz bei depressiven Patienten gleich oder ungleich derjenigen von Parkinson-Patienten?) würden ein Licht auf ätiologische Fragen werfen.

5.5.1 Hand- und Armbewegungen

Methode

Willkürliche Hand- und Armbewegungen im dreidimensionalen Raum werden mittels Videoanalysen oder aktiver Meßverfahren mit Ultraschall erfaßt. Bei diesen Verfahren werden die Ultraschallmarker statt im Gesicht an den Armen oder Händen angebracht. Damit kann die Aktivität einzelner Muskelgruppen einschließlich der Gelenktätigkeit gut abgebildet werden. Gewöhnlich werden Hand- und Armbewegungen bei definierten Aufgaben wie z. B. Diadochokinese oder Finger-Tapping aufgezeichnet. Auch die Kombination mit dem EMG, um ein Korrelat zur tatsächlichen Muskelaktivität zu gewinnen, ist möglich (Mai 1994).

Ergebnisse

Veränderungen von Hand- und Armbewegungen im dreidimensionalen Raum wurden bei psychiatrischen Krankheiten vor allem klinisch beobachtet, aber nur teilweise durch apparative Verfahren sicher objektiviert. Agraphie, Bradykinese und Störungen beim Finger-Tapping fanden sich bei der Demenz vom

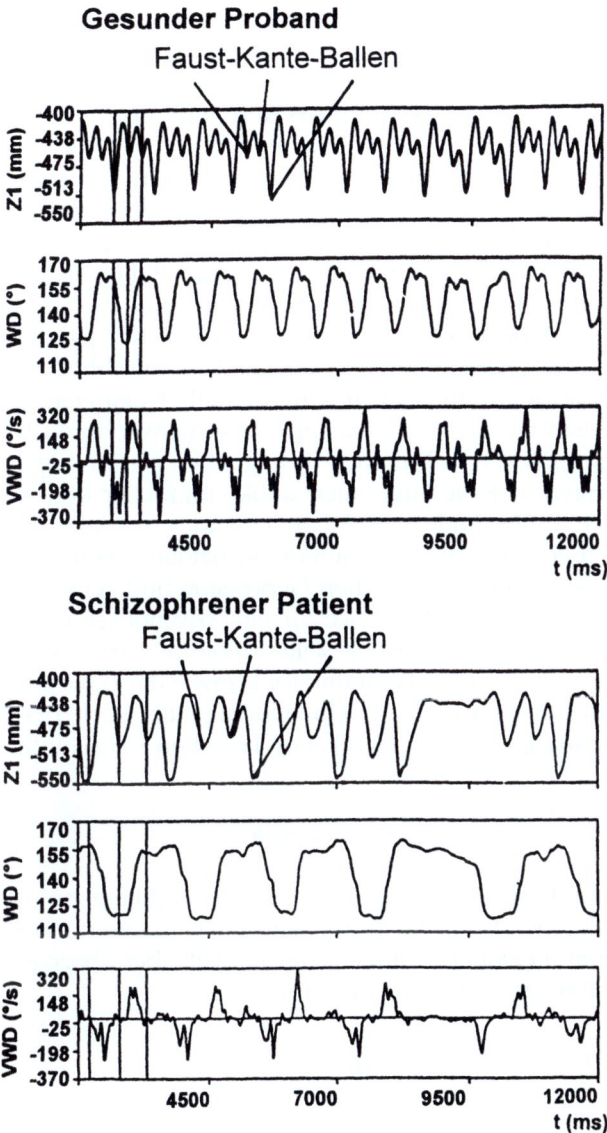

Abb. 5.9. Mittels eines aktiven Meßgerates mit Ultraschallmarkern aufgezeichnete Bewegungssequenzen im Rahmen des Faust-Kante-Ballen-Tests mit der Hand bei einem gesunden Probanden und einem schizophrenen Patienten (modifizert nach Jahn u Cohen 1996) Die Bewegungen bei dem schizophrenen Patienten sind nicht nur langsamer, sondern auch wesentlich unrhythmischer

Alzheimer Typ. Bei der **Zwangsstörung** besteht bei einem Teil der Patienten eine „zwanghafte Langsamkeit„,wenn sie alltägliche Verrichtungen durchführen. Hinzu kommen bei Patienten mit einer Zwangsstörung repetitive Bewegungsabläufe und Tics. Bei **schizophrenen Patienten**, insbesondere bei denen mit einer katatonen Schizophrenie, finden sich viele Bewegungsstörungen unabhängig von der neuroleptischen Medikation. Als „neurological soft signs" wurden dabei mit Hilfe eines aktiven Bewegungsmeßgerätes mit Ultraschallmarkern Beeinträchtigungen der Diadochokinese und der flüssigen Abfolge komplexer Bewegungsmuster bis zum völligen Erliegen der Bewegungsabfolge registriert (Jahn u. Cohen 1996, Flashman et al. 1996, Abbildung 5.9). Bei **depressiven Patienten** findet sich als Zeichen der psychomotorischen Hemmung eine Verlangsamung aller Bewegungen einschließlich der oberen Extremität (reduzierte Gestik, verlangsamte Greifbewegungen, geringe Armmitbewegung beim Gehen etc.). Mit objektiven Meßverfahren fand man bei einfachen und komplexen ballistischen Bewegungen von Depressiven und von Parkinson-Patienten, daß sie langsamer, unökonomischer und weniger organisch handelten als gesunden Personen (Sachdev u. Aniss 1994). Solche Ergebnisse legen gemeinsame Ursachen dieser beiden Erkrankungen nahe. Es werden auch Überlappungen zwischen Depression und Schizophrenie diskutiert, da man experimentelle Hinweise für ein „psychotisch-motorisches Syndrom" fand, das aus Störungen der Willkürmotorik der dominaten rechten Hand, der Zungen- Lippen- und Mundmotorik sowie der Bewegungskoordination der Extremitäten sowohl bei schizophrenen als auch bei depressiven Patienten unabhängig von einer Medikation bestehen soll (Günther 1992).

5.5.2. Gestik

Als Gestik werden Bewegungen der Arme, Hände und Finger ohne eindeutige motorische Funktionen bezeichnet, die meist in Interaktion und Kommunikation mit anderen Personen auftreten, nicht Aufgaben bezogen sind und verbales wie averbales Verhalten begleiten.

Methode

Physikalische Meßmethoden wurden bisher nur selten zur Erfassung von Gestik eingesetzt, meist wurde gestisches Verhalten anhand von Videoaufzeichnungen ohne Ton beurteilt und „körperfokussierte" von „objektfokussierten" Bewegungen unterschieden.

Ergebnisse

Die Gestik von **schizophrenen Patienten** wird als bizarr, abgehackt und stereotyp beschrieben. Systematische Untersuchungen zeigen, daß schizophrene Patienten durch eine reduzierte Gestik sowohl von „körperfokussierten" als auch von „objektfokussierten" Bewegungen gekennzeichnet sind. Aber auch bei **depressiven Patienten** findet sich eine Verminderung insbesondere der „objektfokussierten" Bewegungen bei relativem Überwiegen der zentripetalen, mit negativer Gefühlstonung verbundenen und Ruckzugsverhalten signalisierenden „körperfokussierten" Bewegungen Dieses Ungleichgewicht zwischen den beiden Gestik-Formen bei depressiven Patienten gleicht sich mit zunehmender klinischer Besserung wieder aus, die „korperfokussierten' Bewegungen nehmen ab, die zentrifugalen, mit positiver Gefühlstonung verbundenen und ein Sich-Offnen symbolisierenden „objektfokussierten" Bewegungen nehmen zu (Ulrich 1981)

Bei groben manumotorischen Funktionen konnten bisher nur wenige Ergebnisse gesichert werden Ob die Analyse von Hand- und Armbewegungen im Raum bei der Differenzierung morbogener und pharmakogener Auffalligkeiten weiterhelfen kann, ist unklar Hand- und Armbewegungen sind methodisch schwer zu untersuchen Sie sind sehr komplex Es waren Verfahren wunschenswert, die es mit einfachen Mitteln ermoglichen, im psychiatrisch-klinischen Alltag Bewegungsstorungen der Hande und Arme objektiv zu erfassen

5 5 3 Manumotorik

Die Analyse der Handschrift mittels eines Digitalisierungstabletts soll krankheitsspezifische und pharmakospezifische Storungen der manumotorischen Funktionen zutage fordern (Van Galen u Stelmach 1993) Historisch gesehen hatten graphologische Handschriftuntersuchungen zum Bestimmen der sogenannten „neuroleptischen Schwelle" schon einmal einen gewissen Stellenwert Das Auftreten einer in der Feinmotorik der Handschrift erkennbaren extrapyramidalen Bewegungshemmung (z B Verkleinerung des Schriftbildes) sollte die jeweilige neuroleptische Potenz eines Neuroleptikum anzeigen (Haase 1961) je geringer die Dosis, mit der diese „Schwelle" uberschritten wird, um so hoher seine neuroleptische Potenz Heute ist das Postulat eines engen Zusammenhangs zwischen neuroleptischer Potenz und EPMS nicht mehr haltbar, da es mehrere Neuroleptika gibt wie z B das Clozapin (Leponex = kein Haase), die gut antipsychotisch ohne EPMS-Neigung wirken So konzentriert sich die Forschung in der Handschriftenanalyse mehr auf die Objektivierung subklinischer EPMS (Parkinsonoid), auf Unterschiede zwischen typischen und atypischen Neuroleptika und auf die differentialdiagnostische Abgrenzung von depressiven Patienten mit und ohne psychomotorische Hemmung

Methode

Auf dem Digitalisierungstabletts wird mit einem kugelschreiberahnlichen Stift geschrieben und gezeichnet (Abbildung 5 10) Die Bewegungen werden digital gespeichert Dadurch konnen alle Handbewegungen aufgezeichnet und hinsichtlich ihrer Dynamik analysiert werden Im folgenden soll ein Versuchaufbau mit einem digitalisierten Schreibtablett etwas ausfuhrlicher dargestellt werden

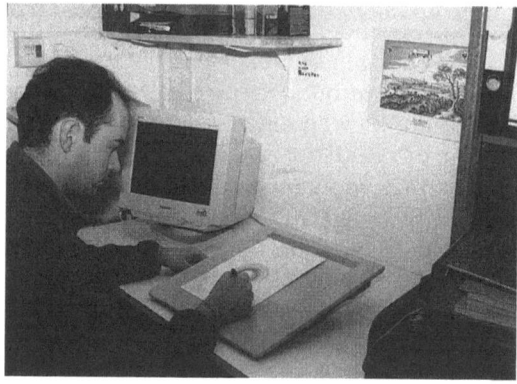

Abb. 5.10. Versuchsaufbau der Handschriftenanalyse mit einem Digitalisierungstablett

Zeichen- und Schreibbewegungen werden mittels des digitalisierten Schreib- und Grafiktabletts Wacom IV (WACOM) aufgezeichnet und mittels des Software-Packets CS analysiert. Bei einer Aufzeichnungsrate von 200 Hz kann eine räumliche Auflösung von 0.12 mm erzielt werden. Die zu untersuchenden Personen werden aufgefordert folgende Schreib- und Zeichenbewegungen durchzuführen: Zeichnen konzentrischer Kreise von ca. 12 mm während einer halben Minute, möglichst schnell; dieselbe Übung mit Drucken eines Zählgerats mit der nicht-dominanten Hand; entspanntes und flüssiges Zeichnen von konzentrischen Kreisen für jeweils 5 s in Größen von 6, 12, 18 und 24 mm und Schreiben von „aaa" in derselben Versuchsanordnung; Zeichnen einer archimedischen Spirale; Schreiben eines Satzes und der persönlichen Unterschrift sowie Zeichnen des „Haus vom Nikolaus". Alle diese Übungen werden anschließend auch mit der nicht-dominanten Hand durchgeführt (Abbildung 5.11; Aufzeichnungen eines gesunden Probanden). Hieraus werden als Parameter Geschwindigkeits- und Beschleunigungsmaße berechnet. Darüber hinaus werden sog. Inversionsparameter berechnet. Hierunter versteht man die Anzahl der Richtungswechsel pro Halbkreis („stroke") der ausgehend von der Ortskurve berechneten Geschwindigkeits- und Beschleunigungsmaße. Dies kann als ein Maß für die mehr oder minder starke Glattheit und Regelmäßigkeit, also für den Automatisierungsgrad der Bewegung angesehen werden. Für gesunde Probanden wird ein Optimum von 1.0 für die Anzahl der Richtungswechsel angenommen. Ein Abweichen hiervon kann als ein weniger ausgeprägter Automatisierungsgrad verstanden werden.

Ergebnisse

Mit dieser Methode konnte bisher gefunden werden, daß medizierte **depressive Patienten** beim Zeichnen übereinanderliegender Kreise mit zunehmender Anforderung (z.B. Drücken des Zählgeräts) langsamer waren als gesunde Probanden (Abbildung 5.12). Die Regelmäßigkeit der Bewegungen der Depressiven war bei zunehmender Anforderung geringer als bei den Gesunden

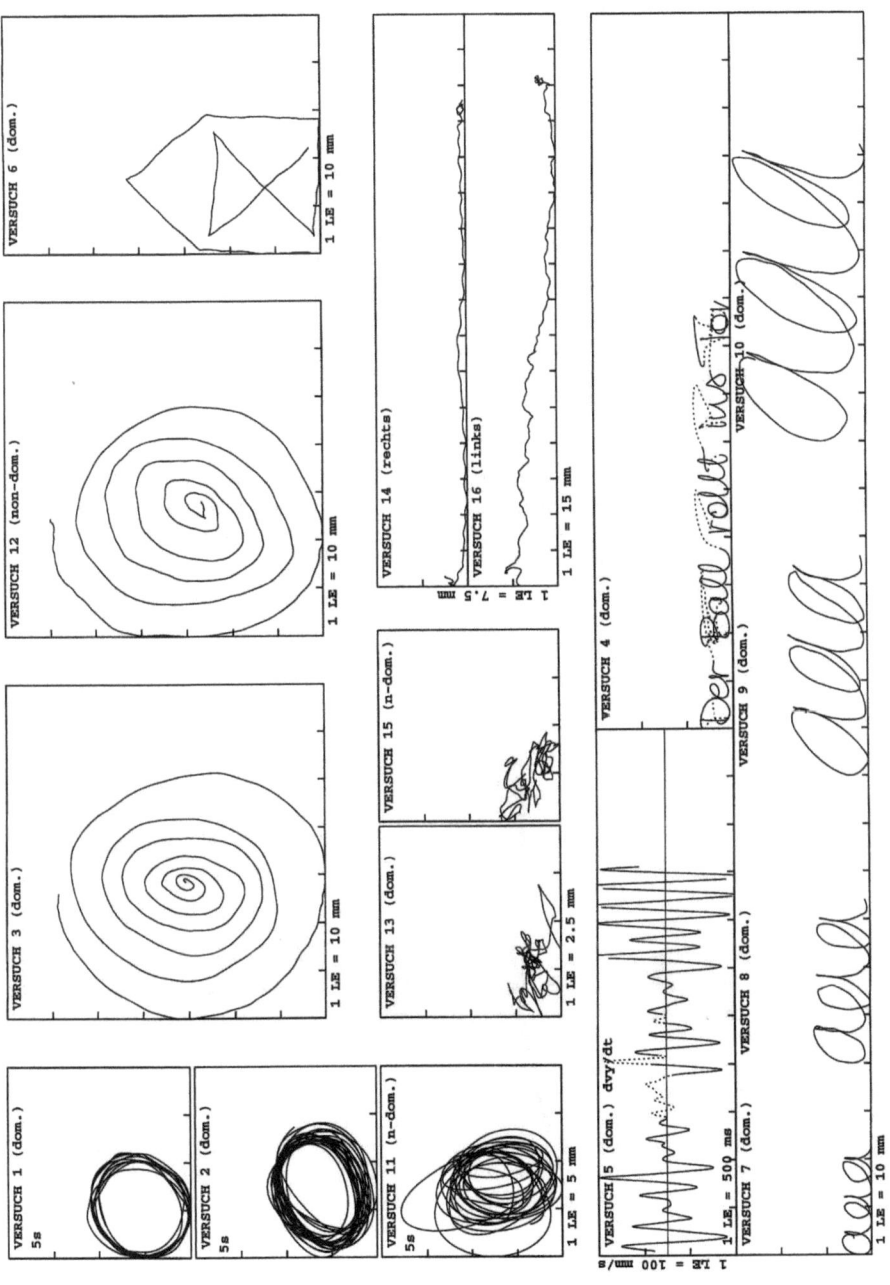

Abb. 5.11. Aufzeichnung der Schreib- und Zeichenbewegungen eines gesunden Probanden mittels eines Digitalisierungstabletts

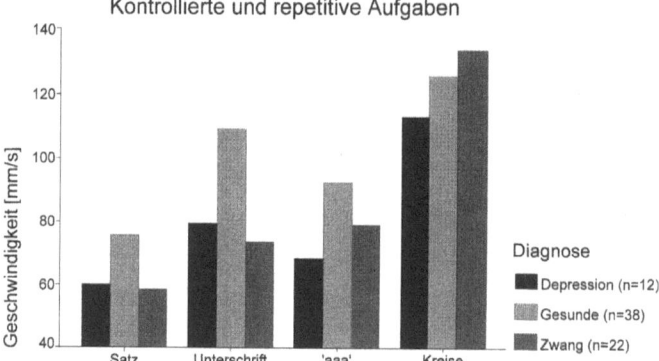

Abb. 5.12. Geschwindigkeit bei der Ausführung verschiedener Bewegungsmuster. Während die depressiven Patienten bei allen Aufgaben immer deutlich langsamer waren als die gesunden Kontrollen, nahmen die Geschwindigkeit bei den Zwangspatienten mit zunehmendem Wiederholungscharakter der Aufgaben zu.

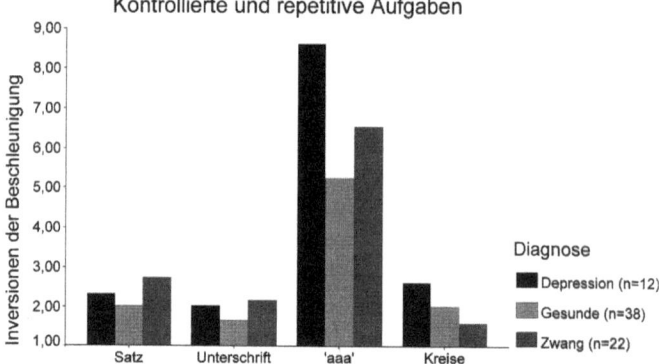

Abb. 5.13. Automatisierungsgrad bei der Ausführung verschiedener Bewegungsmuster (je höher die Inversion, desto geringer die Automation). Während der Automatisierungsgrad bei den depressiven Patienten bei allen Aufgaben deutlich geringer war als bei den gesunden Kontrollen, nahm er bei den Patienten mit einer Zwangsstörung gerade bei Aufgaben mit hohem repetitivem Anteil zu.

(Abbildung 5.13). Die Verlangsamung sowie der geringere Automatisierungsgrad könnten ein Korrelat zu der klinisch wahrnehmbaren psychomotorischen Hemmung sein. Die bei den depressiven Patienten gefundenen Ergebnisse sind jedoch unspezifisch. Jahn et al. (1995) ließen **schizophrene Patienten** unter neuroleptischer Therapie und gesunde Probanden in ununterbrochener Abfolge übereinanderliegende Ellipsen mit steigender Schnelligkeit aufzeichnen. Die Geschwindigkeits- und Beschleunigungsmaße waren bei schizophrenen

Patienten deutlich langsamer, was sich mit steigender Anforderung noch akzentuierte Auch der Automatisierungsgrad, gemessen an der Flussigkeit der gezeichneten Kurven, war bei den Patienten geringer Jedoch zeigten im Gegensatz zu depressiven Patienten und Normalpersonen Patienten mit einer **Zwangsstörung** besonders schnelle Geschwindigkeitsmaße und einen besonders hohen Automatisierungsgrad bei Bewegungen mit hoher Repetition wie z B Kreise-Zeichnen (Abbildung 5 12, 5 13) Dies ist fur pathogenetische Aspekte von Interesse, da sich hierin die Enthemmung der von Basalganglien gesteuerten motorischen Funktionen durch den frontalen Kortex widerspiegeln konnte

Erste Untersuchungen zur objektiven Erfassung moglicher Medikamenteneffekte auf die genannten Manumotorikparameter werden derzeit durchgefuhrt

Tremor

Als weiteres Untersuchungsfeld fur die Feinanalyse manumotorischer Funktionen bei psychiatrischen Patienten bietet sich der Tremor an Tremor wird haufig durch Psychopharmaka wie Lithium, Neuroleptika, trizyklische und nicht-trizyklische Antidepressiva induziert Patienten mit einem essentiellen Tremor, der durch Psychopharmaka verstarkt wird, zeigen oft eine depressive und angstliche Symptomatik Eine Objektivierung dieser Phanomene und die Abgrenzung von Tremor bei durch Neuroleptika hervorgerufenen Spatdyskinesien oder von Lithium-induziertem Tremor von einem Parkinson-Tremor waren wunschenswert Die Unterschiede des Parkinson-Tremors gegenuber einem Tremor bei depressiven und schizophrenen Patienten waren aus atiologische Grunden interessant Auch die Abgrenzung eines neurotischen oder simulatorischen psychogenen Tremors von einem morbogenen oder pharmakogenen Tremor ware wunschenswert Alle genannten Tremorformen durften in Frequenz und Amplitude divergieren, was dem menschlichen Auge entgeht Mit dem oben beschriebenen digitalisierten Schreibtablett kann der Tremor wahrend einer Zeichenaufgabe (archimedische Spirale) oder bei Halten des Stiftes knapp uber dem Tablett in einem Frequenzbereich von 1–15 Hz und mit einer Amplitude von mehr als 0 2 mm sicher erfaßt werden (Elble et al 1990) Erste Ergebnisse bei psychiatrischen Patienten hierzu sind abzuwarten

5.6. Ausblick

Die Untersuchung der Motorik bei psychiatrischen Patienten ist ein noch recht junges Feld der biologisch-psychiatrischen Forschung Es ist aussichtsreich, da man hier Gestalt und Ursprung psychiatrischer Erkrankungen nahe kommt, da die Untersuchung der Motorik von klinischen Symptomen ausgeht und mit der deskriptiven Zugangsweise der neueren psychiatrischen Klassifikationssysteme verbunden ist Zudem erlauben heute neuere Meßverfahren die Feinanalyse der motorischen Funktionen bei psychiatrischen Patienten In Verbindung mit anderen neurobiologischen Parametern konnte hierdurch eine neue Perspektive für atiologische Fragen in der Psychiatrie gewonnen werden. Die nächste Zeit wird zeigen, ob die Untersuchung der Motorik bei psychiatrischen Patienten, insbesondere ihrer Feinanalyse, zu spezifischen Ergebnissen kommen, zu klinisch wichtigen differentialdiagnostischen Fragen beitragen, den Therapieerfolg objektivieren und damit optimieren kann. Die Charakterisierung und exakte Erfassung von Medikamenteneffekten durch apparative Untersuchungsverfahren der Motorik könnte die individuelle Dosis fur den einzelnen Patienten besser bestimmen und gegenfalls Gegenmaßnahmen ergreifen lassen, die dem Wohlbefinden des Patienten dienen. In diesem Zusammenhang ware auch eine verläßliche Abgrenzung der motorischen Wirkungen typischer und atypischer Neuroleptika erstrebenswert. Das konnte zur Entwicklung und Erprobung neuer atypischer Neuroleptika, die in der heutigen Schizophrenie-Behandlung ein unverzichtbarer Bestandteil sind, beitragen.

5.7. Literatur

Alpert M, Kotsaftis A, Pouget ER (1997) Speech fluency and schizophrenic negativ signs Schizophr Bull 23 171–177

Andreasen NC, Alpert M, Marth MJ (1981) Acoustic analysis An objective measure of affective flattening Arch Gen Psychiatry 38 281–285

Arolt V, Steege D, Nolte A (1993) Storungen der Augenbewegungen bei Schizophrenen – kritische Ubersicht und zukunftige Perspektiven Fortschr Neurol Psychiat 61 90–105

Bleuler E (1911) Lehrbuch der Psychiatrie Springer, Heidelberg

Clementz BA, Sweeney JA (1990) Is eye movement dysfunction a biological marker for schizophrenia? A methodological review Psychol Bull 108 77–92

Ekman P, Friesen WV (1978) Facial Action Coding System Consulting Psychologists Press, Palo Alto

Elble RJ, Sinha R, Higgins C (1990) Quantification of tremor with a digitizing tablet J Neurosci Meth 32 193–198

Flashman LA, Flaum M, Gupta S, Andreasen NC (1996) Soft signs and neuropsychological performance in schizophrenia Am J Psychiatry 153 526–532

Gaebel W, Woelver W (1996) Affektstorungen schizophren Kranker Kohlhammer, Stuttgart

Godfrey HPD, Knight RG (1984) The validity of actometer and speech activity measures in the assessment of depressed patients Br J Psychiatry 145 159–163

Gunther W (1992) Gestorte Hirnfunktionen bei Schizophrenie Kovac, Hamburg

Haase HJ (1961) Das therapeutische Achsensyndrom neuroleptischer Medikamente und seine Beziehungen zu extrapyramidaler Symptomatik Fortschr Neurol Psychiat 29 245–268

Hakerem G, Lidsky A (1975) Characteristics of pupillary reactivity in psychiatric patients and normal controls In Kietzman ML, Sutton S, Zubin J (eds) Experimental approaches to psychopathology Academic Press, New York, pp 61–72

Hazlett RL, McLeod DR, Hoehn-Saric R (1994) Muscle tension in generalized anxiety disorder Elevated muscle tonus or agitated movement? Psychophysiology 31 189–195

Heimann H, Spoerri T (1957) Das Ausdruckssyndrom der mimischen Desintegrierung bei chronischen Schizophrenen Schweiz Med Wochensch 35/36 1126–1132

Holzman PS (1986) Eye movement dysfunction in schizophrenia In Nashrallah H, Weinberger D (eds) Handbook of Schizophrenia, Vol 5 Elsevier, New York, pp 130–145

Jahn T, Cohen R (1996) Kinematische Analysen motorische Storungen in der Psychiatrie einige Prinzipien und Befunde In Braunig P (Hrsg) Bewegungsstorungen bei chronischen Schizophrenien Schattauer, Stuttgart

Jahn T, Cohen R, Mai N, Ehrensperger M, Marquardt C, Nitsche N, Schrader S (1995) Untersuchung der fein- und grobmotorischen Dysdiadochokinese schizophrener Patienten: Methodenentwicklung und erste Ergebnisse einer computergestutzten Mikroanalyse. Z Klin Psychol 24: 300–315

Jaspers K (1913) Allgemeine Psychopathologie. Springer, Heidelberg

Kraepelin E (1883) Lehrbuch der Psychiatrie. Abel, Leipzig

Mai N (1994) Bewegung und Bewegungsstorungen. In: Poppel E, Bullinger M, Hartel U (Hrsg) Medizinische Psychologie und Soziologie. Chapman und Hall, London

Manschreck TC (1993) Psychomotor abnormalities. In: Costello CG (ed) Symptoms of schizophrenia. Wiley, New York, pp 261–290

Sachdev P, Aniss A (1994) Slowness of movement in melancholic depression. Biol Psychiatry 35: 253–262

Schneider F, Heimann H, Himmer W, Huss D, Mattes R, Adam B (1990) Computer-based analysis of facial action in schizophrenic and depressed patients. Eur Arch Psychiatry Clin Neurosci 240: 67–76

Sobin C, Sackheim HA (1997) Psychomotor symptoms and depression. Am J Psychiatry 154: 4–17

Teicher MH (1995) Actigraphy and motion analysis: New tools for psychiatry. Harvard Rev Psychiatry 3: 18–35

Ulrich G (1981) Videoanalyse depressiver Verhaltensaspekte. Enke, Stuttgart

Van Galen GP, Stelmach GE (1993) (eds) Handwriting – Issues of psychomotor control and cognitive models. Acta Psychologica 82. Elsevier, Amsterdam

Wehr TA, Goodwin FK, Wirz-Justice A, Breitmaier J, Craig C (1982) 48-hour sleep-wake cycles in manic-depressive illness. Arch Gen Psychiatry 39: 559–565

Thomas Rechlin

6. Autonome Funktionen*

6.1. Einführung

In diesem Kapitel werden die Verschränkungen von psychophysiologischen Reaktionen, psychopathologischen Syndromen und psychopharmakologischen Interventionen mit dem autonomen Nervensystem (ANS) und deren Untersuchungsmöglichkeiten dargestellt.

6.1.1. Vegetative Symptome in der Psychiatrie

Der Vitalist Georg Ernst Stahl (1660–1734), der als ein Wegbereiter von modernen psychotherapeutischen Ansätzen aufgefaßt werden kann, war einer der ersten Autoren, der sich explizit für die bis in seine Zeit wenig untersuchte physiologische Beziehung von Körper und Seele interessierte. Stahls vitalistische Biologie, die unter dem Begriff *Animismus* bekannt wurde, stand in einem scharfen Gegensatz zur mehr oder weniger mechanistischen Lösung des Leib-Seele Problems von Descartes (1596–1650). Stahl betonte, daß psychische Einflüsse tiefgreifende körperliche Veränderungen bewirken können und illustrierte diese psychophysischen Wechselwirkungen am Herzschlag und der durch Angst hervorgerufenen Störungsmöglichkeiten der Kreislauftätigkeit. Eine der wichtigsten Krankheitsursachen waren für Stahl die Leidenschaften und die aus ihnen resultierenden Affekte, die, sofern sie verdrängt sind, als „Conversionen" tätig werden können. Der zeitgenössischen Säftelehre verpflichtet konnte Stahl noch nicht die zwischen Körper und Seele vermittelnde Rolle des vegetativen Nervensystems und des endokrinologischen Systems erkennen, auch wenn seine prinzipiellen Auffassungen bis heute nachwirken.

Die zentrale Bedeutung, die dem ANS bei der Koordination der Funktionen der einzelnen Organe zukommt, wird in dem Begriff *„Lebensnerven"* deutlich, den der Erlanger Internist und Physiologe Ludwig Robert Müller (1870–1962) für den Sympathikus und Parasympathikus in der dritten Auflage seines Lehrbuches (1931) über das vegetative Nervensystem wählte.

---

* Ich danke unserem Mitarbeiter, Herrn Dr. Michael Mück-Weymann, für die Unterstützung bei der Abfassung dieses Beitrages.

Aus klinischer Sicht wurde das ANS mangels geeigneter Untersuchungsmethoden lange wie ein ‚Stiefkind' (Schiffter, 1985) des nervenärztlichen Faches behandelt und dementsprechend haben elektrophysiologische Untersuchungen der Ablaufe autonomer Funktionen erst seit einigen Jahren in der wissenschaftlichen Neurologie und Psychiatrie starkere Beachtung gefunden Dagegen gibt es in der Psychologie und Psychiatrie eine lange Tradition, den Zusammenhang von Emotionen und korperlichen Reaktionen zu untersuchen Die bei psychophysiologischen Experimenten bestimmten Parameter (z B Herzfrequenz, Hautdurchblutung, elektrischer Hautleitwert) unterliegen, zumindest teilweise, der Kontrolle durch das ANS

Aus psychiatrischer Sicht beanspruchen wegen des Auftretens von vegetativen Funktionsstorungen insbesondere die *affektiven Erkrankungen* einschließlich der *Angst-, Panik- und Zwangssyndrome* und die *schizophrenen Psychosen* bevorzugtes Interesse, wenn es um Untersuchungsverfahren des ANS geht Patienten, die an einer „endogenen" Depression (rezidivierende depressive Episoden) leiden, zeigen oft Storungen ihrer autonomen Ablaufe, vor allem wenn es eine Depression vom melancholischen Subtyp ist So kann es im Rahmen einer sog Melancholie nicht nur zu Appetit- und Schlafstorungen kommen, sondern daruber hinaus zu einer gestorten Thermoregulation einschließlich Episoden von profusem Schwitzen, zu einem Verlust der Libido, zu einer Veranderung der Tatigkeit der sekretorischen Drusen (z B Mundtrockenheit, Storungen der Tranensekretion etc), zu Veranderungen der Motilitat des Gastrointestinaltraktes, zur Erhohung der Herzfrequenz, zu subjektiven Storungen der Atemtatigkeit sowie zu Veranderungen an der Haut und an den Haaren Entsprechende klinische Beobachtungen hatten bereits in der ersten Halfte des 20 Jahrhunderts die pathophysiologischen Theorien affektiver Psychosen nachhaltig beeinflußt, denn zu dieser Zeit wurden ‚endogene' Depressionen als Folge einer „Funktionsstorung innerhalb zentralvegetativer Felder" angesehen

Auch im Rahmen von schizophrenen Erkrankungen kommt es haufig zu autonomen Funktionsstorungen So ist die febrile, katotone Schizophrenie ein mittlerweile zwar seltenes, aber dennoch gefurchtetes Krankheitsbild, welches mit massiven autonomen Funktionsstorungen, insbesondere die Thermoregulation und die kardiale Steuerung betreffend, einhergeht

Auf der anderen Seite fuhrt die Behandlung mit den meisten psychopharmakologischen Substanzen zu Nebenwirkungen, die in einem besonderen Maße die autonomen Ablaufe betreffen und die somit die mit dem psychopathologischen Syndrom assoziierten autonomen Storungen maskieren konnen Dementsprechend klagen Patienten zu Beginn einer Behandlung mit Neuroleptika (NL) oder trizyklischen Antidepressiva (TCA) oft uber Mundtrockenheit, Obstipation, Blasenentleerungsstorungen, Akkommodationsschwierigkeiten und Tachykardie, die Folge der anticholinergen Effekte dieser Medikamente sind Diese die Funktionen des ANS betreffenden Nebenwirkungen der psychopharmakologischen Therapie sind meist harmloser Natur Ungeklart ist dagegen die Pathophysiologie des seltenen malignen neuroleptischen Syndroms, welches zu lebensbedrohlichen autonomen Regulationsstorungen fuhren kann

Aufgrund des skizzierten Zusammenhanges von vegetativen Symptomen, psychischen Storungen und psychopharmakologischen Interaktionen erhebt sich die Frage, inwieweit Untersuchungen autonomer Funktionen in der Psychiatrie zu *diagnostischen Zwecken, für die Quantifizierung von vegetativen Begleiteffekten psychopharmakologischer Therapien und als Forschungsinstrumente* nützlich sein können

6.1.2 Anatomie und Physiologie des autonomen Nervensystems

Der Versuch, das autonome Nervensystem zu definieren, erscheint problematisch, da vegetatives und somatisches Nervensystem funktionell eng verbunden sind und insbesondere im Hirnstamm und Kleinhirn ihre morphologischen Substrate nicht scharf voneinander zu trennen sind. *Üblicherweise verstehen wir unter dem ANS jenen Teil des Nervensystems, der für die Regulation und Feinabstimmung viszeraler Funktionen und die Aufrechterhaltung der inneren Homöostase des Organismus verantwortlich ist.* Die Wirkungen des ANS sind der willkürlichen Kontrolle weitgehend entzogen und werden über Reflexe vermittelt, von denen der *Barorezeptorenreflex* der am genauesten untersuchte ist. Seine Aufgabe besteht darin, den arteriellen Blutdruck und die Herzfrequenz den jeweiligen physiologischen Erfordernissen anzupassen.

Grundsätzlich erscheint es didaktisch sinnvoll, die anatomischen Strukturen und die Neurochemie des ANS getrennt zu betrachten. Bei den anatomischen Strukturen ist zwischen den Strukturen des ANS im engeren Sinn und den sie modulierenden Systemen zu differenzieren. Im folgenden werden einige für das weitere Verständnis dieses Kapitels wesentliche Aspekte der Anatomie und Physiologie des ANS dargestellt.

Anatomie des autonomen Nervensystems

In ihrem grundsätzlichen Aufbau unterscheidet sich das ANS nicht von dem des sensomotorischen Systems. Informationen der inneren Organe erreichen von sensiblen peripheren Rezeptoren kommend über afferente Fasern die zentralen Regionen des ANS. Die sensiblen Afferenzen erreichen über den Hirnstamm, den Thalamus, die Formatio reticularis und den Hypothalamus das Großhirn, wodurch die Großhirnrinde über den Funktionszustand der vegetativen Organe informiert wird, so daß sowohl die bewußten sensomotorischen Vorgänge als auch die Denk- und Gefühlsabläufe von autonomen Reaktionen begleitet werden. Obwohl die anatomischen Grundlagen dieser Efferenzen nicht in allen Einzelheiten geklärt sind, werden sie therapeutisch, beispielsweise beim Autogenen Training oder der Funktionellen Entspannung, genutzt.

Die sensiblen Informationen werden im zentralen Nervensystem in efferente vegetative („motorische") Impulse umgesetzt. Die efferenten Axone innervieren vornehmlich über den Sympathikus und Parasympathikus, die im peripheren Nervensystem das morphologische Substrat des ANS bilden, die viszeralen Erfolgsorgane. Die Zellkörper der präganglionären parasympathischen Neuronen liegen im Sakralmark sowie im Hirnstamm und ziehen in speziellen Nerven zu den organnahe gelegenen parasympathischen postganglionären Neuronen

Die Zellkörper der präganglionären Neurone des Sympathikus liegen im lateralen Horn des Brust- und Lendenmarkes Von dort ziehen sie entweder zu den paravertebralen Ganglien, die im Grenzstrang gelegen sind, oder zu den Bauchganglien (Ganglion coeliacum, mesentericum superius und inferius), um dann als postganglionäre Fasern zu den zu innervierenden Organen zu gelangen

Eine Sonderstellung kommt dem enterischen Nervensystem (intramurale Ganglien) zu, das über motorische, sensorische und Interneurone sowie über eine Vielfalt von Neurotransmittern verfügt Dieses System wird auch als „Gehirn des Darmes" bezeichnet (Neuhuber, 1996), da es aufgrund seiner dem zentralen Nervensystem ähnlichen Neuropilstruktur befähigt ist, eigenständige Programme zur Steuerung der gastrointestinalen Motorik und Sekretion zu entwerfen

Die supraspinale Koordination und Modulation des ANS erfolgt in einem neuronalen Netzwerk, welches eine differenzierte Interaktion von Hirnstammstrukturen, limbischem System und kortikalen Bereichen zur Voraussetzung hat Dabei ist der Hypothalamus die wichtigste Koordinationsstelle des endokrinen Systems und der vegetativen Funktionen, da er u a das kardiovaskulare System, die Thermoregulation, die Nahrungs- und Flüssigkeitsaufnahme, die Blasenentleerung und die Sexualfunktionen übergeordnet steuert und die dazugehörigen psychomotorischen Verhaltensweisen und Affekte vermittelt Auch wenn eine strenge Trennung von sympathischen und parasympathischen Funktionen supraspinal nicht mehr gegeben ist, ist bekannt, daß die präoptischen, supraoptischen und anterioren Kernansammlungen des Hypothalamus parasympathische Zustände induzieren, während die paraventrikulären und posterioren Kerngebiete sympathikotone Effekte auslösen können Laterale Zellverbände des Hypothalamus können dagegen sowohl parasympathische als auch sympathische Effekte vermitteln, deren Projektionen in den Hirnstamm dann, wie mikroanatomische Studien zeigten, getrennt verlaufen Zahlreiche v a frontal gelegene kortikale Strukturen und das limbische Systems üben Einfluß auf die vegetativen Funktionen aus Der Nucleus amygdalae spielt beispielsweise eine wichtige Rolle bei der Koordination des psychomotorischen Verhaltens, der Affekte, der Aufmerksamkeit und Orientierung sowie der konstant dazu korrelierten Änderung der Herzfrequenz und des Kreislaufs Es ist aus Versuchen an Katzen bekannt, daß elektrische Reizung des zentralen Mandelkerngebietes zu einer arteriellen Blutdrucksteigerung und Tachykardie führt, während gleichzeitig die vagale Komponente des Barorezeptorenreflexes gehemmt wird Reizungen des basalen Mandelkernes führen dagegen zu kurzzeitiger Vasodilation und charakteristischem Abwehrverhalten

Auch im Hirnstamm befinden sich neben den parasympathischen Hirnnervenkernen wichtige Strukturen für die zentralnervöse vegetative Organisation Eine besondere Integrationsfunktion für die kardiale und respiratorische Kontrolle kommt dabei dem Nucleus tractus solitarii (NTS) zu, da in ihm afferente (sensible und sensorische) Informationen und von höheren Zentren kommende, absteigende und motorische Funktionen modulierende, Efferenzen konvergieren Die Formatio reticularis stellt ein komplexes Assoziationszentrum dar, das alle sensiblen und sensorischen Afferenzen integriert und die vegetativen und motorischen Efferenzen moduliert Wahrend in weiten Teilen des zentralen Nervensystems eine funktionelle Spezialisierung stattgefunden hat, kann man im Hirnstamm Strukturen, von denen Innervationsmuster fur vegetative Systeme ausgehen, nicht eindeutig von Strukturen abgrenzen, in denen Innervationsmuster fur somatomotorische Systeme gebildet werden Die Arbeitsgruppe um Langhorst (1984) spricht daher von einem gemeinsamen Hirnstammsystem (GHS), welches in der unteren Formatio reticularis lokalisiert ist und welches gleichzeitig Kontrolle auf das kardiovaskulare, das respiratorische und das motorische System ausubt

Neurochemie des autonomen Nervensystems

Im folgenden werden Aspekte der Neurochemie des ANS erlautert Die zentralen Neurotransmittervorgange, die beispielsweise die kardiorespiratorische Steuerung bewirken, sind in ihren Einzelheiten noch nicht bekannt (Shields, 1993) So ist u a selbst die Bedeutung des Neurotransmitters Acetylcholin fur die Vermittlung zentraler parasympathischer Funktionen nicht hinreichend aufgeklart Mittlerweile wurden zentrale cholinerge Rezeptoren im Nucleus tractus solitarii, im Vaguskern und im basalen frontalen Cortex nachgewiesen Im Tiermodell konnte festgestellt werden, daß der fur psychiatrische Fragestellungen wichtige Neurotransmitter L-Dopa im Nucleus tractus solitarii eine Kontrollfunktion innehat, die mit einer Senkung der Herzfrequenz verbunden ist Dagegen scheint Dopamin im Nucleus ambiguus uber D_2-Rezeptoren, die auf kardioinhibierenden Rezeptoren liegen, die Herzrate zu kontrollieren Daruber hinaus ist auch das Serotoninsystem uber die dorsalen Raphe-Kerngebiete an der Kontrolle der Baroreflexe beteiligt

Wesentlich besser verstanden ist die Neurochemie des peripheren Sympathikus und Parasympathikus Neurotransmitter aller praganglionarer Synapsen ist das an nikotinergen Rezeptoren wirkende Acetylcholin, welches auch postganglionarer Transmitter des parasympathischen Nervensystems und der sympathisch innervierten Schweißdrusen ist Bislang ließen sich drei muscarinerge Rezeptorsubtypen differenzieren (M_1, M_2, M_3) Die kardialen Rezeptoren sind M_2- und die sudomotorischen M_3-Rezeptoren Im zentralen Nervensystem kommen sowohl M_1-, als auch M_2- und M_3-Rezeptoren vor Postganglionarer Transmitter des sympathischen Nervensystems ist Noradrenalin, welches an α- und β-Rezeptoren wirkt Das enterische autonome Nervensystem verfugt dagegen wiederum uber zahlreiche Neurotransmitter, deren Funktion im einzelnen nicht geklart ist

Zusammenfassend kann man sagen, daß die Wirkung des ANS uber komplizierte Regelkreise erfolgt, die weder auf ein Neurotransmittersystem noch auf eine autonome Funktion beschrankt sind Insofern ist die aktuelle Forschung bemuht, die Komplexitat des ANS zu erfassen, was eine Erganzung des ursprunglichen dichotomen Konzeptes (Sympathikus versus Parasympathikus) darstellt Gerade diese konzeptuelle Erweiterung des Verstandnisses uber das Funktionen des ANS beinhaltet fur die psychiatrische Wissenschaft fruchtbare Ansatze

6.1.3. Untersuchungstechniken für das ANS

In Tabelle 6.1 finden sich einige wichtige Methoden, mit denen die Morphologie und/oder die Funktion des ANS untersucht werden kann.

Eine postmortale **Untersuchung des N. vagus** und anderer Strukturen des ANS kann bei alkoholabhängigen Patienten und Diabetikern vorgenommen werden, um histopathologisch den Nachweis einer autonomen Neuropathie zu erbringen. **Nerven- und Muskelbiopsien** werden dagegen beim Vorliegen ungeklärter Polyneuropathien oder bei Verdacht auf mitochondriale Encephalomyopathien, die von psychischen Störungen begleitet sein können, durchgeführt. Eine radiologische Methode zur indirekten Erfassung der Struktur des kardialen sympathischen ANS stellt das **MIBG- (meta-Jod-Benzyl-Guanidin) Szintigramm des Herzens** dar, mit dem z.B. kardiale sympathische Denervierungen im Rahmen von anorektischen Syndromen erfaßt werden können. **Radiologische Funktionsuntersuchungen des Magen-Darm-Traktes** finden im Rahmen der Diagnostik von Dysphagie-Syndromen zunehmend klinische Bedeutung. Die **direkte Mikroneurographie** erlaubt die elektrophysiologische In-vivo-Beurteilung von autonomen Nerven. Die **zentrale Registrierung von kortikal evozierten Potentialen nach elektrischer Stimulation des Ösophagus** beruht wahrscheinlich auf viszerale Afferenzen, die über den Nervus vagus erfolgen. Dementsprechend erlaubt diese Untersuchung Aussagen über die afferenten parasympathischen Bahnen.

Die bisher genannten Untersuchungsmethoden befinden sich noch in einem experimentellen Stadium. Es ist anzunehmen, daß diese Methoden auch in der Psychiatrie bei wissenschaftlichen Fragestellungen in einigen Jahren zur Anwendung kommen werden (z.B. bei funktionellen Magen-Darmstörungen, bei Somatisierungsstörungen etc.). Die **computertomographische Größenbestimmung der Nebennieren** wird dagegen schon heute im Rahmen der biologischen Erforschung von depressiven Syndromen eingesetzt.

Die größere Bedeutung haben aber bisher im klinischen Alltag **Funktionsuntersuchungen des ANS** erfahren, von denen die wichtigsten im unteren Teil der Tabelle 6.1 genannt werden. Diese Funktionsuntersuchungen des ANS haben in der Psychiatrie in den letzten Jahren bereits ein zunehmendes Interesse erfahren.

Eine andere Ausgangssituation als bei den direkten elektrophysiologischen Messungen von Funktionen des ANS, die auch bei Bewußtlosen erfolgen können, liegt bei psychophysiologischen Messungen vor. Hierbei werden neben anderen Biosignalen auch solche erfaßt, die vom ANS vermittelt werden. Die Psychophysiologie untersucht den Zusammenhang zwischen menschlichem Verhalten und physiologischen Abläufen, indem Probanden mit emotional wirksamen Reizen konfrontiert werden und die resultierenden physiologischen Reaktionen, z.B. die Herzrate, die Hautleitfähigkeit, die Muskelaktivität und andere, registriert werden. In der Psychophysiologie wird dabei zwischen **phasischen und tonischen Funktionsverschiebungen** unterschieden. Unter tonischen Parametern versteht man psychophysiologische Maße und deren Ausprägungsgrad (z.B. die Herzfrequenz, der Hautleitwert etc.), ohne daß über einen längeren Zeitraum äußere Stimuli wirksam sind. Es handelt sich bei den

Tabelle 6.1. Klinisch wichtige Untersuchungsmöglichkeiten des ANS

- Postmortale histologische Untersuchung von Strukturen des ANS
- Nervenbiopsien (z. B. des Nervus suralis)
- Oesophagus- und Magenfunktionsszintigraphie
- MIBG- (meta-Jod-Benzyl-Guanidin) Szintigramm des Herzens
- Computertomographie der Nebennieren
- Direkte Mikroneurographie autonomer Nerven
- Kortikal evozierte Potentiale (z. B. nach elektrischer Stimulation des Oesophagus)
- Pupillometrie
- Herzfrequenzanalysen
- Blutdruckanalysen
- Mikrozirkulationsmessung, z. B. mit Stimulations-Naheinfrarot- (NIR) Flowmetrie oder Laser-Doppler-Fluxmetrie (LDF)
- Quantitativer sudomotorischer Axonreflex (QSART)
- Jodstärketest und Ninhydrintest

tonischen Parametern um Indikatoren des aktuellen Aktivitätsniveaus („Arousal"). Phasische Maße beziehen sich auf kurzfristige Kurvenauslenkungen, die in einem engen zeitlichen Zusammenhang mit Stimuli auftreten. Üblicherweise zeigen diese Auslenkungen eine Habituation. Das Auftreten von phasischen Reaktionen eines psychophysiologischen Maßes wird mit kognitiven Prozessen in Verbindung gebracht.

6.2. Elektrodermale Aktivität (EDA)

Die Erforschung der Zusammenhänge emotionaler und körperlicher Vorgänge war ursprünglich mit der Hoffnung verknüpft, durch psychophysiologische Messungen zur Validierung nosologischer Einheiten in der Psychiatrie beizutragen. Nachdem sich im Laufe der Forschung biologische Parameter aber als nosologisch unspezifisch erwiesen hatten, bestand die Forschungsstrategie fortan vornehmlich darin, situationsabhängige Untersuchungsmodelle für emotionale Reaktionen zu entwickeln. Es geht in der aktuellen psychophysiologischen Forschung mittlerweile darum, Konstitutionstypen im Sinne von vegetativer Labilität, Rigidität und Stabilität zu definieren und ihre Kovarianz mit psychopathologischen Syndromen zu evaluieren. Damit verbunden erhebt sich die Frage der psychophysiologischen Erfassung von Persönlichkeitsdimensionen und deren biologisch determinierten Vulnerabilitäten. In entsprechenden Laboratorien wird daher zur Erfassung der emotionalen Reagibilität ein **multiparametrisches Monitoring** durchgeführt. Mit Hilfe eines solchen Monitorings werden die Biosignale **Hautdurchblutung, elektrischer Hautleitwert** und andere **Parameter der elektrodermalen Aktivität** (EDA), **Hauttemperatur, Muskelaktivität** (EMG), **Herzfrequenz** (EKG), **Atmung und elektri-**

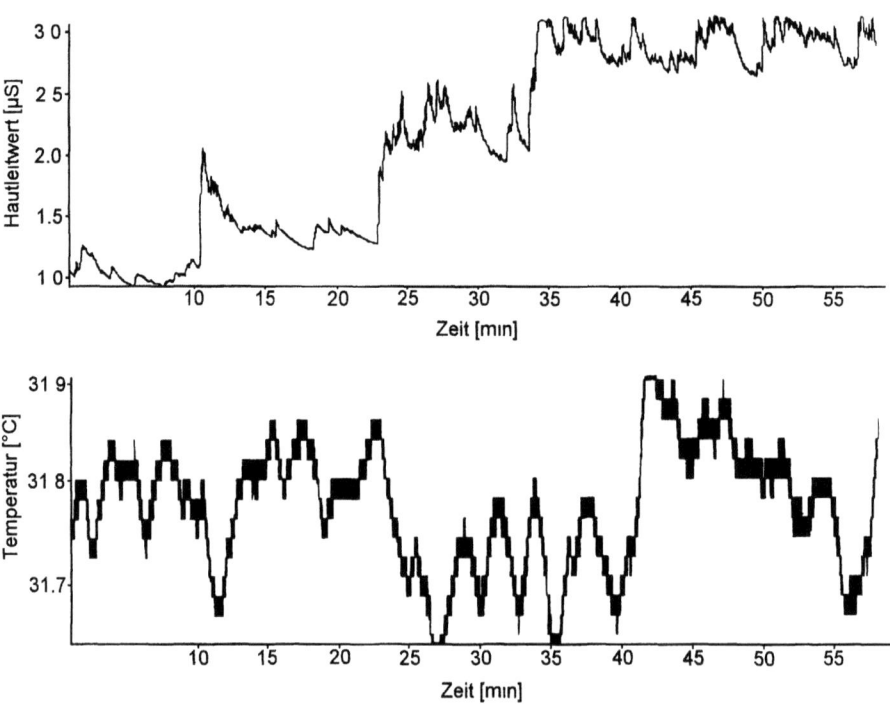

Abb. 6.1. Bei einem Patienten mit Schreibkrampf wurden simultan der Hautleitwert (obere Kurve) und die Hauttemperatur (untere Kurve) aufgezeichnet Nach zehn Minuten betritt der Therapeut das Zimmer (Stressreiz) Nach 23 Minuten wird der Patient aufgefordert, sich eine spezifische Problemsituation vorzustellen Nach 34 Minuten wird die Problemsituation (das handschriftliche Ausfullen eines Dokumentes) durchgefuhrt Der Hautleitwert erreicht nun ein Maximum, wahrend die Hauttemperatur ein Minimum aufweist Wahrend der Durchfuhrung der Aufgabe erhoht sich die Hauttemperatur durch die Muskelbetatigung der Hande

sche Hirnaktivität (EEG) simultan aufgezeichnet. Ein Beipiel für die gleichzeitige Registrierung der Hautleitfahigkeit und der Hauttemperatur findet sich in Abbildung 6.1.

Von den psychophysiologischen Kenngrößen soll exemplarisch die elektrodermale Aktivität (EDA) dargestellt werden, weil sie von den genannten Parametern bei psychiatrischen Fragestellungen bisher die größte Beachtung erfuhr.

6 2.1. Technische und physiologische Grundlagen

Die elektrischen Eigenschaften der Haut werden vornehmlich von der Aktivität der Schweißdrüsen bestimmt, die an der gesamten Korperoberfläche permanent, zumindest geringgradig, aktiv sind. Änderungen der Aktivität der Schweißdrüsen führen zu Veränderungen der elektrischen Hauteigenschaften, da eine höhere Schweißdrüsenaktivität eine höhere elektrische Hautleitfähigkeit bewirkt. Bei der Erfassung der elektrodermalen Aktivität (EDA) wird üblicherweise neben der Bestimmung der Kenngrößen in einem Experiment mit visuellen und/oder akustischen Stimuli die **Habituation der Orientierungsreaktion** auf Reize sowie die Differenz des Leitfähigkeitswertes vor und nach Stimulierung bestimmt. Die vom Probanden nach einer bestimmten Anzahl von Reizen erreichte Gewöhnung an die Reize kann als Mittelwert bzw. Habituationsscore angegeben werden. Ferner können als tonische Kenngrößen die Hautleitfähigkeit (SCL, Scin Conductance Level) und die Anzahl der Spontanfluktuationen (SFL) bestimmt werden. Die wichtigsten Kenngrößen der EDA können der Tabelle 6.2 entnommen werden. Bei den meisten psychiatrischen Fragestellungen wird der Schwerpunkt der Betrachtung auf die Habituation gelegt, die als Ausdruck einer zentral vermittelten und von kognitiven Prozessen abhängigen Anpassungsleistung verstanden wird.

Die Maßeinheit des Hautleitwertes ist das Siemens. Da der Leitwert eines bestimmten Materials oder Gewebes proportional zum Querschnitt zunimmt, sind Zahlenwerte der Leitfähigkeit stets auf die Fläche, hier auf den Elektrodenquerschnitt in cm^2, zu beziehen. Bei der Wahl der Elektroden ist darauf zu achten, daß nichtpolarisierbare Elektroden verwendet werden wie z.B. die weit verbreitete Ag/AgCl-Elektrode. Die Elektrodenfläche sollte einerseits möglichst groß sein, um stabile Signale zu erzielen, andererseits ist ihrer Größe eine obere Grenze durch die Krümmung des darunter liegenden Areals, z.B. eines Fingerendgliedes, gesetzt. Als Elektrodenpaste sollte eine nicht zu flüssige Creme verwendet werden, deren Zusammensetzung der Elektrolytkonzentration des Schweißes entspricht. In der Regel werden elektrodermale Messungen an der Hand durchgeführt, wobei die Ableitung oft an der Handinnenfläche erfolgt. Aus physiologischer Sicht weisen die Schweißdrüsen hier ihre größte Dichte auf. Diese Region eignet sich daher zur Durchführung von EDA-Messungen, insbesondere da die hier befindlichen Schweißdrüsen wie viele Menschen aus der Selbstbeobachtung wissen v.a. auf äußere Reize und emotionale Veränderungen reagieren, während die Schweißdrüsen an anderen Körperregionen vornehmlich im Dienste der Regulation des Wärmehaushaltes stehen.

Generell ist für Hautleitwertsmessungen eine bipolare Ableitung notwendig, um ein gut registrierbares Signal zu erhalten. Da die Hautreaktion auf elektrischem Weg gemessen wird, muß zwischen den beiden Elektroden eine geringe Spannung aufgebaut werden (0,2 Volt). Zur Plazierung der Erdelektrode, die je nach Gerätetyp entbehrlich sein kann, bietet sich ebenfalls der Handrücken an.

Tabelle 6.2. Synonyme für die elektrische Aktivität der Haut

- Elektrodermale Aktivität (EDA)
- Sympathische Hautantwort (SHA)
- *Sympathetic Skin Response*
- Peripher autonomes Potential
- *Peripheral autonomic surface potential (PASP)*
- Galvanischer Hautreflex

EDA-Messungen sind ungefährlich und nicht spürbar, da die Haut der eingesetzten Spannung von ca 0,2 Volt einen großen Widerstand entgegensetzt

Die Auslösung der Schwitzaktivität und damit der EDA muß als eine komplexe Leistung des ANS verstanden werden, wobei limbische und insbesondere hypothalamische Strukturen an der Generierung der EDA entscheidend mitwirken (Abbildung 6 2) Die sympathischen Impulse werden dabei von anderen zerebralen Strukturen modifiziert bzw im Sinne einer übergeordneten Steuerung vermittelt Die zentrale Innervation der Schweißdrüsen steht unter serotonerger Kontrolle, was für psychiatrische Fragestellungen von Bedeutung ist, da dem zentralen serotonergen System vielfältige Aufgaben, z B bei der Modulation von Stimmung und Antrieb, zukommen Peripher werden die Schweißdrüsen vom sympathischen Nervensystem innerviert, wobei Acetylcholin als Neurotransmitter fungiert Eine eingehende Darstellung der zentralen Entstehung und Verschaltung der EDA findet sich bei Boucsein (1995)

Ein wichtige Frage bei der Erfassung von psychophysiologischen Indikatoren, so auch der EDA, ist die nach der Spezifität der beobachteten Phänomene Nach dem bisherigen Kenntnisstand kann der Nachweis konsistenter emotionsspezifischer physiologischer Muster mit den zur Verfügung stehenden Methoden nicht erbracht werden Zahlreiche experimentelle Befunde sprechen aber

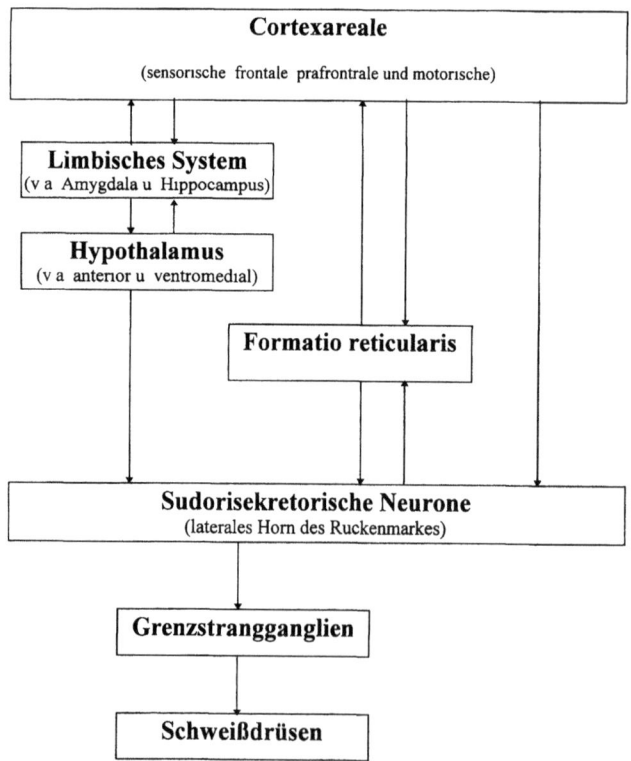

Abb. 6.2. Stark vereinfachte Darstellung der neuronalen Kontrolle der Schweißdrüsensekretion

dafür, daß die EDA einen peripheren Emotionsindikator darstellt, der relativ sensitiv unterschiedliche Ausmaße emotionaler Erregung, vornehmlich mit negativer Attribution, abzubilden vermag

6.2.2 Befunde bei psychiatrischen Patienten

Eine klinische Anwendung der Ergebnisse der EDA bei psychisch kranken Patienten gibt es nicht. Wissenschaftliche Untersuchungen der EDA erfolgten bisher vornehmlich bei Patienten mit schizophrenen Psychosen und affektiven Störungen.

In den Habituationsexperimenten **schizophrener Patienten** ergab sich übereinstimmend, daß bei diesen der Anteil der sog. Nonresponder (bzw. Hyporesponse) in der EDA bei ca. 50 % lag und damit wesentlich höher war als bei gesunden Kontrollpersonen (Abbildung 6.3). Ein zweites gemeinsames Ergebnis verschiedener Studien besagte, daß schizophrene Patienten rascher habituieren als gesunde Vergleichsgruppen. Wahrscheinlich ist dieses Verhalten der EDA von schizophrenen Patienten nicht Folge der neuroleptischen Medikation, da eine fehlende Response auch bei unbehandelten schizophrenen Patienten überdurchschnittlich häufig beobachtet wurde. Die Hyporeaktivität von schizophrenen Patienten in der EDA wird als Ausdruck einer gestörten kognitiven Informationsverarbeitung dieser Patienten verstanden. Zur weiteren Klärung der erzielten Befunde erscheinen Untersuchungen sinnvoll, die die Prozeßaktivität der zugrundeliegenden psychotischen Störung und die medikamentöse Behandlung gleichermaßen berücksichtigen.

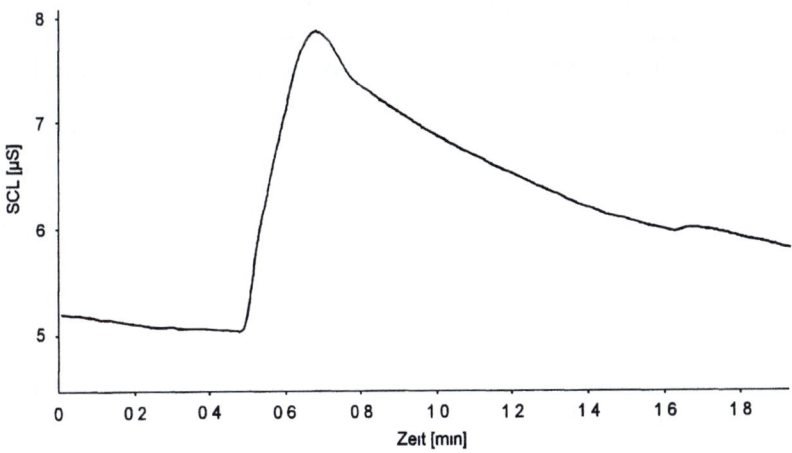

Abb. 6.3. Nach Applikation eines akustischen Reizes kommt es bei einem gesunden Probanden zu einer deutlichen Zunahme des Hautleitwertes (SCL). Diese phasische Funktionsänderung steht in Zusammenhang mit kognitiven Verarbeitungsprozessen. Ein solches Reiz-Antwortverhalten fehlt bei schizophrenen Patienten überzufällig häufig, während der Hautleitwert an sich, der als ein tonisches Maß aufgefaßt wird, bei Schizophrenen erhöht sein kann

Neben den Untersuchungen an schizophrenen Patienten wurde die EDA von Patienten mit **depressiven Episoden** häufig Gegenstand wissenschaftlicher Studien Übereinstimmend fand man in den durchgeführten Untersuchungen, daß sich „neurotisch" Depressive in der Habituation signifikant reaktiver, d h normaler verhalten als „endogen" Depressive

Ein weiteres interessantes Krankheitsbild in der Anwendung der EDA scheint die **posttraumatische Belastungsstörung** (posttraumatic stress disorder) zu sein Hierzu liegen aber bisher nur erste Pilotstudien vor (Orr et al, 1995), die vermuten lassen, daß bei dieser Patientengruppe das autonome Antwortverhalten gesteigert sein könnte

6 2 3 Der Einfluß von Psychopharmaka auf die elektrodermale Aktivität

Aus physiologischen Untersuchungen ist der Einfluß von trizyklischen Antidepressiva, die mit starken anticholinergen Effekten einhergehen, auf die Schwitzaktivität bekannt Eine diesbezügliche methodisch überzeugende Arbeit soll an dieser Stelle exemplarisch dargestellt werden

Es wurde der Einfluß einer zweimaligen Gabe von 75 mg Amitriptylin, welches zu einem Nortriptylin/Amitriptylin-Plasmaspiegel von 40–86 ng/ml führte, auf Herzfrequenzvariations-Parameter und den quantitativen sudomotorischen Axonreflex (QSART) untersucht Der QSART war nach Gabe dieser Menge von Amitriptylin um durchschnittlich 47 % reduziert Nach einer 48-stündigen Auswaschphase erreichten die Werte bereits wieder 81 % der Ausgangsgröße Die Herzfrequenzschwankungen bei tiefer Respiration wurde durch Amitriptylin nicht signifikant reduziert Die Autoren vermuteten, daß Amitriptylin in der verabreichten Dosis die sudomotorischen M_3-Rezeptoren stärker als die kardialen M_2-Rezeptoren inhibiert Eine 48 h Auswaschphase wurde für muscarinerge Rezeptoren, nicht aber für adrenerge Rezeptoren, als ausreichend erachtet (Low u Opfer-Gehrking, 1992)

Nach den bisher durchgeführten psychophysiologischen Untersuchungen scheinen Neuroleptika zwar die tonische, d h die Quantität der Hautleitfähigkeit, nicht jedoch die phasische Antwort auf Stimuli zu beeinflussen (Wolfersdorf et al, 1996) In neueren Studien wurde mittlerweile auch der Einfluß von Antidepressiva auf die EDA untersucht Die Arbeitsgruppe um Straub u Wolfersdorf (1996) konnte dabei zeigen, daß in einer Gruppe Depressiver, die mit dem Antidepressivum Maprotilin behandelt worden waren, häufiger Hyporeaktivität auftrat als in einer Gruppe depressiver Patienten, die mit dem selektiven Serotoninwiederaufnahmehemmer (SSRI) Paroxetin behandelt worden war Diese Ergebnisse müssen in zukünftigen Studien überprüft werden, damit der mögliche Einfluß von psychotropen Substanzen (z B auch SSRIs) auf die EDA besser verstanden wird

6 2 4 Weiterführende Forschungsaspekte der elektrodermalen Aktivität

Die EDA kann als ein unter zentraler serotonerger Kontrolle stehendes Untersuchungsmodell des physiologischen Reiz-Antwortverhaltens verstanden werden Insofern konnen Untersuchungen zur EDA auch eingesetzt werden, um biologische Aspekte von Personlichkeitsdimensionen zu erfassen Dementsprechend wurden EDA-Untersuchungen in den letzten Jahren vielfach unter dem Paradigma der **Impulskontrollstörung** an suizidalen Patienten durchgefuhrt, da bei ihnen eine Storung der zentralen serotonergen Modulation vermutet wird

Impulsivitat kann als die Bereitschaft eines Individuums definiert werden, ohne Verzogerung Ideen oder Antriebe in die Tat umzusetzen und mehr oder weniger abrupt und unkontrolliert auf außere oder innere Signale zu reagieren Die so definierte Impulsivitat kann sich auch als Aggression nach außen oder gegen sich selbst außern Als Ausdruck einer Storungen der Impulskontrolle gelten das pathologische Glucksspielen, die Pyromanie, die Kleptomanie, die Trichotillomanie sowie impulsive Suizidalitat und andere Selbstverletzungen

Impulsives Verhalten wird innerhalb einer Gesellschaft durch Erziehung, soziale Normen und Werte sowie Sanktionen kontrolliert Insofern unterliegt es mannigfachen psychosozialen und biographischen Einflussen Aus biologischer Sicht wird die Fahigkeit zur Impulskontrolle als genetisch mitbeeinflußt angesehen Auf der Neurotransmitterebene kommt der serotonergen Transmission eine wichtige Funktion in der Modulation der Impulsivitat zu, denn nach Baumgarten (1991) ist die Hauptaufgabe des zentralen Serotoninsystems der Schutz des Individuums gegen irritierende, verhaltensdesintegrierende und selbst- und fremdgefahrdende Stimuli

Entsprechend diesen Vorstellungen gibt es eine ganze Reihe biologischpsychiatrischer Studien, deren Ergebnisse einen Zusammenhang zwischen einer Verminderung von Serotonin-Metaboliten im Liquor und einer Storung der Impulskontrolle bei Suizidenten, Selbstverletzern und Brandstiftern nahelegten Analog solchen Befunden wurde die Hypothese aufgestellt, daß bei Patienten mit ausgepragter Suizidalitat eine Hyporeagibilitat der EDA als Folge einer verminderten zentralen serotonergen Transmission vorliegen konne Edman und Mitarbeiter (1986) bestatigten diese plausibel klingende Hypothese in einer Studie, als sie bei suizidalen Patienten eine rasche Habituation der EDA nachweisen konnten (Abbildung 6 4, Tabelle 6 3), Befunde, die in dieser Klarheit aber von anderen Arbeitsgruppen nicht repliziert werden konnten Nichtsdestoweniger konnte auch die Arbeits-

Tabelle 6.3. In der Arbeit von Gunnar Edmann et al (1986) zeigte sich, daß Patienten, die einen harten Suizidversuch durchgefuhrt hatten, in der elektrodermalen Aktivitat (EDA) signifikant haufiger als Patienten mit weichen Suizidversuchen eine rasche Habituation aufwiesen

	Langsame Habituation	Rasche Habituation
Harte Suizidversuche	0	8
Weiche Suizidversuche	8	8
Suizidgedanken	7	4

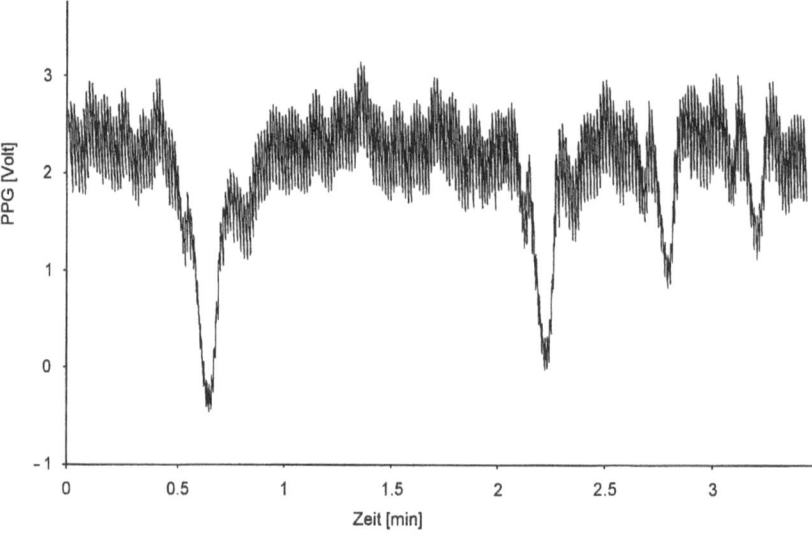

Abb. 6.4. Habituation eines gesunden Probanden in einem psychophysiologischen Experiment (Reiz tiefe Respiration, Reizantwort Abfall der Mikrozirkulation an der Fingerkuppe, Meßverfahren Photoplethysmographie, PPG) In psychophysiologischen Experimenten, in denen die elektrodermale Aktivität bestimmt wurde, habituierten Subgruppen von Depressiven rascher

gruppe um Straub u. Wolfersdorf (1996) eine verminderte Reagibilität der EDA bei Patienten mit „hartem" Suizidversuch im Vergleich zu nichtsuizidalen Patienten finden. Allerdings weisen die Autoren auf die methodischen Einschränkungen ihrer Untersuchungen hin, da die entsprechenden Patienten medikamentös behandelt worden waren und der Einfluß von Psychopharmaka auf die EDA einer exakten Analyse bedarf.

In zukünftigen Untersuchungen mit suizidalen Patienten könnte es daher aufschlußreich sein, medikamentös unbehandelte Patientengruppen zu untersuchen und das Verhalten der EDA vor und während psychopharmakologischer und psychotherapeutischer Behandlung zu untersuchen. Eine interessante Patientengruppe stellt dabei neben den depressiven Patienten die Gruppe der **Borderline-Persönlichkeitsstörungen** dar, weil diese Patienten intermittierend ausgeprägte Impulskontrollstörungen aufweisen.

Trotz der relativen Einschränkung von Befunden, die bei medikamentös behandelten depressiven Patienten erhoben wurden, muß die EDA als eine wertvolle Variable aufgefaßt werden, die aus klinischer Sicht biologische Aspekte des Depressivseins und der Impulskontrolle widerspiegelt. In einem übergeordneten Zusammenhang bestätigen die EDA-Befunde andere Befunde, die die Hypothese nahelegten, daß bei Patienten mit rezidivierenden (endogenen) depressiven Episoden psychophysiologische Abläufe eine generelle Rigidität aufweisen. Es muß jedoch darauf hingewiesen werden, daß die Hyporeagibilität in der EDA nosologisch unspezifisch ist, v.a. für das Spektrum der sogenannten endogenen Psychosen.

6.3. Herzfrequenzvariation (HRV) als Beispiel eines autonomen kardiovaskulären Parameters

In der physiologischen Forschung schenkte man in den letzten Jahren zunehmend einer Reihe von kardiovaskulären Parametern, die vom ANS kontrolliert werden, Beachtung

6.3.1 Technische und physiologische Grundlagen

Eine wesentliche Aufgabe des ANS besteht in der Regulation des Blutdruckes und der Herzfrequenz. Beide Parameter können sowohl unter Ruhebedingungen als auch unter körperlicher Belastung gemessen werden. Außerdem kann das Blutdruck- und Herzfrequenzverhalten während definierter physiologischer Provokationsmaßnahmen (Lagewechsel, tiefe Respiration, Kälte, Valsalva-Versuch etc.) bestimmt werden, was eingehende Rückschlüsse auf die Funktion des kardiovaskulären ANS erlaubt.

Nach wie vor wird bei psychophysiologischen Untersuchungen am häufigsten die Anzahl der Herzschläge pro Minute als Indikator für das kardiovaskuläre Geschehen verwendet, denn Herzfrequenzänderungen begleiten nahezu jeden Wechsel der psychischen und physischen Anforderungen. Zu den psychischen Einflußgrößen, die einen Anstieg der Pulsfrequenz zur Folge haben, gehören u.a. Schmerzreize, Streßreize und Angstreize. Eine Abnahme der Herzfrequenz tritt dagegen bei Entspannungsvorgängen auf. Bei wissenschaftlichen Untersuchungen, in denen die Aktivität des kardialen ANS analysiert werden soll, ist aber die bloße Erfassung der Herzfrequenz nur bedingt geeignet, weil sowohl die Herzfrequenz als auch der Blutdruck von zahlreichen und im einzelnen kaum überschaubaren intrinsischen und humoralen Faktoren beeinflußt werden (Abbildung 6.5). Bereits in den 1980er Jahren gewannen daher in der Neurologie Meßtechniken an Bedeutung, die das Herzfrequenzverhalten in seiner zeitlichen Variabilität unter Ruhebedingungen oder bei vertiefter Atmung bestimmten, weil die so errechneten Parameter ganz überwiegend vom ANS erzeugt werden. Die computergestützte Erfassung der Herzfrequenzvariation gehört deshalb seit den 1990er Jahren in allen neurophysiologischen Laboratorien zum Routineprogramm. Analog der Entwicklung in der Neurologie wird daher auch bei psychiatrischen Fragestellungen zunehmend die Herzfrequenzvariation als Maß der autonomen kardialen Aktivität herangezogen. Eine allgemeine Übereinstimmung darüber, mit welchen Parametern das Ausmaß der Sinusarrhythmie beziehungsweise der Herzratenvariabilität (HRV) bestimmt werden soll, besteht jedoch nicht.

Grossman und Mitarbeiter (1990) untersuchten drei verschiedene Meßtechniken für die Bestimmung des Ausmaßes der respiratorischen Sinusarrhythmie (Spektralanalyse, atmungsabhängige und atmungsunabhängige mathematische Berechnung). Sie konnten nachweisen, daß die jeweiligen Verfahren für die Erfassung der Sinusarrhythmie weitgehend gleichwertig waren.

Die vom ANS kontrollierten HRV-Parameter wurden in den letzten Jahren bei Patienten mit verschiedenen Erkrankungen des zentralen und peripheren

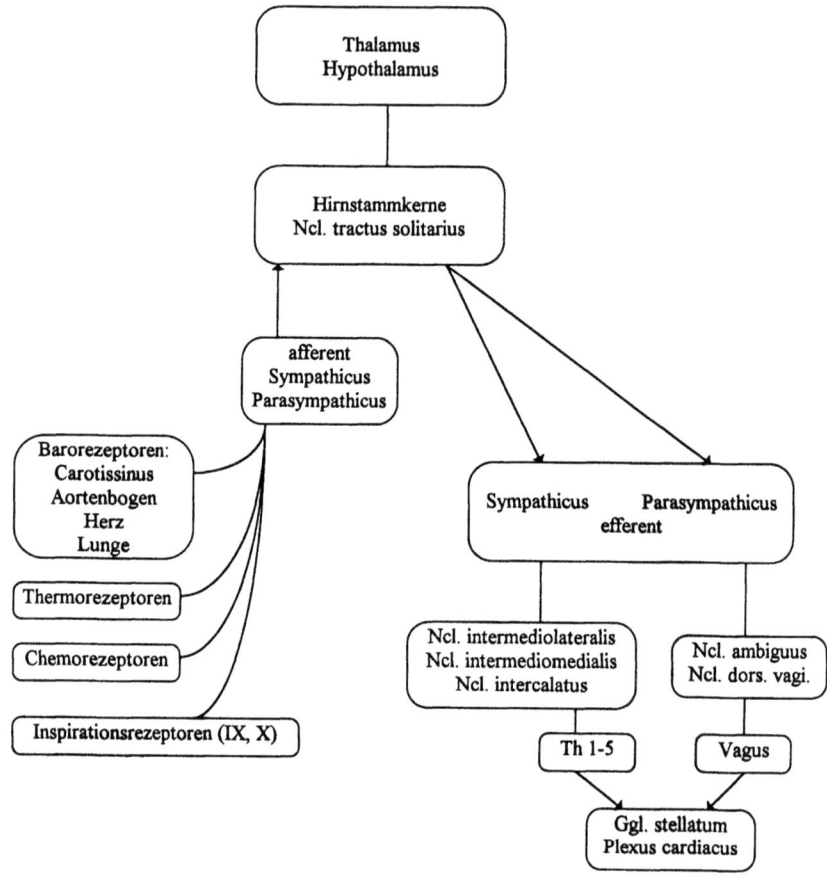

Abb. 6.5. Die autonome kardiale Innervation.

Nervensystems bestimmt. Das Hauptinteresse galt in der Neurologie naturgemäß den Diabetes mellitus assoziierten autonomen Neuropathien, der Pandysautonomie, dem Shy-Drager-Syndrom, dem chronischen Alkoholismus, den akut demyelinisierenden Polyneuropathien (Guillain-Barré-Syndrom), dem Parkinsonsyndrom und dem Morbus Sudeck (autonome Reflexdystrophie). EKG-Auffälligkeiten und veränderte HRV sind aber auch bei intrazerebralen Blutungen, ischämischen Hirninfarkten und zerebralen Raumforderungen beschrieben worden.

Mit Hilfe handelsüblicher Systeme kann entsprechend den internationalen Geflogenheiten die HRV unter verschiedenen Versuchsbedingungen bestimmt werden (Tabelle 6.4).

Ein in Deutschland weit verbreitetes Programm zur Bestimmung von Herzfrequenzparametern ist das ProSciCard-System (Medical Research & Diagnostic

Tabelle 6.4. Messung der Herzfrequenzvariation (HRV) unter verschiedenen Bedingungen

- Messung der HRV in liegender und stehender Position (5 Minuten)
- Messung der HRV bei vertiefter Respiration (6 Atemzyklen pro Minute)
- Messung der HRV während des Valsalva Manövers
- Messung der HRV während eines Lagewechsels (Orthostase Test)

Computer Systems GmbH, 35440 Linden). Die Erfassung der Herzratenparameter mit dem ProSciCard ist selbst bei Bewußtlosen problemlos möglich. Ein Vorteil dieser Methode ist, daß die Arbeitsgruppe um Ziegler (1992) die mathematische Beschreibung der einzelnen HRV-Parameter vorlegte und altersentsprechende Normwerte an Gesunden erhoben hat. Die EKG-Ableitung erfolgt bei der ProSciCard-Methode über drei Extremitätenableitungen nach Einthoven, während die Probanden (z.B. in einem EEG Sessel) ruhig liegen. Das EKG Signal wird über einen Vorverstärker in das Computerprogramm eingegeben, in welchem es zur weiteren Informationsverarbeitung digitalisiert wird. Zur optischen Kontrolle des Auswerters kann die EKG-Kurve kontinuierlich auf einem Bildschirm sichtbar gemacht werden. Nach Abschluß der Untersuchung können die Kenngrößen der HRV berechnet und ausgedruckt werden.

Die **Variationskoeffizienten** werden berechnet, indem die Standardabweichung der R-R Zeitintervalle durch das durchschnittliche R-R Intervall eines definierten Zeitabschnittes dividiert wird. Die Variationskoeffizienten unterliegen ebenso wie die **RMSSD-Werte**, die die Mittelwerte der R-R Zeitintervalldifferenzen darstellen, der Kontrolle durch das kardiale, parasympathische Nervensystem.

Die Spektralanalyse erfolgt durch das Verfahren der Fast Fourier Transformation (FFT). Aus einer fünfminütigen Sequenz von R-R Intervallen, die in liegender oder stehender Position abgeleitet wurden, wird mit der Hilfe eines Algorithmus ein gefiltertes Signal, welches die Herzfrequenz gegen die Zeit berücksichtigt, bestimmt. Acht Datenreihen mit jeweils 256 Punkten und 128 Punkten Überlappung (insgesamt 1152 Proben = 288 sec) werden der FFT unterzogen. Von dem resultierenden Power Spektrum, welches eine Auflösung von 1/64 Hz hat, werden die Integrale der drei Frequenzbänder **LF**, **MF** und **HF** berechnet. Die HF-Power liegt nahe bei der Respirationsfrequenz und hängt direkt von der kardialen parasympathischen Aktivität ab. Die LF-Power resultiert aus Schwankungen der Aktivität der Vasomotoren und die MF-Power aus den Einflüssen der Barorezeptoren. Die bisher vorliegenden Befunde, die im übrigen kontrovers interpretiert werden, legen die Annahme nahe, daß parasympathische Aktivität Frequenzen bis 0.5 Hz beeinflussen kann, während der Sympathikus nur Frequenzen unterhalb von 0.15 Hz beeinflussen kann. Ein Beispiel für eine Spektralanalyse findet sich in Abbildung 6.6.

Da bei einer Atemfrequenz von 6 Zyklen pro Minute eine maximale HRV entsteht, wird der Proband im Anschluß an die Messungen in liegender und stehender Position aufgefordert, tiefe Atemexkursionen entsprechend den Bewegungen eines auf dem Bildschirm erscheinenden Graphen, der die Länge der Inspiration (6 Sekunden) und Exspiration (4 Sekunden) vorgibt, durchzuführen. Die Herzfrequenzschwankungen, die während der vertieften Atmung auftreten, stehen ebenfalls unter parasympathischer Kontrolle. Im Unterschied zu den Ruhemessungen hängt der Ausfall der HRV bei vertiefter Atmung natürlich von einer korrekten Mitarbeit der Probanden ab, die mit Hilfe eines Atmungsdehnungsstreifens kontrolliert werden kann. Die **MCR** wird mit einer Vektoranalyse errechnet. Dabei werden die R-R Intervalle während eines Atemzyklus als Ereignisse auf einer kreisförmigen Zeitachse aufgetragen, die die Periodizität eines Atemzyklus hat. Die daraus resultierende Verteilung von Punkten auf dem Kreis wird berechnet. Eine zufällige Verteilung der Punkte auf dem Kreis signalisiert niedrige HRV, während eine lokale Anhäufung für eine normale HRV spricht. Die Größe der MCR liegt theoretisch also zwischen 0 und 1.

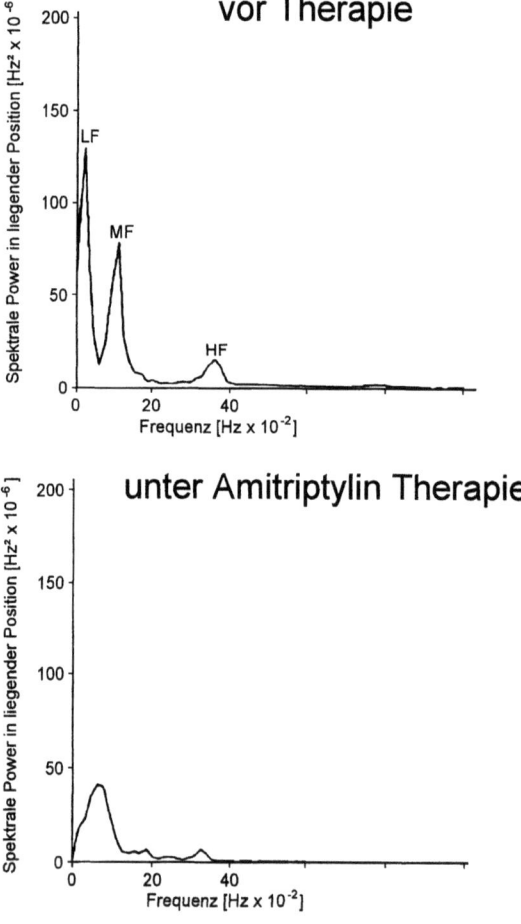

Abb. 6.6. Bei einem Patienten, der mit 75 mg Amitriptylin/d behandelt wird, kommt es zu einer hochgradigen Erniedrigung der spektralen Power in allen Frequenzen.

Bei der Durchführung des **Valsalva Manövers** wird der sitzende Patient aufgefordert, über ein Mundstück 15 sec lang einen Druck von 40 mmHg auf eine Quecksilbersäule eines Manometers auszuüben, dann das Mundstück zu entfernen und 15 sec normal weiter zu atmen. Die **Valsalva Ratio** errechnet sich aus dem Quotienten zwischen dem längsten R-R Intervall in den 15 sec nach dem Pressvorgang und dem kürzestes R-R Intervall während des Pressvorgangs. Das Ergebnis hängt in einem besonderen Maße von der Mitarbeit der Probanden ab. Bei deliranten und wahngestimmten Patienten ist diese Untersuchung nicht möglich. Ein Vorteil der Valsalva-Ratio ist, daß sie nur gering mit dem Alter ($r = -0.16$) und nicht mit der Herzfrequenz ($r = 0.06$) korreliert.

Der **Orthostase-Index** errechnet sich aus dem Quotienten zwischen dem maximalen R-R-Intervall der 21.–45. Herzschlagfolge und dem minimalen R-R Intervalls der 5.–25. Herzschlagfolge nach Lagewechsel von der liegenden in die stehende Position. Bei gesunden Menschen folgt dem Aufstehen eine Beschleunigung der Herzrate mit einem Maximum um den 15. Schlag. Danach sinkt die Herzfrequenz wieder, ist jedoch meistens noch höher als im Liegen. Üblicherweise ist die Herzrate nach dem Aufstehen um den 30. Schlag am niedrigsten. Da der Orthostase-Index nach Verabreichung von Atropin nur sehr gering ansteigt und sich der Index bei zusätzlicher Gabe von Propanolol weiter verringert, scheint der überwiegende Teil des Reflexausfalles parasympathisch und lediglich ein kleinerer Anteil sympathisch generiert zu werden.

Eine Synopsis der HRV-Parameter findet sich in Tabelle 6.5. Die folgenden Erläuterungen zur Aussagekraft der einzelnen HRV Parameter sind zum weiteren Verständnis notwendig.

Die HRV unterliegt keiner Geschlechtsabhängigkeit. Die logarithmierten HRV Parameter weisen bei Gesunden eine Normalverteilung und eine linearen Regression mit dem Alter auf. So ist der CVr deutlich altersabhängig ($r = -0.5$) und mäßig von der HR abhängig ($r = -0.23$). Die RMSSDr ist im Unterschied zum CVr deutlicher herzfrequenzabhängig ($r = -0.52$) und ebenfalls stark

Tabelle 6.5. Parameter der Herzfrequenzvariation (HRV)

Mittlere Herzfrequenz (HR)

Variationskoeffizient (CV)
- in liegender Position: CVr, in stehender Postition: CVst, bei tiefer Respiration: CVdr

Root mean square of successive differences (RMSSD)
- in liegender Position: RMSSDr, in stehender Postition: RMSSDst, bei tiefer Respiration: RMSSDdr

Power-Spektren der Frequenzbereiche:
- LF (low frequency):   0.01–0.05 Hz
- MF (mid frequency):   0.05–0.15 Hz
- HF (high frequency): 0.15–0.50 Hz

Mean Circular Resultant (MCR)

Valsalva-Ratio

Orthostase-Index

altersabhängig (r = –0 46) Die bei vertiefter Respiration gewonnenen HRV Werte sind ebenso wie die Ergebnisse der Spektralanalyse deutlich altersabhängig (r = –0 33 für CVdr, r = –0 30 für den LF$_{supine}$ Bereich, r = –0 51 für den MF$_{supine}$ Bereich, r = –0 59 für den HF$_{supine}$ Bereich) Die Peaks der Spektralanalyse werden im Unterschied zu dem CVr nicht signifikant von der HR beeinflußt Betont werden soll, daß auch der CVdr und die MCR nicht von der HR abhängen

Die Reproduzierbarkeit der einzelnen Tests ist bei Gesunden für die Variationskoeffizienten und den Orthostase-Index gut Sie ist ausreichend für die Werte der Spektralanalyse, nicht jedoch für die Valsalva-Ratio

Die Ergebnisse zahlreicher HRV-Werte korrelieren miteinander Eine Ausnahme stellt die Valsalva Ratio dar, die mit den bei vertiefter Atmung gewonnenen Werten nicht und auch mit den anderen HRV-Werten nur gering korreliert Auch die LF-Power korreliert nur gering mit den übrigen HRV-Werten (r = 0 12–0 20) Die höchsten Korrelationen bestehen zwischen den einzelnen bei vertiefter Atmung gewonnenen Parametern (r = 0 82–0 96)

6 3 2 Befunde bei psychiatrischen Patienten

Eine klinische Indikation zur Bestimmung der Herzfrequenzvariation besteht in der Psychiatrie bei **Patienten mit Alkoholabhängigkeit** (Abbildung 6 7), um indirekt das mögliche Vorliegen einer alkoholassoziierten, autonomen kardialen Neuropathie nachzuweisen, denn zahlreiche Untersuchungen der letzten Jahre zeigten, daß das Vorliegen einer autonomen Neuropathie nicht notwendigerweise mit dem Vorliegen einer sensomotorischen Neuropathie einhergeht Das Vorliegen einer autonomen Neuropathie ist aber wahrscheinlich ein prognostisch ungünstiges Zeichen, welches sowohl bei Diabetikern als auch bei Alkoholikern ein erhöhtes kardiovaskuläres Mortalitätsrisiko signalisiert Insofern müssen alkoholkranke Patienten mit autonomer kardiovaskulärer Neuropathie als besonders gefährdete Patienten angesehen werden, die eine intensive, an einer strikten Abstinenz orientierten Behandlungsform benötigen

Dagegen ließen sich erwartungsgemäß ähnlich eindrucksvolle Veränderungen der Regulation der HRV bei medikamentös unbehandelten psychiatrischen Störungen nicht erheben

Dalack u Roose (1990) berichteten, daß Patienten mit **depressiven Episoden** bei einer 24stündigen EKG-Aufzeichnung eine verminderte HRV im HF-Bereich aufweisen Dieser Befund, der für eine abnorm niedrige kardiale parasympathische Aktivität depressiver Patienten sprechen konnte, wurde von den Autoren als eine mögliche Erklärung für das erhöhte kardiovaskuläre Erkrankungsrisiko depressiver Patienten herangezogen, da dem Parasympathikus eine kardioprotektive Funktion zukommt

Die Arbeitsgruppe um Yeragani fand, daß Patienten mit **Panikstörung** ebenfalls, und zwar sowohl in stehender als auch in liegender Position, signifikant reduzierte RMSSD-Werte aufweisen In einer weiteren Studie zeigte sich im Stehen eine erhöhte relative Aktivität im MF-Bereich Aus diesen Befunden wurde auf eine verminderte cholinerge und relativ erhöhte adrenerge Ansprechbarkeit von Patienten mit Angst- und Panikerkrankungen geschlossen (Yeragani et al. 1993). Friedman und Mitarbeiter (1993) berichteten bei Patienten mit Panikattacken über eine erhöhte Ruhefrequenz und ebenfalls über eine verminderte HRV. Die Arbeitsgruppe um Stein (1994) konnte dagegen zwischen den HRV Parametern von Patienten mit Panikattacken und

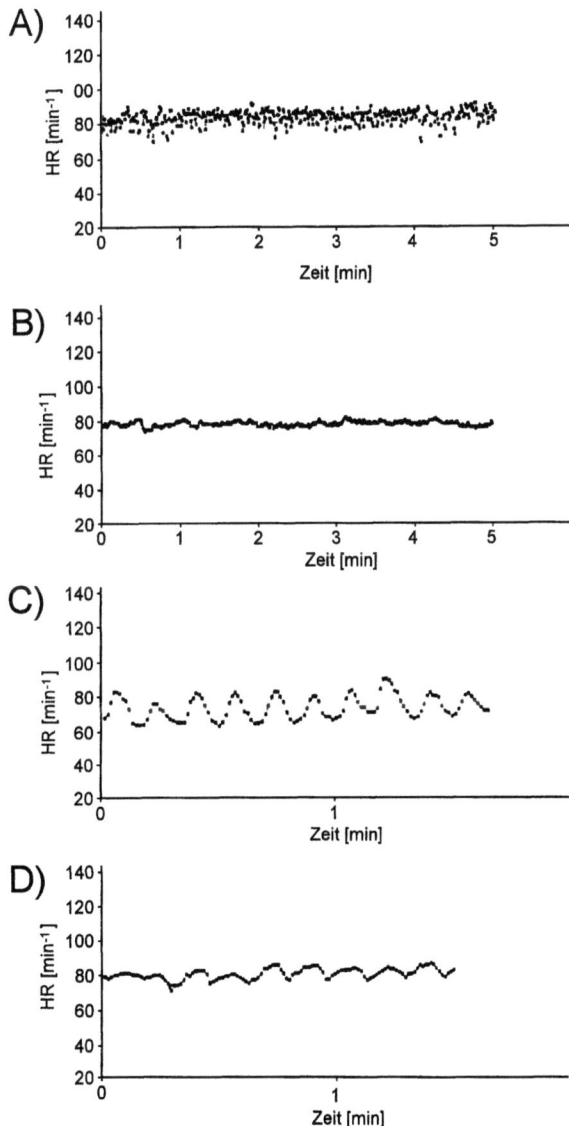

Abb. 6.7. Ein 42jähriger gesunder Mann zeigt eine normale Herzratenvariabilität (HRV) unter Ruhebedingungen (*A*, Varitonskoeffizient CVr: 5,4 %) und bei vertiefter Respiration (*C*, CVdr: 9,0 %). Dagegen weist ein 42jähriger Alkoholiker mit Neuropathie eine abnorm niedrige HRV unter Ruhebedingungen (*B*, CVr: 1,8 %) und bei vertiefter Respiration (*D*, CVdr: 3,4 %) auf.

den HRV-Parametern von gesunden Kontrollpersonen keine eindeutigen Unterschiede nachweisen In einer eigenen Untersuchung unterschieden sich die HRV-Parameter von reaktiv depressiven Patienten nicht von denen der Kontrollpersonen, wahrend Patienten mit rezidivierenden (endogen-melancholischen) depressiven Episoden eine signifikant hohere Herzrate als Gesunde, eine signifikant erniedrigte RMSSDr und einen signifikant erniedrigten HF-Wert zeigten (Tabelle 6 6) Dieser Befund ist also konsistent mit den Ergebnissen von Dalack u Roose Patienten mit Panikstorung hatten in unserer Untersuchung eine signifikant erhohte LF-Power und eine grenzwertig signifikant erhohte Herzrate In stehender Position zeigte sich bei ihnen eine ubernormale Zunahme der MF-Power, ein Befund der auch nach unserer Einschatzung fur eine erhohte adrenerge Ansprechbarkeit bzw vegetative Sensibilisierung von Angstpatienten sprechen konnte Diese vorlaufigen Ergebnisse mussen in den nachsten Jahren an großeren Patientengruppen, uber einen langeren Meßzeitraum (z B 24-h-Messungen) und im Rahmen einer umfassenden autonomen Testbatterie bestatigt werden

Bei unbehandelten Patienten mit **schizophrenen Störungen** wurde wiederholt eine erhohte Herzfrequenz gefunden, die als Ausdruck eines gesteigerten vegetativen „Arousals" erklart wurden Interessanterweise ergibt sich hier also eine Diskrepanz zu den Befunden, die in der elektrodermalen Aktivitat erzielt wurden Die Hyporeagibilitat schizophrener Patienten in der EDA scheint auf eine zentrale Storung in der Informationsverarbeitung zu beruhen, wahrend die erhohte Herzfrequenz eine hohes „Arousal" signalisieren konnte

Systematische HRV-Untersuchungen liegen bei unbehandelten schizophrenen Patienten noch nicht vor In einer eigenen Untersuchung zeigten zwanzig paranoid schizophrene Patienten mit maßiger Prozeßaktivitat altersentsprechende HRV-Parameter, eine erhohte Ruhefrequenz und eine (nicht signifi-

Tabelle 6.6. HRV-Parameter von Patienten mit verschiedenen affektiven Syndromen (ICD-9)

	Einheit	Normal kollektiv (n = 16)	Panikstorung (n = 16)	Reaktive Depression (n = 16)	Endogene Depression (n = 16)
HR	min^{-1}	71,2	82,3*	79,2	79,6*
CVr	%	6,0	5,9	5,9	4,6
RMSSDr	ms	43,4	33,2	36,4	23,5**
CVdr	%	12,1	11,7	12,7	10,5
LF	10^{-4} Hz^2	1,35	2,80**	2,37	1,96
MF	10^{-4} Hz^2	1,77	2,33	1,94	1,22*
HF	10^{-4} Hz^2	1,20	1,34	1,23	0,58**

HR Herzfrequenz, *CVr* Variationskoeffizient in liegender Position, *CVdr* Variationskoeffizient bei tiefer Respiration, *RMSSDr* root mean square of succesive differences, *LF* low frequency der spektralen Power, *MF* mid frequency der spektralen Power, *HF* high frequency der spektralen Power, * p < 0,05 ** p < 0,01 (Wilcoxon Rangsummentest fur unabhangige Stichproben, verglichen wurde mit der Gruppe der gesunden Kontrollpersonen)

kant) hohe LF- und MF-Power Diese Befunde konnten für eine relativ hohe Aktivität des kardialen ANS sprechen

In einer anderen Studie untersuchten wir die HRV bei Patienten mit **Anorexia nervosa**, um den Einfluß von Körpergewicht auf die autonome kardiale Steuerung zu evaluieren Dabei fanden wir eine gewichtsabhängige, vornehmlich die Ergebnisse der Spektralanalyse betreffende HRV Minderung

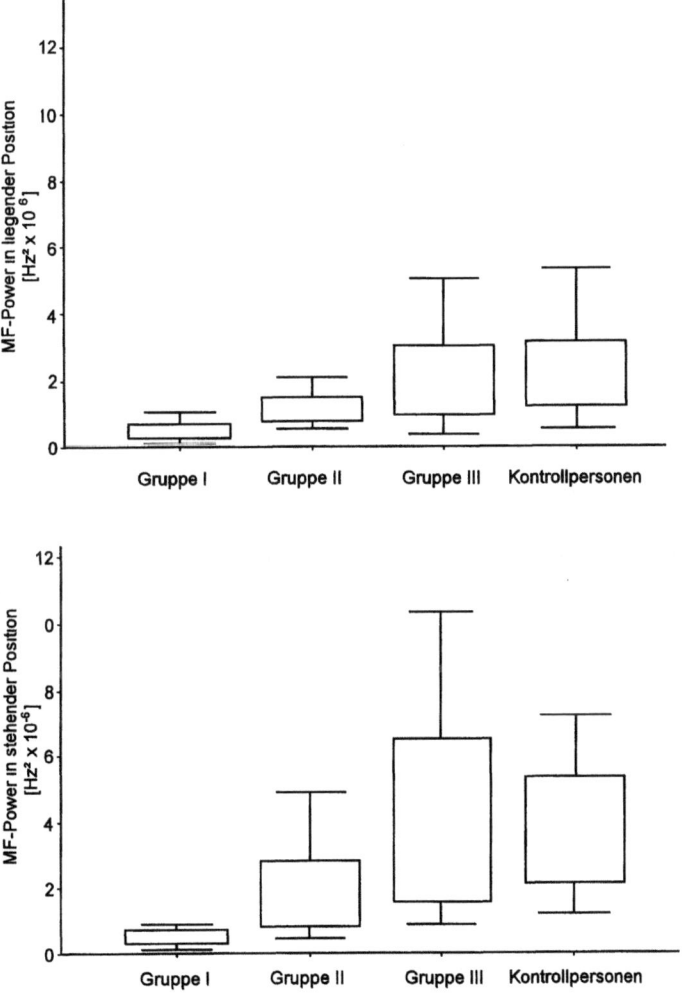

Abb. 6.8. Die MF-Power der Herzfrequenzanalyse ist bei Patienten mit Anorexia nervosa und akutem Untergewicht (Gruppe I, n = 16) in liegender Position signifikant vermindert (oberes Diagramm) und bleibt nach einem Lagewechsel in die stehende Position pathologisch niedrig (unteres Diagramm) Dagegen können Patienten mit geringem Untergewicht (Gruppe II, n = 18) die MF-Power nach einem Lagewechsel erhöhen Patienten mit normalisiertem Gewicht (Gruppe III, n = 12) unterscheiden sich von Normalpersonen nicht Die abnormen Befunde in der Herzratenvariabilität verdeutlichen die orthostatischen Beschwerden von magersüchtigen Patienten

(Abbildung 6 8), wobei bei dieser Patientengruppe das kardiale sympathische System starker als das parasympathische betroffen zu sein scheint Wichtig ist es in zukunftigen Untersuchungen das funktionelle Verfahren der HRV-Bestimmung mit dem MIBG-Spect, das morphologische Befunde liefert, zu kombinieren Die Befunde zur abnorm verminderten HRV bei magersuchtigen Patienten mußten dann unter dem Hintergrund der kardialen Vulnerabilitat bei Anorexia nervosa interpretiert werden

6 3 3 Einfluß von Psychopharmaka

Im Gegensatz zu den sparlichen Ergebnissen bei unbehandelten psychiatrischen Erkrankungen besteht Ubereinstimmung daruber, daß **trizyklische Antidepressiva (TCA)**, **Clozapin** und andere **Neuroleptika** mit anticholinerger Potenz die HRV nachhaltig supprimieren konnen

Die Arbeitsgruppe um Jakobsen (1984) stellte eine dosisabhangige Erniedrigung der HRV unter Behandlung mit Clomipramin bei depressiven Patienten und gesunden Versuchspersonen fest Zahn u Pickar (1993) untersuchten die HRV bei Patienten, die mit Clozapin behandelt worden waren Im Vergleich zu einer Gruppe von Patienten, die mit Fluphenazin oder Plazebo behandelt worden war, fand sich bei den mit Clozapin behandelten Patienten eine signifikant erniedrigte HRV Die eigene Arbeitsgruppe bestatigte in mehreren Untersuchungen, daß u a Amitriptylin, Doxepin und Clozapin zu Erniedrigungen der HRV fuhren (Tabelle 6 7, Abbildung 6 9), die nach Absetzen der Medikation uber mehrere Wochen anhalt, ehe sie dann langsam wieder einen normalen Wert erreicht Da jene Werte, die unter sympathischem Einfluß stehen (LF-Power, Valsalva-Ratio), prozentual die geringsten Veranderungen zeigten, ist anzunehmen, daß hauptsachlich anticholinerge, also parasympatholytische Effekte an der Erniedrigung der HRV beteiligt sind

Tabelle 6.7. HRV bei depressiven Patienten vor und wahrend der Behandlung mit Amitriptylin

	Einheit	Depressive Patienten vor Therapie mit Amitriptylin (n = 24)	Patienten am 14 Tag unter Therapie mit 150 mg Amitriptylin/d (n = 24)
HR	min^{-1}	78	94*
CVr	%	4,1	1,7*
CVdr	%	9,7	4,8*
LF	$10^{-4} Hz^2$	1,6	0,3*
MF	$10^{-4} Hz^2$	0,8	0,1*
HF	$10^{-4} Hz^2$	0 4	0 1*

HR Herzfrequenz, *CVr* Variationskoeffizient in liegender Position, *CVdr* Variationskoeffizient bei tiefer Respiration, *LF* low frequency der spektralen Power, *MF* mid frequency der spektralen Power, *HF* high frequency der spektralen Power, * p < 0 001 (Wilcoxon Rangsummentest)

Von klinischem Interesse erscheint, daß die von Amitriptylin und Clozapin bewirkte Minderung der HRV mit dem Plasmaspiegel der jeweiligen Substanz korreliert, wobei die Korrelationsfaktoren bei etwa 0.7 liegen. Insofern kann mit Hilfe erniedrigter HRV Werte die Größenordnung der Plasmaspiegel dieser Substanzen (z.B. an Wochenenden oder in Notfallsituationen, d.h. bei Intoxikationsverdacht) innerhalb von wenigen Minuten relativ zuverlässig abgeschätzt werden.

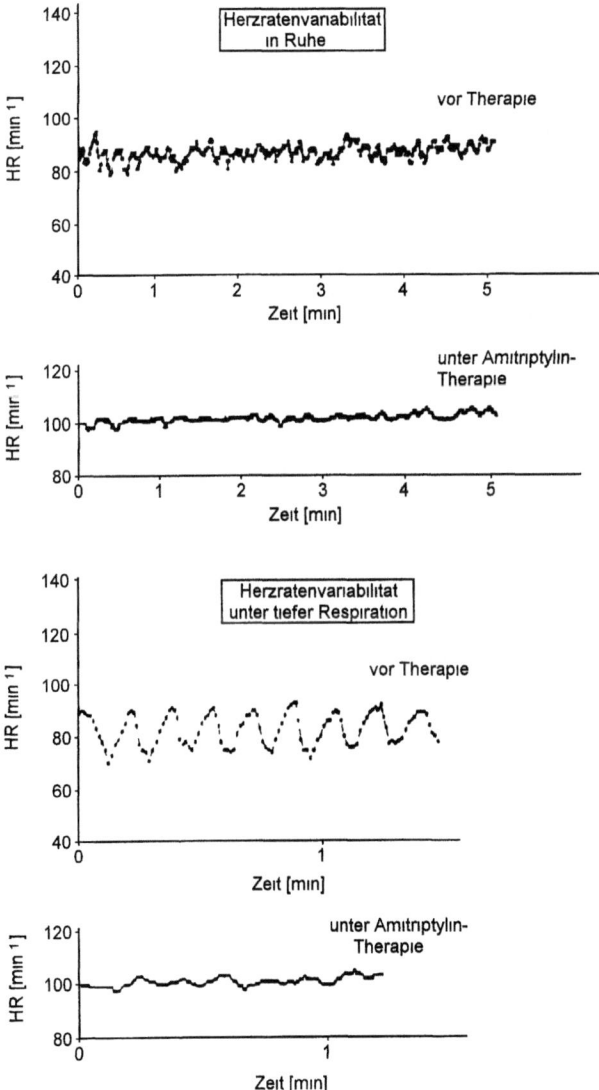

Abb. 6.9. Während einer Behandlung mit 150 mg Amitriptylin/d vermindert sich die Herzratenvariabilität (HRV) sowohl unter Ruhebedingungen als unter vertiefter Respiration nachhaltig

Ungeklärt ist, ob die reduzierte HRV Auswirkungen auf die Gesundheit der Patienten hat.

Grundsätzlich werden TCA klinisch bereits sehr lange eingesetzt und gelten, die entsprechenden Vorsichtsmaßnahmen vorausgesetzt, als relativ sichere Medikamente. In älteren Arbeiten konnte sogar gezeigt werden, daß Patienten, die erfolgreich antidepressiv behandelt wurden, ein geringeres kardiales Risiko hatten als unbehandelte Depressive. Eine mögliche Erklärung für diesen Sachverhalt wäre, daß TCA den (LF+MF/HF)-Quotienten, der laut Dalack u. Roose bei depressiven Patienten erhöht ist, erniedrigen. Bekannt ist, daß sich z.B. bei Patienten nach Herzinfarkt ein hoher HF-Wert als kardioprotektiv erwiesen hat. Andererseits kann zum jetzigen Zeitpunkt nicht ausgeschlossen werden, daß die seltenen Fälle eines „sudden death" unter TCA Behandlung durch TCA assoziierte autonome Störungen (bei besonders vulnerablen Patienten?) begünstigt wurden. Es darf jedoch bei dieser Diskussion nicht vergessen werden, daß TCA neben den Auswirkungen auf die autonome kardiale Steuerung andere kardiale Effekte haben. Besonders wichtig erscheinen dabei die chinidinartigen Effekte von TCA.

In diesem Zusammenhang wäre zu diskutieren, ob Patienten mit einer vorbestehenden autonomen kardialen Funktionsstörung bzw. sehr alte Patienten mit physiologischer Reduktion der HRV nicht vornehmlich mit Antidepressiva behandelt werden sollten, die nicht so erheblich wie TCA in die autonome kardiale Kontrolle eingreifen. Aus klinischer Sicht bieten sich hierzu die selektiven Wiederaufnahmehemmer des Serotonins (SSRI) an, die in üblicher Dosierung praktisch keinen Einfluß auf die HRV ausüben. Gleichzeitig stellen jene SSRI, die keine anticholinergen Effekte haben, Testsubstanzen dar, die uns eine Abschätzung der zentralen serotonergen Kontrolle über das kardiale ANS erlauben. Ein solcher Ansatz könnte v.a. bei Patienten mit Angst- und Zwangssyndromen interessante Ergebnisse liefern.

6.3.4. Weiterführende Forschungsaspekte

Ein weiterer Forschungsansatz besteht darin zu untersuchen, inwieweit die Minderung der HRV-Werte unter bestimmten Psychopharmaka (was als ein Provokationstest aufgefaßt werden kann) mit dem Vorliegen eines bestimmten psychopathologischen Syndroms assoziiert ist. Die folgende Studie wurde entsprechend einem solchen Untersuchungsdesign durchgeführt.

Standardisierte Herzratenuntersuchungen erfolgten bei 52 depressiven Patienten, die bereits 14 Tage lang mit Amitriptylin behandelt worden waren. Die Hälfte dieser Patienten litt an einer rezidivierenden Phase einer depressiven Episode, während die andere Hälfte eine Dysthymie aufwies. Die Patientengruppen waren vom Alter, Geschlecht, von der Behandlungsdauer mit Amitriptylin und vom TCA Plasmaspiegel vergleichbar. Der Depressionsscore zeigte keine signifikanten Unterschiede. Die HRV-Werte von den dysthymen Patienten unterschieden sich von denen mit rezidivierenden depressiven Episoden, die in zahlreichen Parametern signifikant niedrigere Werte aufweisen (Tabelle 6.8).

Tabelle 6.8. HRV-Parameter von endogen und neurotisch Depressiven unter Amitriptylin-Therapie

	Einheiten	Endogene Depression (unter Amitriptylin-Therapie) (n = 26)	Neurotische Depression (unter Amitriptylin-Therapie) (n = 26)
HR	min^{-1}	95,3	89,5
CVr	%	1,8	2,4*
RMSSDr	ms	6,5	11,5***
CVdr	%	4,7	7,0**
LF	10^{-4} Hz^2	0,59	0,80
MF	10^{-4} Hz^2	0,11	0,30*
HF	10^{-4} Hz^2	0,07	0,25**

HR Herzfrequenz, *CVr* Variationskoeffizient in liegender Position, *CVdr* Variationskoeffizient bei tiefer Respiration, *RMSSDr* root mean square of succesive differences, *LF* low frequency der spektralen Power, *MF* mid frequency der spektralen Power, *HF* high frequency der spektralen Power, * p < 0,05, ** p < 0,01, *** p < 0,001 (Wilcoxon Rangsummentest für unabhängige Stichproben)

Dieser Befund ist ohne Bestimmung der HRV vor psychopharmakologischer Therapie nur schwer zu interpretieren. In der Literatur finden sich keine Hinweise, daß die HRV von neurotisch Kranken anders als die von Gesunden ist, während für Patienten mit rezidivierenden depressiven Episoden eine leicht verminderte HRV vermutet wird. Die in dieser Studie erzielten Ergebnisse lassen an eine unterschiedliche Empfindlichkeit des kardialen ANS von neurotisch und endogen Depressiven denken. Eine solche Sensibiltätsänderung könnte entweder auf vorausgegangene medikamentöse Therapien zurückzuführen sein, oder sie ist mit der Grundstörung assoziiert. In weiteren Studien muß geprüft werden, ob unbehandelte endogen Depressive und neurotisch Depressive ein unterschiedliches Ansprechen auf parasympathische Provokationstests (z.B. Atropintest) zeigen. Ziel einer solchen Untersuchungsserie wäre es, evtl. einen biologischen „Marker" endogener Depressionen aufgrund des Verhaltens gegenüber autonomen Funktionsuntersuchungen zu definieren.

Eine andere Forschungsrichtung besteht darin, den Einfluß von Psychopharmaka auf mehrere vom ANS gesteuerte Parameter methodisch sauber zu untersuchen.

In zukünftigen Studien wird auch der Versuch unternommen werden, zu prüfen, ob HRV-Befunde bei medikamentösen und nichtmedikamentösen, biologischen Behandlungsmethoden in der Psychiatrie (Lichttherapie, Schlafentzug, Elektrokrampftherapie) in irgendeiner Weise als Therapieprädiktoren hilfreich sein können.

Zusammenfassend ist die computergestützte Herzfrequenzvariationsanalyse ein vielversprechendes Verfahren für zahlreiche wissenschaftliche Fragestellungen in der Psychiatrie (Rechlin, 1995).

6.4. Hautdurchblutung

Die Hautdurchblutung wird ebenfalls vom ANS gesteuert. Krankheiten, die eine Funktionsveränderungen der Mikrozirkulation verursachen, können sich als trophische Störungen an der Haut (z.B. Diabetes mellitus) äußern. Untersuchungen der Mikrozirkulation wurden deshalb bisher vornehmlich in neurologischen, dermatologischen und internistischen Kliniken durchgeführt. Aus klinischer Sicht sind Analysen der Mikrozirkulation nicht nur bei Erkrankungen, die zu einer autonomen Neuropathie führen können, interessant. So können Untersuchungen zur Mikrozirkulation beispielsweise auch zur Klärung pathophysiologischer Aspekte des M. Sudeck (sympathische Reflexdystrophie) und von Raynaud-Phänomenen beitragen.

6.4.1. Technische und physiologische Grundlagen

In den Kapillaren finden die Austauschvorgänge zwischen Blut und interstitieller Flüssigkeit statt. An der Regulation der kapillären Perfusion sind sowohl die vorgeschalteten Arteriolen und Metarteriolen als auch die Venolen beteiligt, so daß das Gefäßnetz zwischen Arteriolen und Venolen, die sog. terminale Strombahn (Mikrozirkulation), als funktionelle Einheit angesehen werden muß, die unter neuronaler Kontrolle des ANS steht. Die Vasokonstriktion wird vom sympathischen Nervensystem über Alpha-1-Rezeptoren vermittelt, während die neuronalen Verhältnisse der Redilation komplexer sind und wahrscheinlich auf einer Interaktion von sympathischen und parasympathischen Mechanismen beruhen. Es konnte jedoch für den Bereich der Finger gezeigt werden, daß diese Region überhaupt nicht unter peripherer parasympathisch-cholinerger Kontrolle steht.

Die Hautdurchblutung der Akren wird im Rahmen psychophysiologischer Untersuchungen seit Jahrzehnten mittels volumetrischer Verfahren erfaßt, denn üblicherweise führt eine Zunahme der Durchblutung zu einer Volumenvergrößerung der Finger. Diese Volumenzunahme kann z.B. anhand der Druckerhöhung eines um die Finger gelegten kleinen Wasserschlauches gemessen werden. Ein weiteres Verfahren, mit dem die Quantität der peripheren Durchblutung relativ einfach bestimmt werden kann, ist die Photoplethysmographie. Dieses Meßverfahren ist dadurch gekennzeichnet, daß zunächst infrarotes Licht in das Gewebe eingestrahlt wird und dann die reflektierten Anteile in einer Photozelle in elektrische Spannung umgesetzt werden. Abgebildet werden also Durchblutungsäquivalente. Bei der Stimulations-Naheinfrarot-(NIR)-Flowmetrie wird die Änderung des peripheren Blutflusses nach Auslösung einer sympathischen Reizes gemessen. Zur Sympathikuserregung können akustische, optische, elektrische und respiratorische Reize verwendet werden. In der klinischen Routineanwendung haben sich akustische Reize bewährt, weil sie zu gut reproduzierbaren Ergebnissen führen und für die Probanden am wenigsten belastend sind. Die NIR-Untersuchung sollte in liegender Position bei konstanter Raumtemperatur erfolgen. Bei Gesunden nehmen nach akustischen Reizen die pulssynchronen Schwankungen gemessen anhand der NIR-Intensivität um ca 30 % ab, während dieser Effekt bei Patienten mit Denervierung der Vasomotoren, wie sie bei diabetischen Neuropathien häufig gefunden wird, geringer ausgeprägt ist oder ganz ausbleibt.

Ein in den letzten Jahren zunehmend zum Einsatz gekommenes Verfahren zur Untersuchung der Mikrozirkulation stellt die **Laser-Doppler-Fluxmetrie (LDF)** dar. Bei psychophysiologischen Messungen ist dieses Verfahren noch wenig verbreitet. Dagegen wird es bei Patienten mit Diabetes mellitus oder Hauterkrankungen (z. B. systemische Sklerose) bereits routinemäßig eingesetzt.

Die im Handel befindlichen Laser-Doppler-Fluxmeter erfassen die remittierten Lichtanteile des über einen Glasfaserleiter ins Gewebe eingestrahlten monochromatischen Laserlichtes mit geräteabhängig unterschiedlicher Frequenz zwischen 400 nm und 850 nm. Aus dem Vergleich zwischen der ins Gewebe eingestrahlten und remittierten Frequenz kann nach dem Doppler-Prinzip die Flußgeschwindigkeit der sich im Meßvolumen bewegenden Zellen, es handelt sich dabei hauptsächlich um die Erythrozyten, ermittelt werden. Der vom Gerät analog angezeigte und als Spannungssignal ausgegebene „Flux" entspricht einem Produkt aus Anzahl und Geschwindigkeit der bewegten Blutzellen. Die bei den Untersuchungen eingesetzten Stiftsonden erfassen durch ihr Meßvolumen insbesondere den arteriolären, kapillaren und venolären Erythrozytenfluß. Bei einer Eindringtiefe von etwa 2 mm werden auch thermoregulatorische Anteile des kutanen Blutflusses miterfaßt.

Um die funktionelle Reaktivität der kutanen Mikrozirkulation zu beurteilen, sind in der Literatur mehrere Provokationstests vorgeschlagen worden. Besonders wichtig erscheint der Reflex nach Bolton, den dieser bereits 1936 beschrieb und der durch seine leichte Anwendung besticht. Es handelt sich dabei um einen nichtinvasiven und einigermaßen gut reproduzierbaren Vasokonstriktions-Vasodilatations-Test, bei dem der Stimulus eine plötzliche, tiefe Respiration darstellt. Dieser Test wird in der Literatur auch als „inspiratory gasp response" bezeichnet. Während des Versuches kommt es zunächst aufgrund der tiefen Respiration zu einer physiologischen Vasokonstriktion mit steil abfallendem LDF-Signal, das bereits nach einer kurzen Latenzzeit wieder auf den Ausgangswert ansteigt. Bereits Bolton war davon ausgegangen, daß die beobachtete Vasokontriktion/Vasodilation vom ANS, möglicherweise unter Vermittlung des Rückenmarkes, gesteuert wird.

6.4.2 Befund bei psychiatrischen Patienten

Die Hautdurchblutung wird in fast allen psychophysiologischen Laboratorien miterfaßt, wobei aber das Hauptaugenmerk auf der Registrierung der Herzfrequenz und der elektrodermalen Aktivität liegt. Eine direkte klinische Anwendung gibt es in der Psychiatrie nicht. Untersuchungen an Patienten mit bestimmten psychopathologischen Syndromen sind nicht veröffentlicht worden, da keine Auffälligkeiten zu finden sind.

Medizinhistorisch erscheint interessant, daß der Psychiater Karl Leonhard (1904–1988) seine psychiatrische Dissertation über die Hautdurchblutung verfaßte. Die Arbeit trägt den Titel „Über kapillarmikroskopische Untersuchungen bei zirkulären und schizophrenen Kranken und über die Beziehung der Schlingenlange zu bestimmten Charakterstrukturen" und wurde 1928 dem Erlanger Ordinarius G. Specht vorgelegt.

6.4.3 Der Einfluß von Psychopharmaka

In einer Studie haben wir untersucht, inwieweit die beiden haufig zur Anwendung kommenden Antidepressiva **Fluoxetin** und **Amitriptylin** Reflexe der Mikrozirkulation beeinflussen können (Muck-Weymann u. Rechlin 1996).

In der Untersuchung wurde bei 30 depressiven Patienten und 15 gesunden Kontrollpersonen ein LDF-Monitoring in Ruhe und während einer tiefen Respiration („inspiratory gasp response") durchgeführt. Die Halfte der Patienten erhielt zum Zeitpunkt der Untersuchung eine Monotherapie von 30 mg/d Fluoxetin und die andere Halfte eine Monotherapie von 150 mg/d Amitriptylin. Die depressiven Patienten unterschieden sich nicht hinsichtlich des Ausmaßes

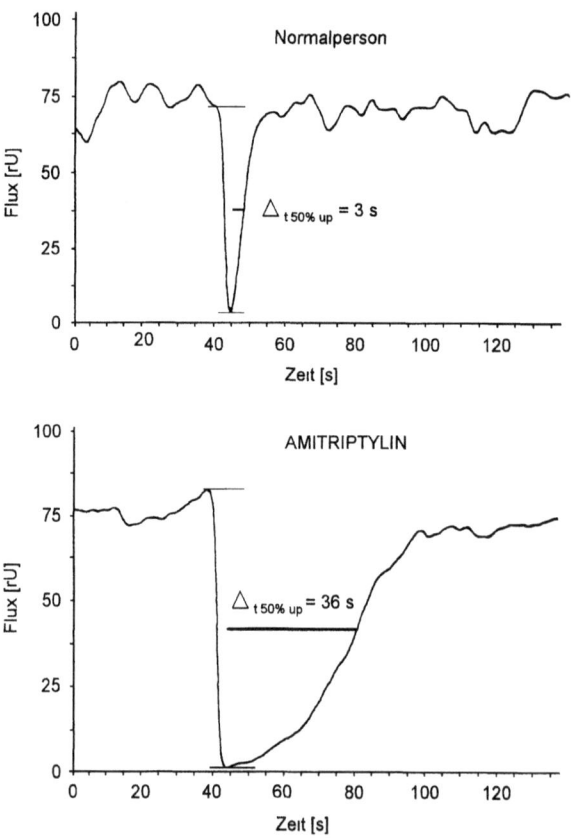

Abb. 6.10. Nach Auslosung des Bolton-Reflexes verzogert sich bei einem Patienten, der mit 150 mg Amitriptylin/d behandelt wird, die mikrozirkulare Redilation erheblich

ihrer Verstimmung Der zeitliche Ablauf der Vasokonstriktion unterschied sich im LDF-Signal bei den drei untersuchten Gruppen nicht, während ausschließlich die mit Amitriptylin therapierten Patienten eine ca viermal solange Zeit bis zur vollständigen Redilation benötigten (Abbildung 6 10) Der pathophysiologische Mechanismus dieses unter Amitriptylin abnorm ablaufenden Reflexes ist unbekannt, weil wahrscheinlich cholinerge Strukturen an den Fingern bei der Redilation nicht beteiligt sind, also der durch Amitriptylin bewirkte anticholinerge Effekt für den Versuchsausgang nicht verantwortlich gemacht werden kann

Aus klinischer Sicht ist aufgrund der erzielten Ergebnisse in zukünftigen Studien zu prüfen, ob Störungen der Mikrozirkulation für von Patienten erlebte Mißempfindungen unter Gabe bestimmter Psychopharmaka mitverantwortlich sind Aus wissenschaftlicher Sicht tragen Untersuchungen zur Funktion des ANS unter Psychopharmaka dazu bei, die bei autonomen Reaktionen beteiligten Neurotransmittervorgänge zu analysieren, weil die von Psychopharmaka hervorgerufenen Funktionsänderungen des ANS reversibel sind und die Wirkungen von Psychopharmaka auf Neurotransmittersysteme bereits gut untersucht sind

Insgesamt scheint das LDF-Monitoring ein vielversprechendes Verfahren zu sein, mit dem psychophysiologische und psychopharmakologische Einflüsse auf die Mikrozirkulation erfaßt werden können Die Ergebnisse solcher Untersuchungen sind interessant, weil die Verabreichung von Psychopharmaka das Ödem- und Thromboserisiko erhöhen kann bzw zahlreiche Psychopharmaka zu parästhetischen Mißempfindungen führen und zu diskutieren ist, ob hierbei vaskuläre Faktoren beteiligt sind

6 4 4 Weitere Forschungsaspekte

In den letzten Jahren wurden rhythmische Durchblutungsänderungen der Haut und die damit verbunden Hauttemperaturänderungen analysiert, um „Entspannungsvorgange" beim Autogenen Training (AT) und der Funktionellen Entspannung nach Fuchs (FT) zu objektivieren Gleichzeitig wird von einigen Arbeitsgruppen auf diesem Wege versucht, differentielle Wirkungen solcher Entspannungsverfahren auf die vegetative Steuerung zu beschreiben Die Ergebnisse werden in den nächsten Jahren zeigen, ob Messungen der Mikrozirkulation die Psychotherapieforschung befruchten und bei der Indikationsstellung hilfreich sein können

6.5. Zusammenfassung

In der vorliegenden Übersicht wurden einige für die Psychiatrie relevante Untersuchungsmöglichkeiten des ANS dargestellt Die bisher erzielten wissenschaftlichen Befunde erwecken den Eindruck, als ob das ANS, das eine enge Beziehung zum endokrinen System aufweist, für die zukünftige psychiatrische Forschung aufgrund der zur Verfügung stehenden verbesserter Meßmethoden immer interessanter werden wird

6.6. Literatur

Baumgarten HG (1991) Neuroanatomie und Neurophysiologie des zentralen 5-HT-Systems In Heinrich K, Hippius H, Poldinger W (Hrsg) Serotonin Ein funktioneller Ansatz fur die psychiatrische Diagnose und Therapie? Springer, Berlin Heidelberg New York, S 17–44

Boucsein W (1995) Die elektrodermale Aktivitat als Emotionsindikator In Debus G, Erdmann G, Kallus KW (Hrsg) Biopsychologie von Streß und emotionalen Reaktionen Hogrefe, Gottingen, S 143–162

Dalack GW, Roose SP (1990) Perspectives on the relationship between cardiovascular disease and affective disorder J Clin Psychiatry 51 [Suppl 7] 4–9

Edman G, Asberg M, Devander S, Schalling D (1986) Skin conductance habituation and cerebrospinal fluid 5-hydroxyindoleacetic acid in suicidal patients Arch Gen Psychiatry 43 586–592

Friedman BH, Thayer JF, Borkovec TD, Tyrell RA, Johnson BH, Columbo R (1993) Autonomic characteristics of nonclinical panic and blood phobia Biol Psychiatry 34 298–310

Grossman P, van Beck J, Wientjes C (1990) A comparison of three quantification methods for estimation of respiratory sinus arrhythmia Psychophysiology 27 702–714

Jakobsen J, Hauksson P, Vestergaard P (1984) Heart rate variation in patients treated with antidepressants An index of anticholinergic effects? Psychopharmacology 84 544–548

Langhorst P (1984) Oscillating neuronal network of the „common brainstem system" In Miyakawa Y (ed) Mechanism of blood pressure waves Springer, Berlin Heidelberg New York, pp 257–275

Low PA, Opfer-Gehrking TL (1992) Differential effects of amitriptyline on sudomotor, cardio-vagal, and adrenergic function in human subjects Muscle Nerve 15 1340–1344

Muck-Weymann M, Rechlin T (1996) Reflexes of the cutaneous microcirculation in amitriptyl-ine and in fluoxetine treated patients Psychopharmacology 124 241–244

Neuhuber WL (1996) Das autonome Nervensystem von der Dichotomie zur Komplexitat In Neundorfer B (Hrsg) Erstes Symposium des Arbeitskreises „Autonomes Nervensystem" der Medizinischen Fakultat der Friedrich-Alexander-Universitat Erlangen-Nurnberg Palm & Enke, Erlangen, S 5–10

Orr SP, Lasko NB, Shalev AY, Pitman RK (1995) Physiologic responses to loud tones in Vietnam veterans with posttraumatic stress disorder J Abnorm Psychology 104 75–82

Rechlin T (1995) Die Bedeutung von Herzfrequenzanalysen bei psychiatrischen Fragestellungen Fortschr Neurologie Psychiatrie 63 106–120

Schiffter R (1985) Neurologie des vegetativen Nervensystems Springer, Berlin Heidelberg New York Tokyo

Shields RW (1993) Functional anatomy of the autonomic nervous system J Clin Neurophysiology 10 2–13

Stein MB, Asmundson GJG (1994) Autonomic function in panic disorder cardiorespiratory and plasma catecholamine responsivity to multiple challenges of the autonomic nervous system Biol Psychiatry 36 548–558

Wolfersdorf M, Straub R, Barg T, Keller F (1996) Elektrodermale Aktivitat bei depressiven Patienten, unter besonderer Berucksichtigung der Suizidalitat In Kaschka WP (Hrsg) Neurobiologische Forschung und psychiatrische Therapie Karger, Basel, S 177–196

Yeragani VK, Pohl R, Berger R, Balon R, Ramesh C, Glitz D, Srinivasan K, Weinberg P (1993) Decreased heart rate in panic disorder patients A study of power-spectral analysis of heart rate Psychiatry Res 46 89–103

Zahn TP, Pickar D (1993) Autonomic effects of clozapine in schizophrenia Comparison with placebo and fluphenazine Biol Psychiatry 34 3–12

Ziegler D, Laux G, Dannehl K, Spuler M, Muhlen H, Mayer P, Gries FA (1992) Assessment of cardiovascular autonomic function Age related normal ranges and reproducibility of spectral analysis, vector analysis and standard tests of heart rate variation and blood pressures responses Diabetic Medicine 9 166–175

Sachverzeichnis

Absolute Power 29, 31
Affekte 163, 170
Affektive Störungen 48, 126, 135, 157, 177, 192
Aktometer 165
Akustisch evozierte Potentiale (AEP) 95
Alkoholabhängigkeit 55, 121, 129, 136, 156, 210
Allgemeinveränderung (AV) 24
Alpha-Blockade 34
Alpha-EEG 34
Alpha-Frequenzbereich 21
Alpha-Grundrhythmus 33, 37
Alpha-Tätigkeit 11, 36
Alzheimer Demenz 119, 131, 156, 166, 178, 182
Amphetamine 80
Angststörungen 62, 155, 167, 192
Anorexia nervosa 156, 213
Antidementiva 79
Antidepressiva 163, 187, 220
Arousal 13
Artefakte 7, 24
Autonomes Nervensystem 193, 195

Barbiturate 78
Barorezeptorenreflex 193
Basisparameter der Schlafdiagnostik 142
Benzodiazepine 77
Bereitschaftspotential 96
Beta-EEG 35
Beta-Tätigkeit 12, 22
Blinkrate 177
Borderline-Persönlichkeitsstörungen 204
Bulimia nervosa 156

Cannabis 82
Carbamazepin 76
Clozapin 73, 84, 214
Contingent negative variation (CNV) 96f, 122
Creutzfeldt Jakob-Erkrankung (CJD) 45

Delir 61
Delirium tremens 57
Delta-Tätigkeit 12, 22
Demenz bei Alkoholabhängigkeit 60
Demenz bei Normaldruckhydrozephalus 120
Demenz mit Frontallappendegeneration 60
Depressionen 48, 121, 165, 174
Depressive Störungen 153, 166f, 172f, 176ff, 182ff, 186f, 202, 210
Desynchronisierung 13
Diadochokinese 180, 182
Diffuse Dysrhythmie 24
Digitalisierungstablett 183f, 187
Dipolquellenanalyse 100, 106
Dyskinesien 163

EEG-Herde 24, 42
EEG-Mapping 31
EKP und kognitive Funktionen 104
Elektrodermale Aktivität (EDA) 167, 197, 199
Elektrokrampftherapie (EKT) 68
EMG 167, 169, 172, 177, 180
Emotionen 163, 169f, 172f, 178
Endokrine Störungen 47
Entzug psychotroper Substanzen 86
EOG 174, 175, 177
Epileptische Anfälle bei Pharmakotherapie 83
Ereigniskorrelierte Potentiale (EKP) 95
Erektile Dysfunktion 153
Extrapyramidal-motorische Störungen (EPMS) 173, 180, 183

Facial Action Coding System (FACS) 169, 172
Finger-Tapping 180
Fotostimulation 28
Fourier-Transformation 29

Gesteigerte Erregungsbildung 24, 83
Gestik 182f

Sachverzeichnis

Habituation der Orientierungsreaktion 199
Hand- und Armbewegungen 180
Hauptkomponentenanalyse 107
Hautdurchblutung 218
Hepatische Enzephalopathie 46
Herzrate 167
Herzratenvariabilitat (HRV) 205
HIV-bedingte Enzephalopathie 61, 120
Hyperglykamisches Koma 46
Hypersomnische Symptomatik 150
Hyperventilation (HV) 27, 36

Impulskontrollstorung 203
Infrarotokulometer 175 ff
Insomnie 150
Interiktuale schizophrenieforme Psychosen 68

Katatone Schizophrenie 163, 182
K-Komplexe 144
Koharenzberechnung 32

Langsame Augenfolgebewegungen 175 f
Laser-Doppler-Fluxmetrie (LDF) 219
Latente Hemmung 125
Lautstarkeabhangigkeit der akustisch evozierten Potentiale (LAAEP) 132
Leistungsspektralanalyse 29
Lithium 76, 187
Lokomotorik 165

Malignes neuroleptisches Syndrom (MNS) 69
Manie 53, 165
Manumotorik 183, 187
Meningitis 45
Mimikanalyse 168, 170, 172, 174
Mismatch Negativity (MMN) 97, 126
Monoaminooxidasehemmer 84
Morbus Parkinson 60, 163, 180, 182
Motorisches Training depressiver Patienten 164
Muskeltonus 167

N100 97
N400 97, 129
Negativsymptomatik 114, 163, 167, 173 f, 179
Neuroleptika 72, 74 f, 84, 163, 172 f, 176 f, 179, 182 f, 186 ff, 214
Neurological soft signs 182
Niederspannungs-EEG 35
Niereninsuffizienz 46
Normaldruckhydrozephalus 60

Okulomotorik 164, 174, 176
Organisches amnestisches Syndrom 121
Orthostase-Index 209

P300 97, 105, 107
Panikstorung 63, 210
Parasomnien 151
Parkinsonoid 163, 173 f, 183
Paroxysmale Potentiale 23
Pharmakotoxische EEG-Effekte 82
Picksche Erkrankung 60
Postiktualer Dammerzustand 68
Posttraumatische Belastungsstorungen 156, 202
Powerspektralanalyse 29, 32
Psychogener Schreibkrampf 164
Psychomotorische Agitation 165
Psychomotorische Hemmung 165, 180, 182 f
Psychotomimetika 81
Pupillometrie 177 f

Raumfordernde Prozesse 42
Rauschmittel 81 f
Referenzelektrode 15
Relative Power 31
REM-Dichte 147
REM-Schlaf 146 f, 175
Reticular activating system (ARAS) 13
Rigor 173, 180

Sakkaden 175 ff
Schizophrenie 53, 111, 116, 124, 128, 131, 155, 159, 166 f, 172 ff, 182, 186 f, 192, 201, 212
Schlaf-Wach-Rhythmusstorungen 151
Schlafeffizienz 147
Schlafpolygraphie 141
Schlafspindeln 144
Schlafstadien 144
Schlafstorungen 149
Selektiven Serotonin-Wiederaufnahmehemmer (SSRI) 75, 84, 220
Serotonerges System 132
Serotonin-Syndrom 70
Somatosensibel evozierte Potentiale (SEP) 95
Spatdyskinesien 174, 187
Spatdyskinesierisiko 114
Sprechaktivitat 166 f
Status epilepticus nonkonvulsivus 65
Subkortikale Demenzen 60
SW-Komplexen 28

Ten-twenty-System 14

Theta-Wellen 13, 22
Tremor 163, 180, 187
Trizyklische Antidepressiva (TCA) 75, 84, 214

Valsalva Manöver 209
Vaskuläre Demenz (VD) 59
Vigilanz 13, 36, 37

Virusenzephalitis 45
Visuell evozierte Potentiale (VEP) 95
Visuomotorik 178f

Wernicke-Korsakow-Enzephalopathie 57

Zwangsstörungen 126, 156, 182, 187, 192
Zwillingsstudien 176

Springer-Verlag und Umwelt

ALS INTERNATIONALER WISSENSCHAFTLICHER VERLAG sind wir uns unserer besonderen Verpflichtung der Umwelt gegenüber bewußt und beziehen umweltorientierte Grundsätze in Unternehmensentscheidungen mit ein.

VON UNSEREN GESCHÄFTSPARTNERN (DRUCKEREIEN, Papierfabriken, Verpackungsherstellern usw.) verlangen wir, daß sie sowohl beim Herstellungsprozeß selbst als auch beim Einsatz der zur Verwendung kommenden Materialien ökologische Gesichtspunkte berücksichtigen.

DAS FÜR DIESES BUCH VERWENDETE PAPIER IST AUS chlorfrei hergestelltem Zellstoff gefertigt und im pH-Wert neutral.

If you have any concerns about our products,
you can contact us on
ProductSafety@springernature.com

In case Publisher is established outside the EU,
the EU authorized representative is:
Springer Nature Customer Service Center GmbH
Europaplatz 3, 69115 Heidelberg, Germany

Printed by Libri Plureos GmbH
in Hamburg, Germany